MÉTHODE CURATIVE

EXTERNE.

IMPRIMERIE D'ÉDOUARD PROUX ET Cᵉ,
RUE NEUVE-DES-BONS-ENFANS, 3.

MÉTHODE CURATIVE EXTERNE

DES DOULEURS

RHUMATISMALES, GOUTTEUSES, NERVEUSES ;

DES MALADIES LYMPHATIQUES,

ET DES VISCÉRALGIES,

AFFECTIONS NERVEUSES DES VISCÈRES,

CONFONDUES AVEC LES

PHLEGMASIES CHRONIQUES ET LES LÉSIONS ORGANIQUES,

TELLES QUE

LA GASTRITE, L'ENTÉRITE, L'HYPOCONDRIE, ETC.

DIACHIRISMOS DE MÉDICAMENS SIMPLES.

PAR LE DOCTEUR C.-J-B. COMET,

Chevalier de la Légion-d'Honneur, Professeur d'anatomie physiologique, Membre de l'ancienne Société royale académique des Sciences de Paris, etc.

Neuvième Édition,

Augmentée d'un grand nombre d'Observations de guérisons et de développemens pratiques.

PARIS.

CHEZ L'AUTEUR, RUE DE CHAILLOT, 44 BIS.

(CHAMPS-ÉLYSÉES.)

1844.

AVANT-PROPOS.

En 1836, nous avions déjà publié les trois premières éditions de notre *Méthode curative externe des douleurs*, lorsqu'un recue.l médical, qui jouit d'une estime méritée (*les Archives de Médecine*), a exprimé vivement tout l'intérêt et l'importance que l'on doit mettre à l'étude des maladies qui ont pour caractère spécial la *douleur*. « Ouvrez tous les livres, vous y chercherez vainement un genre de maladie décrit à part, et dans lequel vous puissiez trouver, assemblées sous un titre spécial, toutes les affections caractérisées par la fixation précise et circonscrite du phénomène *douleur*. L'histoire de cet ordre important d'affections est tout à faire. Si, depuis trente ans, les esprits s'étaient appliqués à l'étude de ces maladies, nous n'aurions pas à signaler ce besoin de la science.

» La société souffre de la préoccupation qui a dirigé presque exclusivement les recherches des médecins sur les maladies organiques ; car, s'ils ont été payés de leurs travaux par l'acquisition de connaissances qui manquaient à leurs prédécesseurs, il faut avouer que l'*art de guérir* n'y a pas eu autant ses intérêts satisfaits que la science qui a pour objet la classification des maladies, la nosologie; car le traitement des maladies, sur le siége anatomique et les transformations organiques desquelles nous avons appris de si merveilleuses choses, en est justement là où l'avaient laissé ceux qui ignoraient toutes ces choses. Si, au contraire, le même enthousiasme, la même persévérance, les mêmes hommes s'étaient portés sur l'étude des maladies *sans lésion matérielle et caractérisées par la douleur,* on peut affirmer que leur connaissance, dont chacun déplore l'obscurité, que leur traitement, dont ni les raisons fondamentales, ni les détails d'application ne sont compris, se seraient agrandis et perfectionnés. »

Telle est la tâche que nous avons entreprise et que nous avons la conscience de pouvoir remplir, au grand avantage de l'humanité, *sous le rapport pratique;* car il ne s'agit point ici d'établir une théorie plus ou moins ingénieuse, mais d'indiquer une méthode curative très efficace, et au moyen de laquelle on puisse guérir ou soulager le plus grand nombre de malades atteints de ces maux auxquels, il est vrai, la science a donné différentes dénominations, mais qui ne changent aucunement leur nature identique, et que l'expérience de chaque jour prouve être l'effet d'une même cause, un *trouble* de la circulation lymphatique ou nerveuse (1).

Notre intention n'est pas de développer les idées que nous nous sommes formées sur la nature des affections dites nerveuses, rhumatismales, goutteuses ou lymphatiques ; seulement nous ferons remarquer brièvement :

1° Que les *nerfs* ne sont formés que de l'assemblage d'une infinité de petits conduits étroitement unis et qui renferment un fluide blanc dont la circulation est incontestable. Les fonctions des nerfs sont de répartir le fluide nerveux, qui a la propriété de rendre sensibles les tissus qui en sont pénétrés.

(1) Ce qui est remarquable, c'est que le rhumatisme, en changeant de siége, change aussi de dénomination, bien qu'assurément il ne puisse changer de nature. A la tête, il prend le nom de *gravedo* ; dans les muscles du cou on le nomme *torticolis* ; on l'appelle *pleurodynie* s'il a lieu dans les muscles pectoraux ; mais si de ces derniers il passe dans les muscles dorsaux, il reprend son nom de rhumatisme ; lorsqu'il affecte la région lombaire, on l'appelle *lumbago* ; enfin il prend le nom de *sciatique*, etc... « En médecine, comme en beaucoup d'autres sciences, on est souvent la dupe des mots. »

L'altération de la circulation nerveuse doit nécessairement engendrer la douleur (*névralgie*), ou un trouble de l'innervation (*névrose*); sa diminution, la *faiblesse musculaire;* son abolition, la *paralysie*.

2° Que les muscles ne reçoivent leur sensibilité et la faculté de se contracter que du libre exercice des fonctions des nerfs. Lorsqu'il y a douleur dans les muscles et obstacle à la contraction, on dit qu'il y a *rhumatisme;* mais le moyen curatif doit toujours être dirigé de manière à modifier la circulation nerveuse entravée, sinon il est inefficace. Le rhumatisme n'est donc qu'une affection qui peut se compliquer d'accidens inflammatoires, sans doute, mais qui, primitivement, n'était que nerveuse. Nous prouvons cette assertion en faisant remarquer qu'il ne se manifeste jamais de rhumatisme dans les parties paralysées, à cause de l'abolition des fonctions des nerfs.

3° Que les articulations sont entièrement composées de tissus fibreux, cartilagineux, membraneux et ligamenteux, qui sont naturellement peu sensibles et constamment abreuvés de fluides blancs. L'inflammation s'y développe très difficilement, parce qu'elle n'y a point d'élément naturel (le fluide sanguin). Cependant les affections des articulations sont extrêmement douloureuses ; et à quoi donc attribuer les désordres qui se manifestent dans les accès de *goutte* et les *rhumatismes articulaires*, si ce n'est au trouble et à l'altération de la circulation lymphatique, qui est, pour ainsi dire, le seul phénomène vital appréciable dans toutes les régions articulaires ?

4° Enfin l'expérience a prouvé que les évacuations sanguines ou un traitement débilitant, sont plutôt contraires que favorables à la guérison des affections rhumatismales, goutteuses, nerveuses et lymphatiques. Il faut donc reconnaître, car il n'est plus permis d'en douter, que les douleurs permanentes et intermittentes qui se manifestent dans ces maladies, ne résultent pas d'une inflammation des tissus, mais bien d'un trouble constant ou accidentel de la circulation lymphatique ou nerveuse. Les succès que nous obtenons par l'emploi de notre procédé justifient cette opinion qui n'est pas théorique, mais pratique, et qui est généralement celle des médecins observateurs. Comment n'en serait-il pas ainsi, quand nous pouvons citer, à l'appui de ce que nous avançons, des guérisons aussi nombreuses qu'extraordinaires. (*Voir les Observations détaillées.*)

C'est d'après les données que nous venons de ré-

sumer, que nous expliquons les avantages de notre
Méthode curative externe, qui a pour but de modifier profondément la nature des fluides blancs et de
faciliter leur circulation ; la théorie découle de la
pratique que nous allons exposer sans autre préambule. On trouvera dans les observations où sont re-
latés les moyens mis en usage pour opérer la guérison des affections graves dont nous publions l'histoire, des développemens théoriques et pratiques
importans que nous recommandons à l'examen de
nos lecteurs, parce qu'ils appuient, éclairent et ex-
pliquent très bien les succès obtenus.

Si nous nous abstenons d'indiquer plusieurs centaines de
personnes qui ont éprouvé les heureux effets de notre médication externe, c'est que la position médicale que nous occu-
pons doit être une suffisante garantie de la véracité de nos
assertions. Il serait indigne de nous d'employer un moyen
dont les charlatans ont toujours abusé, et qui, en définitive,
ne fournit généralement que des preuves fort suspectes.
Nous nous bornerons donc à rapporter un certain nombre
de faits et d'attestations qui ont un caractère tout-à-fait concluant.

Cependant nous avons fait tous nos efforts pour faire constater d'une manière authentique l'efficacité de nos procédés
thérapeutiques. Quelques mauvaises raisons réglementaires
viennent encore mettre obstacle à l'acceptation de la preuve

que nous voulons fournir en dehors des faits tirés de notre pratique particulière; mais nous avons lieu d'espérer que les intérêts de l'humanité l'emporteront. Pour arriver à ce but, nous avons d'abord adressé à M. le Ministre de l'intérieur la lettre suivante :

« Monsieur le Ministre,

» Je possède un procédé thérapeutique dont l'expérience a sanctionné la puissance immense pour combattre les douleurs rhumatismales, goutteuses, nerveuses, et les maladies résultant d'un trouble ou d'une altération de la circulation lymphatique, telles que les viscéralgies en général (névroses et névralgies), les engorgemens glanduleux et articulaires, le rachitisme scrofuleux, la paralysie sans lésion organique, etc. Ce n'est pas ici le cas d'exposer ma théorie ni les moyens pratiques que je mets en usage pour obtenir des résultats presque constamment favorables. Quant à la nature des remèdes, comme ils sont externes et rentrent, pour ainsi dire, dans la classe des cosmétiques, je ne puis être, comme d'usage, dans l'obligation d'en donner préalablement la formule : les titres scientifiques dont je suis revêtu, la position médicale que j'occupe, offrent toutes garanties sous ce rapport.

» D'ailleurs, je ne viens pas solliciter un brevet protecteur de ma découverte, monsieur le Ministre; je réclame seulement votre intervention pour être autorisé à soulager ou à guérir un certain nombre de malades plus ou moins atteints d'affections du genre de celles indiquées ci-dessus, et qui seraient choisis dans les hôpitaux pour être confiés à mes soins, sous la surveillance d'une commission de médecins chargés de constater les effets et les résultats de ma médication externe.

» Aussitôt qu'il sera bien avéré et reconnu authentiquement que mon procédé thérapeutique est préférable, dans le plus grand nombre des cas, à tous ceux connus jusqu'à ce jour, je me ferai un devoir de donner à ma Méthode curative externe toute la publicité désirable. Je ne fais aucune condition; j'ai la confiance que le gouvernement ne voudra pas rester, à mon égard, en arrière des sentimens généreux dont j'aurai fait preuve.

» J'ai l'honneur d'être, etc.,

» Le Docteur COMET. »

RÉPONSE.

MINISTÈRE DU COMMERCE ET DES TRAVAUX PUBLICS.

A monsieur Comet, Docteur en médecine, etc.

« Paris, le 19 août 1836.

» Monsieur,

» M. le Ministre de l'intérieur m'a fait le renvoi de la lettre que vous lui avez écrite, et par laquelle vous exprimez le vœu d'être admis à expérimenter, sur un certain nombre de malades des hôpitaux, un procédé que vous avez employé avec succès pour la guérison des douleurs rhumatismales, nerveuses, goutteuses, etc.

» D'après les règles établies par l'administration des hôpitaux, aucun remède nouveau ne peut être introduit et expérimenté, dans ces établissemens, sans l'avis préalable d'un conseil médical formé par un certain nombre de médecins de ces mêmes hôpitaux.

» Or, Monsieur, votre remède étant secret, le conseil médical des hôpitaux ne sera certainement pas d'avis qu'on doive en autoriser 'application, à moins que vous ne lui en donniez communication, ou que vous ne produisiez les preuves les plus authentiques de son efficacité. Je ne puis donc donner aucune suite à votre demande avant que vous m'ayez fait connaître si vous êtes prêt à satisfaire à l'une ou à l'autre de ces conditions.

» Agréez, Monsieur, l'assurance de ma considération.

» Le ministre du commerce et des travaux publics,

» PASSY. »

RÉPLIQUE.

« Monsieur le Ministre,

» Vous ne pouvez, dites-vous, donner aucune suite à la demande qui vous a été adressée, avant que j'aie fait connaître au conseil médical des hôpitaux la composition les remèdes qui constituent ma Méthode curative externe des affections rhumatismales, nerveuses, goutteuses, etc., ou que je produise les preuves les plus authentiques de son efficacité.

» Mais, monsieur le Ministre, pour que je pusse fournir des *preuves authentiques* de l'efficacité de mon procédé, il ne faudrait pas me priver des moyens de les faire... Acceptera-t-on comme preuves bonnes et valables des nombreux succès que j'ai obtenus, l'expression de la reconnaissance des malades qui ont été guéris par mon procédé, tant à Paris que dans les divers départemens de la France?... Je ne le pense pas; cependant je suis prêt à soumettre une correspondance volumineuse qui ne pourrait laisser aucun doute sur la réalité de mes assertions (1).

» Je connais, monsieur le Ministre, les prétentions des membres du conseil médical, et je sais bien qu'ils n'en rabattront rien, même avec un confrère dont ils peuvent apprécier la capacité et la moralité. Avant tout, ils voudront posséder ce qu'ils appellent mon secret...

» C'est donc à dire que, quel que soit le mérite apparent d'une découverte; quelque avantage que l'humanité puisse en retirer; que l'on soit pourvu de tous les titres universitaires et académiques qui rendent apte à des fonctions supérieures; ou que l'on soit tout-à-fait étranger à l'art de guérir ou un charlatan éhonté, il faudra également, et de la même manière, passer sous les fourches caudines du conseil médical !

» Eh bien ! non, monsieur le Ministre, je ne montrerai pas tant d'humilité : j'ai agi en praticien loyal et philanthrope ; je ne ferai rien de plus. Je n'ai besoin ni d'approbation ni d'autorisation spéciale pour répandre les bienfaits de ma Méthode curative *externe*, j'aurai seulement recours à la publicité ; je ne crains ni la censure, ni les quolibets, car ma pratique est aussi rationnelle que méthodique, et je compte presque autant de guérisons que de malades. Peut-être un jour, monsieur le Ministre, malgré les efforts de votre souverain conseil médical, la douleur vous forcera-t-elle à réclamer les soins de celui qui sait la vaincre ; et alors, monsieur le

(1) Le dépôt que je propose de faire se compose de plus de deux mille lettres timbrées des divers bureaux de poste de la France et de l'étranger. Un grand nombre de ces lettres sont même signées des médecins des malades auxquels j'ai donné des soins,

Ministre, si je vous guéris, je me plais à espérer que vous n'aurez sans doute plus besoin d'autre preuve authentique de l'efficacité de mon procédé pour m'octroyer ma demande.

» C'est dans cet espoir, monsieur le Ministre, que je me résigne à attendre.

» J'ai l'honneur d'être,

» Monsieur le Ministre,

» Votre très humble et très obéissant serviteur,

» Le Docteur COMET. »

Là ne s'est pas terminée notre correspondance avec l'autorité administrative, et nos instances auprès des divers ministres qui se sont succédés, ne seront pas, nous avons lieu de le croire, sans résultat; mais nous attendons toujours l'autorisation que nous avons demandée pour être admis à traiter des malades dans les hôpitaux : c'est qu'en fait de philanthropie les administrateurs sont comme les savans, ils se cramponnent aux théories et dédaignent la pratique.

N. B. Nous avons cité , à la fin de l'ouvrage, les noms d'un grand nombre de médecins avec lesquels nous nous sommes déjà trouvé en rapport, à l'occasion de la pratique de notre Méthode curative externe, et qui nous ont adressé des témoignages spontanés d'approbation.

EXPOSÉ

DE LA

MÉTHODE CURATIVE EXTERNE.

PROCÉDÉS D'APPLICATION.

Il faut que la partie malade soit d'abord recouverte d'un morceau de *flanelle préparée*, convenablement disposé et fixé (1). On développe ensuite l'action de la substance médicamenteuse dont la flanelle préparée est imprégnée, au moyen d'un réactif liquide et de la *vaporisation*. Il y a deux procédés pour déterminer la vaporisation, l'un *actif*, l'autre *passif*.

Procédé actif. — On imbibe une petite éponge fine et rude dans une certaine quantité d'*eau*

____

(1) Cette flanelle [est d'un tissu épais fabriqué exprès. Les personnes aisées pourront substituer avantageusement à l'emploi des bandes, celui de certains vêtemens en flanelle préparée dont l'usage est plus commode et plus favorable, parce qu'on ne met à découvert aucune partie du corps pendant l'application du remède. Nous indiquerons plus loin la manière de préparer la flanelle.

réactive, et l'on humecte, sans la tremper, la flanelle, sur une étendue un peu plus considérable que la région où se manifestent les accidens, à plusieurs reprises et successivement. Moins la flanelle est mouillée, mieux la *vaporisation* s'opère régulièrement et sans produire aucune impression pénible.

Pour la déterminer, on promène, plus ou moins lentement, et sans interruption, sur toute l'étendue de la flanelle humectée, une *boule de métal* fixée par une tige à un manche, et à laquelle on a communiqué un degré de chaleur à peu près égal à celui que les blanchisseuses donnent aux fers avec lesquels elles repassent le linge. Afin d'obtenir d'une manière exacte le degré de chaleur convenable, on fait chauffer outre mesure les boules métalliques, soit dans un feu de braise, soit à la flamme de l'esprit de vin mis en combustion, et on les plonge, au moment de s'en servir, dans une tasse d'eau, jusqu'à ce qu'elles n'y occasionnent plus de frémissement. Pour ne pas interrompre la vaporisation, il faut, pendant que l'on se sert d'une boule, en avoir une autre au feu, que l'on emploiera aussitôt que la première aura perdu le degré de chaleur nécessaire ; l'on agit d'une main avec l'éponge pour humecter la flanelle, et de l'autre, armée de la boule, on fait immédiatement pénétrer l'eau réactive ; la boule remplace l'éponge, *et vice versâ.* La grosseur des boules doit être d'autant plus considérable que la partie sur laquelle on opère sera plus

étendue (1). Par le contact du fer très chaud, mais
non brûlant, avec la flanelle, le liquide médicamenteux que son tissu renferme se dégage à l'état de
vapeur qui est profondément dirigée à travers les
pores de la peau. La sensation qu'éprouve le malade
est généralement agréable ; elle n'est trouvée incommode que par les sujets très impressionnables ;
cependant elle n'est jamais insupportable, et l'on
s'y habitue bien vite, surtout si la personne qui
gouverne la boule a soin de ne pas la faire station-
ner et peser sur les parties malades. Du reste, cette
petite opération ne présente aucune difficulté réelle
et ne demande que du zèle et de la patience pour
être bien faite. Néanmoins il est incontestable que,
dans les cas graves et lorsqu'il s'agit d'opérer sur
de très grandes régions du corps, l'habitude du
manuel ne serve beaucoup à surmonter les difficultés. C'est ainsi que, par une suite d'applications
faites par nous-même ou sous notre direction,
nous sommes parvenu à vaincre des accidens qui
avaient résisté à des manœuvres irrégulières ou
peu méthodiques. Quoi qu'il en soit, dans la

(1) Quelques personnes supposent que des fers ordinaires pourraient être substitués sans inconvénient aux boules métalliques;
c'est une erreur : les fers plats et larges dessèchent trop promptement la flanelle humectée avec laquelle on les met en contact ; ils
occasionnent une grande perte de la préparation médicamenteuse
qu'ils attirent au dehors, au lieu de la faire pénétrer dans les pores
de la peau. Les boules métalliques, au contraire, ne produisent
aucune évaporation, et s'appliquent avec un très grand avantage
aux parties sur lesquelles on opère.

plupart des cas, on réussira très bien, et, comme dit le proverbe : *En forgeant on devient forgeron.*

Plus le mal est ancien et profond, plus il faut augmenter et prolonger la vaporisation, en humectant légèrement à plusieurs reprises la flanelle qui, en définitive, doit être retirée presque à son état primitif de siccité.

Alors on essuie vivement la région qui y a été soumise avec la main garnie d'un *miton* en flanelle préparée (1) ; puis, avec un autre miton recouvert d'une couche assez épaisse de *baume névro-pathique,* on frictionne moelleusement en opérant une sorte de *massage* ou de *pétrissage,* jusqu'à ce que ce médicament ait été suffisamment absorbé. De temps en temps on approchera la main du feu pour faire chauffer le miton qui, après avoir servi un certain nombre de fois, perd de sa souplesse primitive. ·

Aussitôt l'opération terminée, il convient de soustraire la partie à l'impression de l'air pendant quelque temps. Les personnes qui portent habituellement sur la peau des tissus de flanelle, s'en revêtiront sur-le-champ. Il serait préférable de ne porter

(1) Il arrive souvent que, même après la vaporisation la plus active, on ne peut parvenir à animer la peau, ce qui contrarie l'absorption du baume. Chez les malades dont la peau offre si peu de vitalité, je mets en usage la percussion répétée et incessante, à l'aide d'une palette de bois léger que l'on fait basculer vivement entre le pouce et le doigt indicateur. Le résultat recherché ne manque jamais : on peut ainsi déterminer une rubéfaction très étendue et parfaitement égale.

que des vêtemens en *flanelle préparée* qui détermi-
nerait une action plus avantageuse, subséquente à
la vaporisation et aux frictions ; c'est pourquoi les
personnes qui ont des effets de flanelle, feront bien
de les faire soumettre à la préparation. Dans les
affections anciennes et rebelles, l'observation de
cette prescription est indispensable (1).

Quelquefois, il est bon d'étendre sur la partie où
l'on vient de pratiquer la vaporisation une couche
de baume névro-pathique, que l'on fait pénétrer vivement dans les tissus, en agissant de nouveau sur
la flanelle avec les boules métalliques, plus fortement chauffées qu'on ne l'a fait pour la vaporisation ordinaire ; mais il ne faut pas se servir, pour
vaporiser le baume, de la même flanelle qui a été
employée à la vaporisation de l'eau réactive. C'est
surtout dans les névralgies et les engorgemens lymphatiques profonds qu'il faut procéder ainsi. Après
la double vaporisation, on opère le massage à sec,
avec la main garnie d'un miton en flanelle bien
préparée.

(1) Rien n'est plus facile que d'imprégner toute espèce de flanelle ; il faut se procurer de la *Préparation liquide*, dans laquelle
on trempe à froid ce tissu bien sec ; lorsqu'il est complètement im-
bibé on le tord, puis on le fait sécher horizontalement, ou, comme
on dit, à plat, en l'étendant sur une claie ou sur une espèce de
filet fixé entre deux chaises devant un feu vif, ou au grand soleil,
mais jamais seulement à l'air, dont la préparation absorbe l'humidité. Cette manière de faire sécher la flanelle est importante pour
que la base médicamenteuse ne se porte pas en plus grande quantité sur un point que sur l'autre.

Quelques applications, qui peuvent avoir lieu à six heures de distance l'une de l'autre, guérissent très bien les rhumatismes simples, non compliqués de lésions concomitantes ; souvent même les douleurs disparaissent entièrement par une seule application convenablement faite. Dans les affections invétérées et réputées incurables, chez les sujets avancés en âge ou d'une constitution débile, l'efficacité du remède se fait plus long-temps attendre ; c'est pourquoi il faut en prolonger et répéter l'emploi ; mais on arrive toujours, sinon à un succès complet, au moins à procurer aux malades un état de santé qu'ils ne pourraient obtenir par les moyens thérapeutiques connus.

Après chaque vaporisation, il faut laisser sécher, sans la laver, la *flanelle préparée*, si l'on veut encore s'en servir utilement : néanmoins, après deux ou trois applications au plus, elle a ordinairement perdu sa propriété médicamenteuse ; il est nécessaire alors de préparer de nouveau les parties des vêtemens ou des bandes sur lesquels on a déterminé la vaporisation. (*Voir la note précédente.*) Il faut avoir grand soin de n'employer que de la flanelle en très bon état de préparation ; c'est une condition de succès.

Dans les premières applications, comme pour les accès de goutte avec tuméfaction douloureuse des articulations, dans les rhumatismes aigus, ainsi que pour les douleurs nerveuses bien caractérisées, il ne faut pas déterminer la vaporisation à l'aide d'une trop grande chaleur. On doit, dans tous les cas, n'élever la température des boules qu'au fur et à mesure que le malade contracte l'habitude de l'impression qui résulte de la vaporisation.

Au début des affections aiguës, qui se manifestent par une forte irritation de la peau et une rougeur plus ou moins vive, il faut s'abstenir de pratiquer la vaporisation et se borner à faire des embrocations répétées avec le baume névro-pathique ; l'usage fréquent de ce remède calme la douleur et modère le développement des accès. On entoure ensuite les parties affectées avec de la flanelle préparée. Nous ne saurions trop préconiser l'emploi du baume névro-pathique, car c'est un des plus puissans modificateurs de l'innervation ; son usage est très salutaire dans toutes les névroses et névralgies, l'hypochondrie, la chlorose, les palpitations, les convulsions, les coliques nerveuses, les crampes, l'asthme et les spasmes de toute nature ; mais il faut l'employer à haute dose. Il résout très promptement les engorgemens glanduleux, viscéraux et articulaires. C'est un excellent fondant, résolutif, tonique et antispasmodique. Pour énumérer tous les cas où son emploi serait favorable, il faudrait en quelque sorte citer tous les accidens qui sont le cortége de ces maladies réputées incurables, que nous avons désignées sous la dénomination de *viscéralgies*, et qui font le désespoir des malades et des médecins. Le baume névro-pathique n'a pas pour base un corps gras, comme la plupart des pommades, onguens et linimens, dont le moindre inconvénient est de se rancir, et surtout de boucher les pores de la peau dès la première application. Il est étonnant que l'on ait été si long-temps à reconnaître cette contre-indication de l'emploi des composés graisseux ou huileux.

La *flanelle préparée* a, par son seul contact avec la peau, la propriété de dissiper les douleurs légères, de quelque nature qu'elles soient, nerveuses, rhumatismales ou goutteuses ; nous ne saurions donc trop en recommander l'usage, particulièrement aux personnes qui éprouvent des douleurs passagères, un sentiment de gêne dans les mouvemens, des engourdissemens et des élancemens fréquens dans les diverses parties du corps. La *flanelle préparée* jouit, non seulement de toutes les propriétés de la flanelle simple, dite de santé, mais elle possède à un degré éminent des vertus que l'expérience a sanctionnées : elle a une action sédative (calmante) sur le système nerveux et favorise la circulation sanguine et lymphatique, en diminuant la plasticité (épaississement) des humeurs ; elle facilite la résolution des engorgemens glanduleux ; enfin elle excite fortement les fonctions de la peau ; c'est à cette propriété spéciale qu'elle doit son heureuse influence.

Procédé passif. — L'expérience nous a indiqué l'utilité d'un mode d'application qu'il faut dans certains cas mettre en usage ; nous lui avons donné le nom de *passif*. Il consiste à pratiquer les frictions et le massage à l'aide de mitons en flanelle bien préparés pour chaque application, et alternativement imbibés d'eau réactive très chaude ; puis on opère des frictions et le massage avec d'autres mitons recouverts de baume névro-pathique. Ce procédé est surtout avantageux dans les cas où il est nécessaire d'agir en même temps sur une très grande étendue du corps, ou lorsqu'on n'est pas à même de déterminer la vaporisation d'une manière convenable, soit parce que l'on manque des choses nécessaires, soit parce que le malade se trouve dans un état de faiblesse et de susceptibilité nerveuse qui ne permet pas l'emploi du procédé actif. Le procédé passif est sans doute d'une efficacité moins prompte que le précédent, mais il réussit également bien.

GUIDE PRATIQUE.

Il faut, en général, pratiquer la vaporisation, les frictions sèches, puis balsamiques et le massage, sur le lieu même où les accidens se manifestent.

La durée de chaque application doit être au moins d'une demi-heure pour une surface limitée, comme celle du pied ou du genou ; d'à peu près trois quarts d'heure pour le ventre, la poitrine ou la tête ; il faut bien une heure pour toute la colonne vertébrale depuis la nuque jusqu'au bas des reins ; autant de temps pour la cuisse et la jambe, l'épaule et le bras, etc. — En prolongeant les applications, on ne peut aucunement abuser du remède ; au contraire, on arrivera plus promptement au résultat désiré.

Pour les déviations de la taille et les affections qui paraissent avoir pour cause une lésion du centre nerveux vertébral (la moelle épinière), telles que la faiblesse des membres inférieurs et supérieurs, ainsi que pour les douleurs qui irradient de l'épine du dos ou qui n'ont point de siége fixe et parcourent, en quelque sorte, les diverses parties du corps, il faut agir sur toute l'étendue de la colonne vertébrale qui renferme la moelle épinière d'où émanent les nerfs du mouvement et du sentiment. On insistera particulièrement dans les gouttières latérales formées par la jonction des côtes avec les vertèbres; en même temps on combattra les accidens locaux, par des applications alternatives sur les régions où les douleurs se feront sentir le plus fréquemment.

Dans la sciatique, il faut opérer de préférence dans la direction du grand nerf sciatique, et de ses divisions, dont la douleur fait connaître le trajet depuis sa sortie du bassin, au pli de la fesse, jusqu'à la partie externe du pied, en longeant le côté externe et un peu postérieur de la cuisse.

Dans le *gravedo* (rhumatisme ou névralgie des enveloppes du crâne), on vaporise immédiatement sur la tête à travers les cheveux, à l'aide d'une calotte en flanelle préparée, sans qu'il y ait à redouter le moindre inconvénient.

Pour les névralgies de la face, on opère sur le siége même du mal ; mais il convient d'employer des boules métalliques d'une petite dimension, de 8 à 10 lignes de diamètre, et qui s'insinuent plus aisément dans les diverses anfractuosités du visage.

On fait les applications autour des articulations qui sont affectées, soit de douleurs, soit d'engorgemens, ou de roideur dans les mouvemens.

On vaporise et on frictionne toute l'étendue des parois de la poitrine et du ventre dans les désordres de la respiration, les palpitations nerveuses du cœur, la pleurodynie, la goutte diaphragmatique, les gastralgies, les entéralgies, etc. (Voyez le *Traitement spécial des viscéralgies.*)

L'emploi de la Méthode curative externe exclut, sans restriction, toute médication interne qui serait plus préjudiciable qu'utile ; seulement on aura soin de tenir le ventre libre à l'aide de lavemens ou de purgatifs doux, parmi lesquels nous recommandons le suivant, dont on ne saurait abuser : une cuillerée à bouche de magnésie calcinée, matin et soir, dans un verre d'eau sucrée ou dans une tasse de lait, pendant toute la durée du traitement.

Cependant assez généralement nous administrons, comme moyen auxiliaire de la médication externe, une *Poudre anti-viscéralgique* (1) que nous avons formulée pour remplacer les purgatifs ordinaires sans en avoir les inconvéniens. Il importait d'ailleurs que ce remède ne contrariât aucunement les effets de la médication externe, et qu'il remplît certaines indications particulières. Ainsi la *Poudre anti-*

---

(1) Les médicamens pulvéruleus étant, pour quelques personnes, difficiles à prendre, la même préparation peut être administrée en pilules d'un petit volume.

viscéralgique que nous faisons composer spécialement pour nos malades, a non seulement pour effet
de déterminer l'évacuation des matières excrémen-
tielles qui embarrassent les voies digestives, mais de
calmer l'irritation nerveuse, sans diminuer la tonicité fibrillaire des intestins, et d'entretenir le mouvement péristaltique, qui est propre à ces organes
dans l'état de santé. En même temps ce remède favorise l'expulsion des vents qui, chez un grand
nombre d'individus, distendent d'une manière fâcheuse et fort incommode tout le tube nutritif; et
il s'oppose, par les effets qu'il détermine sur les
tissus organiques, à la formation de nouveaux
gaz (1).

L'usage des tisanes est absolument inutile.

On entretiendra la chaleur de la peau en portant
habituellement des vêtemens de flanelle et en se
couvrant suffisamment, surtout pendant le sommeil,
en évitant toutefois de surcharger le corps de vêtemens trop pesans.

Il est très important de se soustraire aux variations subites de la température. Il faut particulièrement avoir soin d'entretenir les pieds secs et
chauds : les chaussures étroites compriment et re-
foulent le sang; elles s'opposent au développement

____

(1) La *Poudre anti-viscéralgique*, ainsi que les autres remèdes,
ne se délivre que sur la prescription du docteur Comet qui, seul,
est à même de juger des circonstances où leur emploi peut utilé-
ment être mis en usage.

dé la chaleur ; il en est de même des vêtemens trop serrés.

L'alimentation doit être fortifiante sans être excitante. (Voir *le régime prescrit dans le traitement des viscéralgies.*)

Le repos n'est indispensable que lorsque le mouvement exaspère les douleurs ; lorsque l'exercice peut être supporté, il sera très favorable d'en prendre pendant le traitement; le meilleur est celui que l'on fait en se livrant à ses occupations habituelles, sans outrepasser la mesure de ses forces.

Les bains ne doivent être pris que pour entretenir la propreté du corps, à une température un peu élevée, et pendant quinze à vingt minutes au plus. Il faut s'en abstenir entièrement dans les accès de goutte, de rhumatisme et les douleurs nerveuses aiguës. En sortant de l'eau il faut sécher immédiatement la peau avec des linges bien chauffés, et pratiquer des frictions sèches et le massage sur toutes les parties du corps en se garnissant les mains avec des mitons en flanelle préparée.

REMARQUES ET OBSERVATIONS

Pour apprécier les effets de la Méthode curative externe.

Si quelques personnes trouvent notre traitement compliqué, c'est qu'elles n'auront pas lu avec attention le procédé d'application que nous venons de décrire et qu'il y a confusion dans leur esprit; il suffira qu'elles se mettent à l'œuvre pour voir disparaître les difficultés. Mais en général on voudrait guérir sans s'astreindre le moins du monde à l'observance de certaines pratiques indispensables; on aura plus volontiers recours à l'emploi banal de remèdes sans vertus; on donnera la préférence à toutes les panacées commodes des charlatans, et l'on perdra en détail, un temps précieux et beaucoup d'argent, avant de se décider à adopter un traitement promptement efficace. L'homme est ainsi fait : il recule devant l'ombre d'une difficulté, et se plonge dans des regrets de toutes sortes par des motifs qu'un peu de réflexion réduirait à leur juste valeur.

La *Méthode curative externe* est, pour la guérison des douleurs, d'une efficacité pour ainsi dire palpable; mais elle est encore appelée à jouer un rôle d'une haute importance dans le traitement d'un grand nombre de maladies autres que les affections rhumatismales et goutteuses, qui dépendent, comme nous venons de le dire, d'un trouble de la circulation des fluides blancs. Combien de prétendues gastrites, d'irritations intestinales et pulmonaires, d'engorgemens viscéraux, de lésions organiques ou nerveuses du cœur et de désordres de la respiration, ont déjà cédé à l'emploi de nos agens thérapeutiques modifiés selon les circonstances! C'est que ces maladies n'ont, le plus souvent, d'autre cause que celle qui détermine, d'une manière plus visible, les affections rhumatismales, goutteuses, les engorgemens glanduleux et articulaires, le carreau chez les enfans, le rachitisme scrofuleux, les déviations de la taille et la déformation des membres, les tumeurs blanches, les arrêts de développement chez les jeunes sujets, et la plupart de ces lésions obscures dites chroniques et organiques (*viscéralgies*), telles que la prostration (*languor virium*), l'hypochondrie, et l'impuissance musculaire, généralement confondue avec la paralysie. Qui pourra, d'ailleurs, révoquer en doute tout le succès que l'on a droit d'attendre d'un modificateur aussi puissant de la circulation capillaire, dans les traitemens qui ont pour but d'opérer une révulsion prompte et soutenue? L'action de la vaporisation, en particulier, peut être variée, graduée et répétée à volonté avec la plus grande précision, depuis l'effet émollient et sédatif jusqu'à l'adustion, en passant, au besoin, par tous les degrés de chaleur douce, rubéfaction, vésication et cautérisation *médiates;* avantages qu'on n'obtient qu'imparfaitement par l'usage incommode des fomentations, des frictions, des ventouses, des sinapismes, des vésicatoires et du moxa. Ces moyens n'ont encore qu'un effet spécial et qui ne peut être combiné à une action médicamenteuse comme la vaporisation. On ne s'étonnera donc pas des immenses avantages que l'on a droit d'attendre de notre médication externe, puisqu'elle est d'une application aussi rationnelle que simple et facile, et que l'expérience en a sanctionné la puissance. (*Voir ci-après les observations sur les maladies en particulier.*)

Après avoir fait connaître sommairement les avantages que l'on peut retirer de notre Méthode curative externe, appliquée au traitement des maladies en général, qui résultent d'un trouble de la circulation lymphatique ou nerveuse, nous croyons devoir répondre publiquement et avec franchise à quelques questions qui nous ont été souvent adressées.

DEMANDE. Lorsque, par l'emploi de la Méthode curative externe, les accidens contre lesquels on l'a dirigée se sont dissipés, la guérison est-elle *radicale*, et peut-on être assuré que l'on ne sera plus sujet à la même affection?

RÉPONSE. Le traitement est *curatif* et non préservatif. Comme toute médication, il a pour but de guérir ou de soulager les malades; son mérite est de procurer ce résultat promptement et sûrement, dans la grande majorité des cas. Mais comme les affections contre lesquelles on l'emploie résultent d'une disposition particulière des sujets, et que ces affections se manifestent sous des influences et dans des conditions qui peuvent se renouveler, il est impossible d'exiger qu'un agent thérapeutique ait la propriété de soustraire à ces causes spéciales. Tel individu est prédisposé aux maladies catarrhales, aux rhumes, aux congestions sanguines qui menacent souvent son existence; par un traitement approprié, on écarte les accidens qui troublaient les fonctions des organes, le malade guérit enfin ; mais on ne le garantit pas pour l'avenir contre le retour d'affections semblables. Combien de gens sont atteints et *guéris chaque année* de maux de gorge graves, de fluxions de poitrine, d'érysipèles et autres affections qui résultent d'une disposition particulière! La chirurgie elle-même n'extirpe pas toujours radicalement les maux dont elle opère la guérison; les cancers ne repullulent-ils pas malgré l'ablation complète d'un organe qui en était le siége; la pierre ne se reforme-t-elle pas dans une vessie bien nettoyée, sous l'empire de certaines influences physiques, chimiques et organiques? Détruire les maux existans, telle est la tâche du médecin : s'il la remplit sa mission est accomplie. Nous le répétons, notre Méthode est puissamment *curative* et non préservative, si ce n'est lorsqu'on la met en usage dès l'apparition des phénomènes précurseurs des lésions qu'elle est appelée à combattre et dont elle entrave le développement.

DEMANDE. N'est-il pas à craindre que, par l'application de la vaporisation, on ne répercute le mal sur un organe plus important que celui qui peut en être le siége?

RÉPONSE. On pourrait satisfaire à cette question par ce seul mot : *au contraire.* L'action de la vaporisation est double dans ses avantages. Par sa propriété médicamenteuse elle neutralise la cause principale du mal; par l'excitation qu'elle détermine à la surface de la peau, elle y appelle l'irritation interne, l'y fixe en quelque sorte jusqu'à ce qu'elle soit entièrement détruite. La vaporisation est le plus puissant révulsif; elle réunit toutes les conditions que l'on a toujours recherchées dans l'emploi des agens thérapeutiques de cette nature : il n'y a aucun praticien de bonne foi qui puisse lui contester cette vertu.

DEMANDE. La vaporisation a-t-elle une action autre que celle d'un bain de vapeur local ?

RÉPONSE. Très certainement; dans le bain de vapeur ordinaire, la vapeur est seulement mise en contact avec la peau qui recouvre la région sur laquelle on la dirige : la vapeur se dépose à la surface de la peau sans la pénétrer. L'effet de la vaporisation est bien différent : la boule métallique chaude en développant la vapeur médicamenteuse, la comprime dans la trame de la flanelle, la refoule vers la peau, dont les pores se trouvent épanouis, dilatés par les frictions répétées, et il s'opère dans la profondeur des tissus une injection forcée par l'expansion de la vapeur qui n'a lieu et ne peut avoir lieu que du côté de la peau, qui n'offre aucune résistance. Cette distinction est de la plus haute importance pour apprécier la puissance de la vaporisation, qui ne peut aucunement être comparée au bain de vapeur ordinaire, ni même à l'action limitée des douches de vapeur.

DEMANDE. Le remède est-il applicable dans tous les cas de goutte, de rhumatisme ou de névralgie, soit que les accès se manifestent à l'état aigu ou à l'état chronique ?

RÉPONSE. Oui, en observant les modifications indiquées dans les procédés d'application que nous avons distingués en *actif* et *passif*. En effet, quelle que soit la nature des accidens, la cause étant identique, le remède doit être le même. Cependant on conçoit la nécessité de s'abstenir de déterminer la vaporisation à l'aide d'une chaleur trop forte, dans les affections aiguës, à raison de la plus grande sensibilité de la peau, puisqu'on l'exalterait encore; mais il ne s'ensuit pas que l'action médicamenteuse doive être différente pour modifier la cause des phénomènes morbides.

DEMANDE. La médication est-elle plus efficace pour combattre les affections chroniques que les affections aiguës ?

RÉPONSE. Elle est *plus promptement* efficace dans les affections chroniques, parce que la peau qui recouvre les parties malades n'est pas alors dans des conditions défavorables à l'introduction de l'agent médicamenteux, comme dans les affections aiguës ; cependant, par son emploi, l'amendement des accidens dans leur période d'acuité, est obtenu deux fois plus tôt que par les moyens employés jusqu'à ce jour.

DEMANDE. Deux personnes éprouvant des accidens semblables guériront-elles également bien par l'emploi de la Méthode curative externe ?

RÉPONSE. Si notre médication était dans tous les cas infaillible, il ne serait pas besoin d'établir les raisons qui justifient de son efficacité. Nous nous estimons très heureux d'avoir trouvé un moyen qui guérit ou soulage dans le plus grand nombre des cas, même de ceux qui ont résisté aux traitemens le plus sagement et le plus habilement dirigés ; mais nous ne promettons rien de plus. D'ailleurs la sensibilité animale n'est pas toujours mise en jeu ou modifiée de la même manière, par les mêmes moyens. Il est généralement reconnu que l'opium fait dormir ; cependant sur quelques sujets il produit un effet contraire. Le quinquina arrête très bien les accès de fièvre ; quelquefois sa vertu est impuissante : ces remèdes n'en sont pas moins considérés comme spécifiques, parce qu'ils sont très efficaces *dans le plus grand nombre des cas*. Il en est de même de la Méthode curative externe que nous indiquons.

DEMANDE. Si les affections nerveuses, rhumatismales, et surtout *goutteuses*, ont simplement pour cause un défaut de circulation des fluides blancs, et ne dépendent pas d'un *virus morbifique* ou d'une *humeur peccante* contenus dans le sang, comment se fait-il qu'elles se transmettent des parens aux enfans, comme cela a été très fréquemment observé ?

RÉPONSE. Il serait bien plus extraordinaire que ces affections fussent héréditaires, si elles étaient dues à l'action d'une cause spécifique dont l'existence ne s'était le plus souvent aucunement manifestée à l'époque de la génération des enfans ;

tandis qu'il est fort aisé d'expliquer la prédisposition dans laquelle se trouvent les enfans nés de parens goutteux, d'être affectés de la goutte, etc., si l'on admet que le trouble de la circulation dans les vaisseaux lymphatiques résulte d'une disposition d'organisation dans les parties qui sont ordinairement le siége des affections rhumatismales, goutteuses et nerveuses. La transmission des formes organiques est réelle, souvent même appréciable à la vue, tandis que celle d'un principe morbide *caché* est inadmissible et insoutenable pour quiconque possède quelques connaissances des phénomènes vitaux.

DEMANDE. Peut-on employer la médication externe en toutes saisons, sans inconvéniens, et avec les mêmes avantages?

RÉPONSE. C'est un préjugé généralement répandu que cette croyance dans laquelle sont tous les malades, que les applications doivent être suspendues pendant la mauvaise saison. La seule mauvaise saison est celle où l'on souffre ; cependant beaucoup de personnes se résignent à supporter leurs maux en attendant ce qu'elles appellent l'époque la plus favorable au traitement, et elles se mettent, par leur faute, dans des conditions plus défavorables au succès, en laissant aggraver les accidens qui, par leur permanence, altèrent la sensibilité des tissus.

DEMANDE. Comment peut-on apprécier les effets de la médication externe et son utilité pendant le cours d'un traitement?

RÉPONSE. Voici comment il convient d'apprécier et de calculer les effets que l'on doit obtenir par l'emploi de notre Méthode :

Son usage ne pouvant jamais être nuisible (nous disons JAMAIS, et nous défions qu'on nous oppose une seule exception), elle peut être d'abord pratiquée de manière à produire un effet qui serve de point de départ. Si après huit ou dix applications au plus, mais convenablement faites, il ne s'est point manifesté une modification favorable, notable, il

y a lieu de craindre l'existence d'une altération de tissus, toujours au dessus des ressources de l'art. Cependant il serait
bon alors de suspendre le traitement pendant quelque temps,
et de le reprendre ensuite pour faire un nouvel essai qui pourrait être favorisé par des circonstances différentes de celles
où l'on se trouvait d'abord ; ces circonstances ayant pu être
défavorables en raison de l'état de l'atmosphère, de la disposition particulière du sujet, de l'inhabitude ou du peu de
zèle et d'intelligence des personnes préposées à soigner le
malade. Enfin nous-même nous nous sommes plusieurs fois
fort bien trouvé d'avoir suspendu un traitement pour le
reprendre activement après quelques jours ou quelques semaines écoulés.

Mais lorsqu'on obtient de prime-abord un avantage marqué, il ne faut pas interrompre un seul jour le traitement ; il
faut, au contraire, persévérer dans son emploi pour accroître la modification déjà acquise. On n'atténue pas une lésion vitale d'un seul coup ; c'est par une succession d'effets
sur-ajoutés les uns aux autres et multipliés, que l'on arrive
au but. Ne pas reculer, c'est avancer : la résistance morbide
peut être forte ; la persistance thérapeutique doit lui être
proportionnée, si l'on veut agir rationnellement et selon les
lois rigoureuses de la physiologie.

OBSERVATIONS PRATIQUES
SUR LES GUÉRISONS OBTENUES
PAR LA
MÉTHODE CURATIVE EXTERNE.

DÉCOUVERTE DE LA MÉTHODE CURATIVE.

DOULEUR ARTICULAIRE AU GENOU.

Mme Comet, mon épouse, à la suite d'un voyage assez long, de France en Hollande, entrepris pendant l'hiver froid et humide de 1825, fut atteinte à l'articulation du genou gauche de douleurs d'abord sourdes, mais qui, au bout de quelque temps, devinrent très vives, surtout lorsqu'il s'opérait un changement brusque de température. Ces douleurs aiguës, lancinantes, ne diminuaient pas par le repos, et se manifestaient même au lit, la nuit, de manière à troubler le sommeil. Néanmoins il y avait du calme pendant plusieurs heures de la journée et de la nuit. Le genou n'offrait aucune trace de la lésion dont il était le siége ; seulement il était légèrement gonflé, un peu œdémateux, mais aucunement sensible au toucher. Un caractère particulier à cette affection, c'est que Mme Comet pouvait très bien, et sans douleur, s'asseoir sur les talons, ou, comme on dit, s'accroupir ; mais il lui était absolument impossible de se redresser sans être fortement soulevée par quelqu'un.

On se borna dans le principe à pratiquer des frictions sèches et calmantes, à recouvrir constamment l'articulation d'un tissu de laine ; cependant la persistance et le développement des accidens engagèrent à soumettre la malade à un traitement général et local très actif. Plusieurs saignées furent pratiquées, des sangsues appliquées en abondance,

ainsi que des cataplasmes narcotiques ; des bains, des rubé-
fians, sinapismes, vésicatoires volans, etc., etc., tout fut
sans succès, c'est à dire que s'il y eut un amendement dans
les souffrances, il ne parut pas être le résultat du traitement
plutôt que l'habitude que Mme Comet semblait avoir contrac-
tée d'endurer les douleurs. Dans le mois de mars 1827, j'é-
tais malade à Paris, et je reçus quelques visites de M. le professeur Broussais, qui fut occasionnellement consulté sur
l'affection dont Mme Comet était atteinte. M. Broussais déclara qu'avec de la persévérance dans les appositions de sangsues, on parviendrait à vaincre l'*inflammation* : c'était aussi
l'avis de plusieurs autres habiles praticiens. La doctrine physiologique était alors dans toute sa splendeur, et, malgré
ma répugnance à prolonger un traitement aussi débilitant,
répugnance justifiée par l'inefficacité des premières évacuations sanguines, je me laissai séduire par les promesses du
célèbre réformateur, auquel je payais d'ailleurs un juste tribut d'affection et d'estime. Pendant près de trois ans on ne
cessa de répéter, à de courts intervalles, les applications de
sangsues. Pour résultat, rien d'appréciable qu'une grande
débilité. Les choses en étaient là en 1830, lorsque les événemens politiques mirent la malade dans la nécessité de
voyager précipitamment par terre et sur mer. Loin d'en
éprouver de l'aggravation dans les accidens habituels, elle
se trouva beaucoup mieux, et revint d'Angleterre (climat
pourtant peu favorable à la guérison de ces sortes d'affections) dans un état assez satisfaisant qui se prolongea pendant plusieurs mois.

Dans l'hiver de 1831, les douleurs se manifestèrent avec
plus d'intensité que jamais, surtout la nuit. J'avais très certainement mis en usage toutes les ressources connues contre
les maladies de la nature de celle qui torturait mon épouse :
tous les avis des maîtres de la science avaient été épuisés ; il
y avait de quoi se désespérer, étant médecin, de contem-
pler ainsi à tout instant du jour et de la nuit l'impuissance

de son art! L'avenir était menaçant... C'est pourquoi je me décidai à agir *empiriquement*, à essayer l'usage de divers agens dont le raisonnement seul pouvait autoriser l'emploi, mais qui n'avaient pas reçu la sanction de l'expérience. Enfin le succès a couronné mes efforts : étant parvenu à déterminer une modification profonde des phénomènes morbides, la voie de la réussite a été bientôt ouverte, et Mme Comet, complètement guérie depuis bientôt douze ans d'une lésion arthritique qui avait duré huit ans, a pu constamment, non seulement vaquer à toutes ses occupations, mais se livrer à une promenade soutenue et reprise pendant plusieurs heures de suite (1).

De quelle nature était la lésion contre laquelle la nouvelle médication a été si efficace? Etait-elle goutteuse, rhumatismale, nerveuse ou résultant d'une altération de la circulation des fluides blancs? C'est ce qui ne m'a pas paru bien important de rechercher d'abord; mais je me suis empressé de vérifier, si les effets salutaires de la médication qui avait été si favorable à Mme Comet, seraient également produits sur d'autres malades de sexes différens et dans des conditions différentes : les résultats ont dépassé de beaucoup mes espérances, et la pratique m'a conduit à la théorie que j'ai exposée dans la première partie de cet ouvrage. Bientôt aussi la pratique de la Méthode curative externe a été soumise à des règles; la composition des remèdes, leur mode d'application ont été successivement perfectionnés de manière à pouvoir prendre rang parmi les traitemens les plus rationnels. Il serait trop long d'énumérer ici les nombreux détails de la création de la Méthode curative externe et de son développement; aujourd'hui il suffit d'établir qu'elle offre tous les avantages désirables pour le traitement des maladies qu'elle est destinée à combattre.

(1) Souvent malade, et d'une santé très délicate, Mme Comet n'a cependant jamais rien ressenti à l'articulation du genou.

PREMIÈRES EXPÉRIENCES.

DOULEURS MUSCULAIRES. — CRAMPES. — LÉSION VITALE DU COEUR, SIMULANT UNE AFFECTION ORGANIQUE. — COURBATURES. — CO-LIQUES (1).

Aussitôt que, par le succès obtenu et relaté dans l'observation qui précède, je fus à même d'apprécier le mode d'action et la puissance thérapeutique de la Méthode curative externe, je cherchai avec avidité toutes les occasions de la mettre en pratique, certain d'ailleurs que, dans aucune circonstance, elle ne pouvait être abusivement employée, de manière à occasionner le plus léger accident.

Il est tout naturel de comprendre que mes premières perquisitions pour découvrir des affections qui pouvaient être avantageusement combattues par la nouvelle médication, durent être faites dans ma nombreuse famille, sur moimême, puis dans ma clientèle particulière.

D'abord quelques uns de mes parens et de mes cliens furent traités avec un succès très prompt pour des douleurs peu intenses, mais qui existaient habituellement et depuis long-temps, soit dans les articulations, soit dans les muscles (chairs). Mon père, fort avancé en âge, et qui était dans un état de débilité telle qu'il quittait à peine le lit à de rares et courts intervalles, fut presque subitement débarrassé de *douleurs vagues* dans les bras, les épaules et le tronc , ainsi que de *crampes* dans les jambes qui l'incommodaient beaucoup. Cependant, vu son grand âge et son état de faiblesse générale, mon père ne fut pas soumis à un traitement actif; j'eus donc lieu de m'étonner de le voir si promptement soulagé.

---

(1) On conçoit que je devrai restreindre mes observations à l'exposé sommaire des symptômes caractéristiques des maladies, et que je ne puis ici leur donner les développemens dont elles seraient susceptibles, surtout sous le rapport du traitement.

Lésion vitale du coeur. — Pour moi, j'étais sujet à
des douleurs fréquentes assez fortes, entre les épaules, que
toutefois je me réjouissais de ressentir et de voir fixées dans
cette région, parce que lorsqu'elles n'existaient pas, j'éprouvais un malaise général résultant d'un trouble des fonctions
du cœur. La coïncidence que je remarquai toujours entre la
présence des douleurs aux épaules et la diminution des accidens de la circulation sanguine, me faisait regarder, avec
raison, la lésion de la sensibilité musculaire comme un moyen
révulsif précieux de la lésion du cœur.

Cependant comme j'avais à ma disposition un moyen curatif direct, dont je ne pouvais aucunement redouter un effet contraire à celui que j'en attendais, je me décidai à le
mettre en usage : *dès les premières applications* les douleurs
disparurent et ne se sont jamais manifestées depuis. Ma
santé s'est améliorée sous tous les rapports, et je ne suis actuellement sujet, comme autrefois, qu'aux effets de la fatigue
que m'occasionnent souvent des travaux aussi prolongés
que pénibles et multipliés, fatigue que néanmoins je supporte avec une énergie dont j'eusse été incapable il y a
douze ans. J'ai actuellement, malgré l'accumulation des années, l'apparence et la réalité d'une très bonne santé ; les
accidens que j'ai éprouvés au cœur m'occupent même si
peu, que je brave l'avenir et ne me soumets à aucun régime ; la tempérance est chez moi habitude et non vertu ;
mais je satisfais pleinement et régulièrement mon appétit,
qui est très vif et proportionné aux pertes journalières que
m'occasionne l'exercice de mon art dans une nombreuse
clientèle. Mes confrères et amis, MM. les professeurs Marjolin et Andral, peuvent attester dans quel état fâcheux je
me suis trouvé, particulièrement dans le courant des années
1831 et 1832 ; combien de craintes leur inspirait alors le
trouble des fonctions du cœur, et les efforts impuissans qu'ils
ont faits pour me soustraire à la pénible contemplation du
danger qui, je le croyais, menaçait incessamment mon exis-

tence ; car tout en me prodiguant les conseils les plus consolans et les plus affectueux, ils corroboraient l'opinion que
je m'étais formée, que je deviendrais bientôt la proie d'une
affection organique.

Cependant ces phénomènes formidables furent dissipés
par quelques applications des moyens qui constituent la Méthode curative externe, et aujourd'hui je redoute d'autant
moins l'ennemi que, s'il se montre encore, je suis plus que ·
jamais en mesure de l'anéantir.

COURBATURE. — J'ai dit plus haut qu'actuellement en
possession de la plus belle santé, je n'étais plus sujet qu'aux
effets de la fatigue. Quels sont ces effets ? des courbatures
fréquentes. Eh bien ! c'est ici que l'axiome : « *Qui peut plus
peut moins,* » reçoit son application dans toute son extension. Par les moyens ordinaires, ou en les laissant aux soins
de la nature, ces indispositions durent d'un à trois jours. Je
me débarrasse d'une courbature en trois quarts d'heure, une
heure au plus, et je reprends immédiatement mes travaux
habituels. — Comment expliquer un pareil résultat ? C'est
que la courbature est réellement une lésion vitale des muscles, que l'on peut considérer comme le premier degré du
rhumatisme aigu.

COLIQUES. — J'ai un parent très sujet à des douleurs abdominales, sans évacuations alvines. Ces douleurs (*pincemens,* ainsi qu'il les appelle), ont toujours été considérées et
traitées comme des inflammations de la membrane muqueuse
intestinale. Moi, je les regarde comme des lésions nerveuses
accidentelles, déterminant des convulsions fibrillaires de la
membrane musculeuse des intestins (1). Aussi je n'ai ja-

____

(1) J'adopte la même explication pour les douleurs de l'estomac et de la
vessie, dites *crampes de l'estomac, contractions anormales de la vessie.* Le
traitement curatif établit ma théorie, ou tout au moins la justifie.

mais conseillé de prolonger le traitement au delà de la durée des douleurs ; lorsqu'elles se manifestent, je soumets le malade à la médication externe, et le calme revient comme par enchantement.

J'ai recueilli plusieurs observations de succès obtenus dans des cas analogues ; elles trouveront place dans d'autres chapitres.

PROGRÈS DE LA MÉTHODE CURATIVE.

REMARQUES ET OBSERVATIONS PRATIQUES.

Dans le principe, obligé de restreindre l'application de la Méthode curative externe aux seules affections rhumatismales nerveuses, goutteuses, etc., qui se rencontraient dans ma clientèle, je ne pus pas tout d'abord apprécier l'étonnante efficacité de ma nouvelle médication. Ce n'est que lorsque des cas graves, anciens et rebelles à des traitemens bien dirigés, se sont présentés, que l'expérience est venue sanctionner mes prévisions. Quelques guérisons, pour ainsi dire miraculeuses, ayant eu un grand retentissement, une foule de malades accoururent bientôt réclamer le secours d'un remède bienfaisant, et maintenant je n'ai plus que l'embarras du choix dans les observations que j'ai l'intention de publier pour prouver les avantages que l'on a droit d'attendre de l'emploi de la Méthode curative externe.

Relater indistinctement toutes les histoires des nombreuses cures que j'ai opérées, c'eût été une confusion de faits superflus, car tous n'avaient pas la même importance. Il m'a paru seulement utile de rassembler ceux qui, ayant un caractère générique bien prononcé, pouvaient servir de type expérimental. Et puis j'ai scrupuleusement tenu à ne citer aucune guérison qui ne fût bien tranchée et dont je ne pusse fournir au besoin les preuves les plus irréfragables de son authenticité et de l'exactitude des détails. C'est ainsi que j'agirai dans la publication successive des diverses séries d'observations que j'aurai pu recueillir.

Si j'ai l'occasion d'exposer des *guérisons obtenues sur des personnes notables*, il ne faudra pas voir, dans les récits auxquels elles donneront lieu, une affectation d'amour-propre qui n'aurait aucun but. Tous les hommes, quelle que soit leur condition, pourrait-on me dire, sont également sujets à la douleur, l'éprouvent de la même manière et ne peuvent se soustraire à la souffrance par des moyens différens; il ne peut y avoir aucune distinction de castes dans la manifestation et le traitement des maladies. Certes je n'ai pas posé l'objection pour la détruire; elle est établie sur une vérité physiologique, et elle est insurmontable. Mais je ferai remarquer que la condition sociale d'un malade qui se soumet à un traitement nouveau, et donne sa confiance à un médecin qui jusqu'alors lui était étranger, peut être comptée pour quelque chose, en ce sens qu'on doit en déduire que la maladie était grave, ou tout au moins que les médecins ordinaires du malade ont éprouvé des difficultés invincibles dans le traitement. Par exemple, ce ne sera pas par ostentation que je rapporterai les effets déterminés, au moyen de la médication externe, chez des personnes telles que MM. le maréchal duc de Bellune, le prince de Schonburg, le baron James de Rotschild, et un grand nombre d'autres personnes notables de la province et de l'étranger, qui sont venues réclamer mes soins ; mais parce qu'il sera bien avéré que ces personnes reçoivent habituellement les soins des médecins les plus habiles, de la plus haute réputation, et que si elles étaient en proie à des affections qui jusqu'alors n'ont pu être avantageusement combattues par les secours de l'art, les succès qui dans ces cas auraient été obtenus, établiront bien mieux que tous autres, la puissante efficacité de mes moyens curatifs.

D'ailleurs, pour prouver que ce n'est point un sentiment

de vanité qui me décidera à agir de la sorte, j'aurai l'attention de ne pas élaguer de mes tableaux pratiques certains cas de succès incomplets, dont je donnerai l'historique avec franchise, pour qu'on puisse suivre la marche des phénomènes qui doivent faire reconnaître, en toutes circonstances, la puissance de la Méthode curative externe. Cependant je n'ai pas la prétention de guérir *tous les maux réputés incurables ;* ma médication n'est pas infaillible ; seulement les guérisons, dans ma pratique particulière, sont, en proportion des succès, des guérisons incomplètes et des insuccès, sur dix malades, dans le rapport de 6, 3 et 1. Je laisserai aux praticiens de bonne foi l'appréciation de tels résultats, que je suis à même de justifier en les reproduisant constamment, ainsi que j'ai demandé d'en faire la preuve dans les hôpitaux, sous la surveillance d'une commission de médecins désignés *ad hoc.* (Voir ma correspondance avec MM. les Ministres de l'intérieur et des travaux publics, pages 11 et suivantes.)

RHUMATISMES MUSCULAIRES ET ARTICULAIRES GOUTTEUX ET NERVEUX.

Vers la fin de l'année 1834, j'eus l'occasion d'obtenir la guérison d'un rhumatisme musculaire et articulaire fort remarquable, tant par l'intensité des accidens et leur durée, que par la résistance opiniâtre que cette affection avait montrée contre les traitemens les mieux suivis et les plus actifs. Cependant la médication, qui m'est particulière, fut d'un effet aussi prompt que favorable, et j'ai eu la satisfaction de constater ensuite, ainsi qu'on va le voir, que le succès avait été complet et sans aucun retour des phénomènes morbides pendant le long espace de temps qui s'est écoulé depuis la guérison.

Appelé pour un malade qui m'était inconnu, mais demeu-

rant dans mon voisinage, et qu'on m'assurait être en proie
aux plus violentes douleurs, je me transportai auprès de
M. Jannois, alors rue Neuve-des-Bons-Enfans, n° 9. Je trouvai un homme d'environ quarante ans, assis auprès du feu,
enveloppé d'un large manteau ; il ne pouvait rester couché,
disait-il ; mais à peine lui eus-je adressé quelques questions
sur la nature de l'affection qui l'engageait à réclamer mes
soins, il m'interrompit : « Oh ! monsieur le docteur, je ne
cherche point à guérir ; cela me paraît désormais impossible : j'ai subi toutes sortes de traitemens, toujours avec le
même insuccès ; aussi je n'ai plus de médecin, et si je vous
ai prié de venir, ce n'est pas pour me faire torturer de nouveau par des secours impuissans ; c'est seulement pour vous
prier de me formuler une prescription narcotique propre à
m'engourdir et à m'ôter le sentiment de mes souffrances. »
Malgré cette volonté bien prononcée, j'insistai pour avoir
quelques détails, faisant d'ailleurs remarquer qu'un médecin
ne pouvait agir ainsi, machinalement, sous l'impulsion d'un
malade irrité ; alors M. Jannois se décida à me donner quelques explications. Il était arrivé depuis quelque temps de
l'Amérique méridionale. Ce fut en janvier 1833, à Rio-
Janeiro, qu'il ressentit dans le bras et l'épaule les premières
atteintes d'un rhumatisme musculaire et articulaire, qui devint extrêmement douloureux. Un médecin lui donna des
soins réguliers, fit appliquer, comme moyen principal, des
sangsues qui ne furent suivies d'aucun résultat ; une consultation eut lieu avec un médecin renommé de la ville, et
l'on décida qu'il fallait continuer les applications de sangsues. On en posa tout de suite un grand nombre ; mais,
chose étrange, les accidens, au lieu de diminuer, augmentèrent considérablement. Des frictions opiacées, sédatives, furent pratiquées sans le moindre succès ; il n'y eut que l'action d'un large vésicatoire qui détermina la rémission des
douleurs qui, jusqu'alors, n'avaient point eu d'interruption.
Les mouvemens du bras, qui étaient tout-à-fait impossibles,

se rétablirent un peu et le calme revint. Cependant, à quelque temps de là, tous les accidens se montrèrent avec la même intensité. Espérant tout de l'application d'un vésicatoire qui lui avait été si favorable, M. Jannois s'empressa d'y avoir recours, mais en vain; son effet fut nul, et les souffrances allèrent toujours croissant. Obligé de s'embarquer pour revenir en France, M. Jannois fit une traversée de plusieurs mois sans pouvoir obtenir le moindre soulagement; il ne pouvait aucunement se vêtir, et lorsque je le vis, dans l'impuissance où il était de faire le moindre mouvement du bras, il se bornait à s'envelopper dans quelques tissus de laine recouverts de son manteau.

Malgré sa répugnance à se soumettre à un nouveau traitement, j'en fis espérer à M. Jannois un tel avantage, qu'il renonça à la potion narcotique qu'il sollicitait de moi, et consentit à me laisser pratiquer la Méthode curative externe. Dès la première application il y eut une modification appréciable; à la troisième, qui eut lieu le surlendemain, les douleurs disparurent entièrement, et l'exercice du bras fut presque aussi libre qu'avant la manifestation du rhumatisme. Le quatrième jour, M. Jannois vint chez moi me remercier et me témoigner son étonnement de sa miraculeuse guérison. Depuis que je l'ai soigné, il n'a éprouvé aucune rechute. Je l'avais perdu de vue pendant quelque temps; mais ayant appris qu'il avait fait l'acquisition d'une propriété à Chaville, près Versailles, je lui écrivis pour lui demander quelques renseignemens et des nouvelles de sa santé; il me répondit aussitôt; voici un extrait de sa lettre :

A M. le Docteur Comet.

» Chaville, ce 22 janvier 1836.

» Monsieur,

» Vous me demandez des détails sur l'origine de mon rhumatisme et la manière dont j'ai été traité; trop heureux, Monsieur, d'avoir l'occasion de vous payer un juste tribut de reconnaissance pour les soins aussi empressés qu'efficaces que vous m'avez donnés. Ce fut en janvier 1855, à Rio-Janeiro, que je ressentis les premières douleurs... (Suivent les détails que j'ai résumés dans l'exposé qui précède)... Désolé par des souffrances aiguës qui allaient toujours croissant, je vous fis appeler, Monsieur, et dès le surlendemain j'eus tant à me féliciter d'avoir suivi votre Méthode, que je demeure convaincu qu'elle seule peut être apte à guérir promptement, et sans douleurs dans son application, les rhumatismes les plus rebelles.

» Agréez, etc.

» JANNOIS,
» Propriétaire à Chaville. »

J'eus aussi sur la personne de M. de C..., ancien secrétaire de la chambre des députés, une autre observation de rhumatisme musculaire et articulaire chronique, du bras et de l'épaule, qui offrait pour parvenir à la guérison plusieurs difficultés. Les unes résultaient de l'âge avancé du malade (78 ans), et de l'ancienneté du mal (1). D'ailleurs, M. de C... avait déjà été infructueusement soumis aux traitemens les plus énergiques. Pour en apprécier la rigueur, il suffira de savoir que trois moxas avaient été appliqués et avaient désorganisé la peau dans une si grande étendue, que les cicatrices qui en ont été la suite n'occupaient pas moins de plusieurs pouces de diamètre chacune; l'épiderme qui les recouvrait était d'une finesse telle qu'une friction un peu rude en aurait rompu la continuité et donné lieu à une hémorrhagie subséquente. Cependant, malgré ces obstacles à l'emploi de la Méthode curative externe, je l'ai pratiquée avec le plus grand succès; après trois applications faites à vingt-quatre heures de distance, la guérison était complète; la douleur avait disparu

(1) Alors nous mettions au nombre des causes contraires à une guérison prompte et soutenue, le grand âge des sujets, l'ancienneté des maladies; l'expérience nous a fait reconnaître, et nous l'avons consigné dans l'exposé de notre Méthode, que ces circonstances n'étaient aucunement défavorables aux succès.

dès le premier jour du traitement, et la liberté des mouvemens était acquise après le troisième.

J'aurai encore l'occasion de signaler bon nombre de résultats non moins heureux dans des lésions rhumatismales
souvent très graves et très rebelles, lorsqu'elles ont leur siége
dans la profondeur des articulations de l'épaule, du bras, des
hanches, des genoux ou des pieds. A la longue elles déterminent ordinairement dans ces parties une altération organique, et lorsque la dégénération des tissus a commencé, la
maladie est au dessus des ressources de l'art. Cependant,
comme il n'existe pas de moyen absolu de reconnaître *à
priori* la nature et l'étendue de la lésion, il ne faut pas négliger le traitement. Ce n'est que par l'insuffisance de la médication externe, convenablement dirigée pendant un certain temps, que l'on peut juger de l'état d'incurabilité où se
trouvent les régions affectées. Je vais citer à l'appui de cette
remarque plusieurs observations de cas que l'on pouvait considérer comme n'offrant aucune chance de réussite ; cependant les guérisons ont été opérées, mais le troisième cas,
après avoir offert l'apparence d'un succès, reparut sans laisser à la malade l'espoir d'un résultat semblable à celui primitivement obtenu, car elle n'a pas voulu, malgré mes avis,
reprendre le traitement qui lui avait procuré un bénéfice
qu'elle avait en vain cherché, depuis bien des années, dans
une foule d'agens thérapeutiques internes et externes. Au
contraire, le sujet qui est l'objet de la première observation,
est parvenu par sa persévérance à un but que je me serais
bien gardé de lui promettre. Quant au deuxième, il a si
promptement guéri, qu'il était non moins glorieux d'avoir
vaincu son mal que s'il eût été l'inventeur du procédé curatif.
Il est vrai qu'il s'est traité lui-même, et que je n'ai participé
en rien à l'application des remèdes ; je me suis borné à lui
donner deux avis et à lui procurer un appareil dolorifuge.
Il en a été de même pour le premier malade, avec lequel je
n'ai eu de rapport que par correspondance ; il me suffira de

donner un extrait de ses lettres pour faire connaître l'état fâcheux dans lequel il se trouvait, et les avantages qu'il a retirés du traitement.

A M. le Docteur Comet.

« Nantes, le 23 mars 1836.

» Monsieur,

» J'ai soixante-deux ans révolus ; depuis l'âge de trente-huit (c'est à dire depuis vingt-quatre ans), je suis affecté aux deux pieds et aux jambes, principalement à la partie droite, de douleurs, gonflemens et rougeurs que les divers médecins qui m'ont soigné ont caractérisés de *goutte permanente, rhumatisme goutteux.* Dans le principe, et pendant dix ans, je n'étais affecté que momentanément, soit au lit, soit levé, et par l'effet de fraîcheurs que j'éprouvais. Mais, avec l'âge, le caractère de cette maladie est devenu tel, qu'avec les cas fâcheux désignés plus haut, je vois chaque jour aggraver ma position, au point que j'en suis à ne pouvoir faire que quelques pas, appuyé sur deux bâtons, et, par un redoublement de souffrances, je passe quelquefois deux ou trois mois sans pouvoir sortir du lit. Au pied gauche, j'ai un très faible mouvement d'articulation, et je n'en ai presque aucun au pied droit. Telle est ma position. Pensez-vous, Monsieur, que votre remède puisse me guérir ou seulement me soulager ?

» J'ai, pour n'en pas douter, la confiance que m'inspire l'exposé de votre Méthode, que j'ai lu, etc.

» FAVREUL père,
» Place du Moutier, cloître Notre-Dame, n. 24, à Nantes. » .

Ma réponse, comme on le pense bien, fut d'autant plus réservée que la maladie me paraissait très compliquée et même incurable ; cependant, pour ne pas désoler le malade, et avec l'espérance de le soustraire à ses douleurs, sinon de lui rendre le libre exercice de ses membres, je lui conseillai d'*essayer* de la Méthode curative externe, l'engageant toutefois à persévérer dans son emploi, s'il en obtenait un avantage notable ; car alors je pouvais lui prédire un succès plus complet. D'ailleurs c'est toujours ainsi que j'agis à l'égard des personnes qui réclament mes soins ; quelque peu grave que soit en apparence une affection pour laquelle je suis consulté, et malgré la confiance que me donnent les succès multipliés que j'ai obtenus, je ne promets rien d'avance, si ce n'est de n'occasionner jamais un trouble plus grand ou plus redoutable que celui qui existe. Mais si, sous l'empire de ma médication externe, il s'opère une modification favorable, alors j'entrevois le succès, je l'annonce avec discrétion, comme encouragement, et le malade et le médecin arrivent bientôt âu but sans crainte et sans regrets.

Le 30 mars, M. Favreul me fit connaître qu'il était dans l'impatience d'essayer mon remède; je lui en fis faire l'expédition le 2 avril; il le reçut probablement le 5 ou le 6, et le 15 du même mois il m'adressa la lettre suivante :

« Nantes, le 15 avril.

» Monsieur,

» J'ai reçu et en partie employé le remède que vous m'avez adressé, et j'ai à vous en faire l'éloge et des remercîmens. Depuis que je le mets en usage, je trouve dans ma position un mieux sensible; le gonflement du soir est réduit à peu de chose ; le mouvement et l'élasticité me reviennent aux articulations des deux pieds; les nerfs acquièrent une souplesse plus facile ; enfin je me trouve mieux sous tant de rapports, que hier je sortis, *ce qui ne m'était pas arrivé depuis onze mois*, et allai sur une promenade à soixante toises de ma demeure, appuyé d'une béquille à main seulement, et me tirai assez bien de cette course : j'étais cependant un peu fatigué à ma rentrée chez moi. Je suis résolu à persévérer, et si, comme je le crois, chaque envoi que vous me ferez faire a un résultat semblable et progressif pour ma guérison, j'espère être parfaitement bien à la fin de trois ou quatre nouvelles demandes (1).

» Je vous prie donc de m'envoyer, etc.

» FAVREUL, père. »

M. Deschaumes, à Saint-Germain-en-Laye, me fit demander mon avis sur un engorgement considérable, et fort douloureux, situé à l'articulation du pied avec la jambe. Cette affection existait depuis fort long-temps, et avait résisté à tous les moyens employés pour la détruire; il ne

___
(1) Une deuxième expédition a seulement eu lieu.

pouvait aucunement s'appuyer sur le membre affecté. D'après les indications qui me furent données, j'avais lieu de penser qu'il devait y avoir un commencement d'altération organique des surfaces articulaires. Cependant M. Deschaumes ne me consultait que pour la forme, et, bien inspiré, il était d'avance décidé à mettre en usage la Méthode curative externe. Je ne crus pas devoir l'en dissuader; il n'y avait aucun inconvénient à en faire l'essai. Je ne croyais pas à la guérison radicale du mal, mais j'en attendais une grande diminution des douleurs, et dans cet unique but je permis de l'employer. M. Deschaumes fut livré à lui-même; il pratiqua seul la vaporisation et les frictions, et je n'entendis parler de lui que pour apprendre sa guérison, qui fut presque complète en moins de quinze jours. Le 5 avril, il m'envoya un de ses amis qui m'assura que M. Deschaumes marchait fort librement, par précaution appuyé sur une canne et le pied chaussé d'une pantoufle. Mais comme il restait une sorte d'engourdissement et de raideur dans l'articulation, il désirait continuer de faire quelques applications de remèdes; sa visite n'avait d'autre but que de me prier de lui en faire parvenir.

J'ai su depuis que M. Deschaumes est complètement guéri. J'ai appris ce résultat définitif par des personnes qui l'ont connu malade, et qui, par suite des bons effets qu'elles lui ont vu obtenir de l'emploi de la Méthode curative externe, sont venues réclamer mes soins pour des accidens moins graves, mais analogues à ceux dont M. Deschaumes *s'était entièrement débarrassé sans le secours d'aucun médecin*, ainsi qu'il s'en glorifiait et se plaisait à le raconter. Il est vrai que je n'ai jamais vu ce monsieur, et que tout le mérite du traitement lui appartient; il n'y a que le garçon de laboratoire qui pourrait réclamer sa part du succès, pour la peine qu'il a prise à préparer les remèdes; pour moi, je n'ai à revendiquer que le droit de constater le fait.

Madame L..., mère de M. le secrétaire des commandemens de S. A. R. Madame Adélaïde, est atteinte depuis plusieurs années d'une affection rhumatismale nerveuse, ayant son siége dans la profondeur des articulations des épaules et des bras. Il existe un engourdissement douloureux habituel de ces membres, qui ne se dissipe un peu que lorsque la malade leur imprime un exercice forcé ; mais la pesanteur et l'engourdissement ne tardent pas à reparaître accompagnés de douleurs très vives, et qui, dans certains momens, arrachent des cris.

Madame L... ne se mettait au lit qu'avec une grande répugnance, car, dans la position horizontale, le corps appuyant même légèrement sur les épaules, les douleurs devenaient atroces et ne laissaient pas un instant de repos ; elles excitaient de tels gémissemens que les voisins en furent quelquefois éveillés. L'état de madame L... m'inspira la plus vive compassion ; elle montrait une résignation qui faisait naître la plus tendre pitié pour elle. Si quelques instans de sommeil lui permettaient de recouvrer des forces, elle s'estimait encore heureuse ; mais à peine sa paupière était-elle fermée pendant quelques minutes qu'une crise violente venait la rappeler à ses souffrances. Tous les remèdes imaginables internes et externes avaient été mis en usage sans succès ; les calmans, les antiphlogistiques, les révulsifs les plus énergiques, parmi eux le *moxa*, n'ont aucunement modifié l'état de la malade, qui enfin est venue réclamer mes soins. Mais, sur l'exposé des symptômes, je n'hésitai pas à déclarer que je croyais à une altération organique, contre laquelle il ne pouvait y avoir de moyens curatifs.

Madame L... m'était adressée par une de ses amies qui lui avait assuré que je la guérirais. Je n'avais point cette espérance ; cependant elle insista tant, que je me décidai à essayer quelques applications méthodiquement faites sur les régions affectées. J'opérai la vaporisation et les frictions tous les soirs pendant une demi-heure sur chaque épaule. Le premier jour, il n'y eut aucun effet appréciable ; le second jour, la malade n'osait croire à une amélioration qui existait déjà ; mais le troisième jour, la majeure partie des accidens disparurent, le sommeil fut parfait pendant toute la nuit qui suivit, et madame L... se leva animée de l'espoir d'être bientôt radicalement guérie. Ces avantages furent soutenus par deux applications successives. En tout j'en avais pratiqué cinq, lorsque madame L... me pria de suspendre mes visites, étant, disait-elle, à même de se faire continuer les soins que son état exigeait ; mais ces soins lui manquèrent.

Au bout de quelques jours, quelques accidens s'étant montrés de nouveau, madame L... me pria de lui faire une nouvelle application ; ce fut la dernière : dès lors elle se contenta de l'allègement que j'avais apporté à ses souffrances, et, persuadée qu'elle ne pourrait jamais guérir radicalement, elle ne voulut pas s'astreindre à un traitement prolongé. Madame L... est venue me voir il y a quelques mois ; elle est dans un état satisfaisant, comparativement à celui où elle se trouvait lorsque je lui donnai des soins ; mais elle souffre encore, et d'une manière qui serait insupportable pour toute autre qu'elle, qui s'est en quelque sorte familiarisée avec la douleur.

L'observation que je viens de rapporter, bien qu'elle ne justifie pas d'un succès complet et durable, établit toute la puissance de la médication externe, même dans les cas au dessus des ressources de l'art. Sous son influence, les accidens les plus rebelles à tous les moyens thérapeutiques jusqu'alors employés, cédèrent presque subitement, et les résultats obtenus par les premières applications furent si extraordinaires et si inattendus, que la malade criait déjà au miracle, et montrait une volonté de persévérer dans le traitement qui malheureusement ne s'est pas soutenue, et à notre avis l'a privée des avantages multipliés sur lesquels elle avait droit de compter, et qu'on ne rencontre jamais en changeant sans cesse de remèdes.

En admettant, comme je l'ai fait (*voyez* page 43), qu'il

peut se présenter *un cas sur dix* contre lequel ma Méthode curative est tout-à-fait impuissante, et sur le même nombre trois autres cas contre lesquels elle n'a qu'un effet salutaire borné, il reste toujours établi, par l'expérience souvent renouvelée, que les malades les plus gravement atteints, ont neuf chances contre une, que leur état sera notablement amélioré, et six chances contre quatre qu'ils obtiendront une guérison complète. Certainement on a droit de me dire que ma Méthode curative n'est pas infaillible ; aussi ne l'ai-je pas présentée comme telle, mais comme d'une efficacité bien au dessus de tous les moyens thérapeutiques connus, et donnant des résultats inouïs, comparés à ceux déterminés par les traitemens ordinaires. En existe-t-il une autre dont l'action bienfaisante puisse être mise en parallèle ? Eh bien ! n'est-ce pas une heureuse thérapeutique que celle qui donne constamment de pareils résultats ?

Qui ne sait avec quelle facilité on dénature la sensibilité des tissus vivans de manière à en changer l'impressionnabilité et à les rendre, pour ainsi dire, invulnérables par l'action de certains agens ordinairement destructeurs. L'opium n'empoisonne ni ne porte au sommeil les Orientaux qui le prennent avec délices, comme les Européens le café et le thé : voilà un exemple entre mille pour les sensations internes. Mais ces jongleurs, qui se sont habitués à supporter la température d'un four fortement chauffé, et à tremper leurs membres dans de l'huile bouillante ou du plomb fondu, ne sont-ils pas parvenus à modifier profondément la sensibilité de la peau, puisque, en examinant ce tissu, on n'y remarque aucune particularité d'organisation ?

Les enfans du riche et ceux du pauvre sont identiquement organisés en venant au monde. Au bout de huit jours ils ne sont plus impressionnables de la même manière.

L'enfant du pauvre, que l'on n'a pas pris soin de garantir contre les variations de la température, a bien vite acquis une remarquable force de résistance à leur influence ; l'en-

fant du riche, au contraire, que l'on a immédiatement soustrait aux vicissitudes atmosphériques, ne peut déjà plus y être
exposé, même accidentellement, sans danger. Cependant
les deux enfans sont restés identiquement organisés, mais
sont devenus différemment impressionnables par l'action d'un
même agent physique dans des conditions opposées, l'air,
privé ou chargé de calorique. Enfin s'il existe des maladies
qui se manifestent par la perversion des sens et des goûts dé-
pravés, n'est-ce pas la preuve que la sensibilité organique peut
être modifiée profondément par des causes physiques? Cette
vérité reconnue, il suffit donc, pour combattre avec avantage les affections résultant d'un trouble nerveux, de trouver
des agens modificateurs de la sensibilité en rapport avec l'effet
qu'il est nécessaire de produire; et dans ce cas est-on autorisé
à dire que les *névroses* et les affections locales analogues sont
au dessus des ressources de l'art, c'est à dire de l'observation et de l'expérimentation? Cette contradiction m'a frappé
et m'a encouragé dans la recherche, sinon des causes qu'il
importe fort péu de reconnaître, mais des effets d'une médication curative, rationnellement dirigée contre ces maladies;
l'expérience a fait le reste.

A l'appui des préceptes qui viennent d'être énoncés, je vais
immédiatement rapporter quelques observations de cas graves dans lesquels la Méthode curative a été suivie des plus
heureux succès, dus surtout à la persévérance et à la régularité qui ont été mises dans son emploi. Ces résultats, d'une
haute importance, n'auraient pu être acquis si l'on avait
compté sur des effets aussi prompts que ceux que l'on peut
obtenir dans des affections pour ainsi dire superficielles, et
qui ne nécessitent pas une profonde modification de la sensibilité particulière aux tissus organiques.

IMPUISSANCE MUSCULAIRE SIMULANT LA PARALYSIE.

N. B. La rédaction de cette observation appartient toute

entière au malade qui en est le sujet ; elle résulte d'extraits
tirés textuellement de sa correspondance.

« Nancy, le 16 juin 1836.

» Monsieur,

» Je viens de faire venir de Paris votre brochure pour y voir la
manière de traiter les rhumatismes, ayant une jambe réduite depuis plusieurs années presque à un état de paralysie. J'ai montré
votre *Méthode curative externe* à mon médecin, qui m'a fort conseillé d'en faire l'essai ; mais comme mon rhumatisme, si même
c'en est un, est d'un genre fort singulier, je désire vous consulter
sur mon état, et savoir si vous croyez que votre remède puisse me
convenir.

» Je suis petit, maigre, d'une constitution faible, âgé de cinquante ans ; mes parens ont presque tous été atteints de maladies
nerveuses très fortes, surtout du côté de ma mère, qui était An-
glaise ; moi-même j'ai les nerfs fort irritables, et leur grande susceptibilité s'oppose perpétuellement aux remèdes que mon état de
santé exigerait : par exemple, je ne puis souffrir la grande chaleur,
surtout celle du feu, quoique je sois très frileux en hiver ; je ne
peux rester dans un lit chauffé ou un peu trop couvert ; les crampes, les tressaillemens me font sauter par dessus les toits ; les
bains chauds, les douches me réussissent très mal ; aussi, en un
mot, il me faudrait une température douce et égale. Ma jeunesse a
été délicate, du reste assez tranquille ; j'ai toujours mené une vie
trop sédentaire ; m'étant adonné aux arts, en étudiant le paysage
d'après nature, je me suis souvent assis dans des endroits humides.

» A l'âge de quarante ans environ, j'ai commencé à perdre mes
forces dans les jambes sans éprouver aucune douleur et sans avoir
eu d'accident : quand j'avais marché environ une heure, mes genoux fléchissaient sous moi, je serais tombé si je ne m'étais assis,
et cinq minutes de repos suffisaient pour me remettre. Quinze jours
plus tard, je ne pouvais plus marcher qu'une demi-heure, puis un
quart d'heure, puis dix-minutes, et tout cela sans autre douleur
que des maux de nerfs, c'est à dire un malaise, des inquiétudes
dans les membres, des crampes, etc. Je ne pouvais appeler cela
une maladie ; mais pourtant arrivé là, il a fallu me soigner ; je
chancelais sur mes jambes comme un homme ivre, et serais tombé
souvent sans le secours d'un bâton. Ma première idée a donc été
de croire mon mal un rhumatisme, et de le traiter en conséquence.
Je suis allé aux eaux de bains près Plombières. Mes nerfs m'empêchaient de prendre des bains trop chauds, mais j'ai pris des douches assez chaudes ; à la quatrième je me suis aperçu du mal
qu'elles me faisaient : « Tant mieux, m'a-t-on dit, c'est marque
qu'elles agissent, continuez. » J'en ai pris onze, et elles ont si bien
agi que je me suis trouvé tout disloqué ; tandis qu'auparavant je
ne boitais qu'après quelques minutes de marche, voilà que maintenant, au sortir de mon lit, je tombais à droite et à gauche, à

moins d'avoir toujours ma canne, et tout cela sans douleur que les nerfs bien attaqués ; des envies de rire, de pleurer sans motif, un malaise vague qui vous fait souffrir sans pouvoir dire où ni comment. Alors j'ai abandonné le rhumatisme pour soigner les nerfs ; j'ai cru que ma maladie n'était qu'un affaiblissement nerveux : de là les bains froids, les ventouses et plusieurs autres remèdes; les nerfs se sont alors rétablis, mais le mal de jambe a demeuré; je suis encore revenu au traitement des rhumatismes, j'ai été aux eaux de Plombières, de Bourbonne, je me suis frictionné avec plusieurs linimens, et voici ma position actuelle et le résultat de tous ces traitemens. La maladie a pris un caractère plus positif; elle est tombée principalement sur la jambe gauche, depuis la hanche jusqu'au bout du pied, et aussi sur le bras du même côté. C'est surtout quand il fait mauvais temps. J'éprouve une sorte d'engourdissement, je perds le sentiment du tact, je lâche ce que je tiens sans le sentir, je n'ai plus aucune force dans la jambe, les muscles n'ont plus d'action : le nerf sciatique, le pliant du genou, le col du pied, quand je veux marcher, tout me manque à la fois ; ce n'est plus la mauvaise jambe qui marche, c'est la bonne qui la traîne après elle, et non seulement elle ne marche pas, mais je ne saurais seulement lever le pied soit pour monter un escalier, ou mettre le quartier de mon soulier. C'est un état voisin de la paralysie.

» Cependant les eaux thermales ne me soulagent pas, les douches surtout irritent et augmentent le mal. Bourbonne m'avait rendu si lourd que je n'y pouvais plus bouger; du reste tous les liminens toniques augmentent l'irritation de mon mal, qui se joint à un échauffement prodigieux. L'usage du lait froid a un peu remédié à ce dernier inconvénient; aussi vais-je mieux cette année, et c'est ce qui m'encourage à aider la nature. J'avais envie d'aller aux bains de mer, mais j'en suis éloigné et les voyages me fatiguent beaucoup ; j'aimerais beaucoup mieux que votre remède pût me convenir : j'attends votre décision là-dessus.

» Pardon, Monsieur, si j'abuse de vos momens, la faute en est à la confiance que votre ouvrage m'inspire ; c'est le motif qui me fait espérer de vous une réponse la plus prompte possible.

» Votre dévoué serviteur,

» ARTHUR DE VILLERSVAUDEY,
» Rue du Loup, 25, à Nancy, département de la Meurthe. »

Bien que l'affection de M. Villersvaudey me parût d'une nature assez rebelle, je conseillai d'essayer l'emploi de ma Méthode curative, en recommandant d'agir particulièrement sur le centre nerveux vertébral, la moelle épinière, d'où émanent les nerfs du mouvement. Les effets de cette médication pouvaient faire reconnaître si les accidens résultaient d'une lésion organique de la moelle épinière, d'une paralysie réelle, ou simplement d'une impuissance musculaire ayant pour cause une suspension de l'action nerveuse (1). M. de Villersvaudey, après avoir consulté son médecin, M. Béchet père, consentit à suivre mes avis. Voici la lettre qu'il m'écrivit après avoir terminé l'essai que je l'avais engagé à faire :

« Monsieur,

» J'ai fini, il y a quelques jours, le traitement que vous m'aviez ordonné, et j'ai fini faute de médicamens; je n'ai eu de l'eau réactive que pour neuf jours. Ce traitement a été suivi avec la plus grande exactitude, mais jusqu'à présent je n'en éprouve pas un grand soulagement. Il est vrai que je suis tombé dans le moment des plus fortes chaleurs, le thermomètre étant de 25 à 26 degrés, et j'étais dans un état de transpiration perpétuel. Il paraît d'abord que le remède y porte naturellement, car je sentais toutes mes sensations se porter à la peau : si je n'étais pas assez vêtu, j'avais froid; lorsque j'avais mes vêtemens de flanelle, j'étais en eau, mais j'aimais mieux cela. Cependant je crois la hanche gauche un peu dégagée; je fais quelques pas avec plus de sûreté qu'auparavant; j'ai encore du baume névropathique, je continue à m'en frictionner les membres, et je m'en trouve assez bien : je crois aussi que l'usage de la *flanelle préparée* doit être fort utile, et je pense m'en faire venir des vêtemens confectionnés.

» Maintenant mon médecin pense que mon traitement a trop peu duré pour avoir pu agir sur un mal aussi ancien que le mien ; qu'il faut que je le recommence en le faisant durer au moins trois semaines, et que je ferais bien pour cela d'attendre la fin de l'été. Il me charge aussi de vous demander si je ne pourrais pas me contenter de pratiquer la vaporisation seulement depuis la région sacro-lombaire, en la continuant sur le nerf sciatique de la cuisse gauche, qui est la partie la plus attaquée, tandis que l'épine du dos, surtout à sa partie supérieure, ne paraît nullement malade.

» Pensez-vous aussi, Monsieur, qu'il faille recommencer le traitement, comme le dit mon médecin, pendant au moins le double de temps que je l'ai déjà fait, c'est à dire trois semaines? L'effet du remède est-il de faire transpirer, ou était-ce l'effet de la température? Comment faut-il alors se conduire? Enfin, si l'on doit retirer

---

(1) La paralysie résulte de l'abolition complète de l'action nerveuse ; l'impuissance musculaire peut n'avoir pour cause qu'un trouble de l'innervation. La paralysie est incurable; l'impuissance musculaire est avantageusement combattue par la Méthode curative qui m'est particulière.

un bénéfice du remède, est-il prompt, ou ne vient-il qu'à la longue (1)?

» ARTHUR DE VILLERSVAUDEY. »

Quoique le résultat de ce premier essai ne puisse être considéré comme satisfaisant, on voit, par la lecture de cette lettre, que la modification nécessaire pour apprécier la nature du mal a été obtenue, et que M. le docteur Béchet père, dont le mérite justifie la réputation dont il jouit à Nancy, s'est déjà prononcé avant d'avoir mon opinion sur la nécessité de persévérer dans le traitement. Ce médecin aperçoit même si bien l'influence directe de la médication, qu'il indique le trajet sur lequel il faudrait opérer pour obtenir des effets plus prononcés. Je ne pouvais que partager l'avis de mon confrère, et je pressai le malade de reprendre immédiatement le traitement, sans attendre la fin des chaleurs qui, bien qu'incommodes pour le patient et l'opérateur, ne pouvaient être nuisibles au premier. J'ai déjà émis ce précepte, qu'aussitôt qu'une modification favorable a été acquise, il ne faut pas interrompre un seul jour le traitement. Mon conseil fut adopté et suivi ponctuellement, au grand avantage du malade, comme on va le voir par la teneur des lettres suivantes :

« Monsieur,

» J'ai reçu la caisse que vous m'avez fait adresser par votre pharmacien; mais elle n'était pas tout-à-fait conforme à ma demande. Au lieu de quatre bouteilles d'eau réactive, il n'y en avait que trois; cependant j'en suis déjà aux deux tiers, et j'ai le chagrin de prévoir qu'elles ne me suffiront pas, quoique j'en éprouve déjà du soulagement. Je ne perds donc pas une minute pour vous demander deux bouteilles d'eau réactive et du baume névropathique; mais l'important serait pour moi de recevoir cet envoi aussi promptement que possible, pour ne mettre presque point d'intervalle entre ces nouveaux remèdes et ceux que je fais main-

(1) La réponse à cette question se trouve dans le résultat obtenu, consigné dans les lettres suivantes.

tenant, de manière à ce que le bénéfice des uns ne soit pas perdu pour les autres. J'ai été obligé de faire une double opération, d'abord sur le dos, comme le porte votre consultation, puis sur la hanche et la cuisse : la hanche se dégage déjà sensiblement.....

» ARTHUR DE VILLERSVAUDEY. »

« Monsieur,

» J'ai fini mon traitement depuis quelques jours, et je m'empresse de vous en rendre compte. J'en éprouve un grand soulagement, sans être radicalement guéri, mais au moins j'entrevois le but où j'espère arriver. J'avais commencé par n'appliquer le remède que sur la colonne dorsale, et j'en obtenais peu de succès ; alors, sur les instances de mon docteur (M. Béchet père), j'ai médicamenté les membres eux-mêmes, c'est à dire la cuisse, en suivant le nerf sciatique, et, au bout de quelques jours, j'ai commencé à lever le pied et le genou ; ensuite le bien s'est accru, mais pas jusqu'à marcher librement. Quelquefois, après l'opération médicamenteuse ou après le repos de la nuit, je fais quelques pas sans canne, sans aucun appui ; je ressemble alors à un postillon qui vient d'ôter ses bottes fortes ; je me trouve léger comme un sauteur. Finalement, je m'empresse de le reconnaître, aucun remède ne m'a encore soulagé comme le vôtre ; je suis plus dégagé, j'ai plus d'aisance dans mes mouvemens, mais je ne marche pas encore avec sûreté, et ne peux soutenir la moindre fatigue. Comme je viens seulement de finir mon traitement, et que j'en suis un peu fatigué, il est possible que mes forces augmentent après un peu de repos, il me semble même m'en apercevoir ; je vous en rendrai compte plus tard, car j'aurai vraisemblablement encore recours à vous avant l'hiver : c'est l'avis de mon docteur. Voilà, Monsieur, ce que je puis vous dire sur ma position actuelle ; je crois avoir rempli exactement toutes les exigences du traitement.

» Ainsi, Monsieur, je suis fort satisfait de votre traitement, vu surtout l'ancienneté et la gravité de mon mal, qui ne me laissait presque aucun espoir de guérison, et je croirais manquer à la reconnaissance si je négligeais de vous en témoigner ma satisfaction. Agréez-en donc l'assurance ainsi que celle de ma parfaite considération.

» ARTHUR DE VILLERSVAUDEY. »

Dans une lettre que j'ai reçue plus récemment de M. de Villersvaudey, on remarque les passages suivans :

« Maintenant je m'aperçois plus du bien que m'a fait le remède que dans le moment où on me l'administrait.....

» Voici bientôt les vendanges, qui m'occuperont ainsi que mon opérateur ; mais, vers la fin d'octobre, je compte me régaler en-

core d'une quinzaine de jours de traitement. En attendant, je continuerai quelques frictions avec le baume névropathique. Je trouve
que ces frictions balsamiques entretiennent dans les parties malades
une chaleur fort salutaire, et augmentent les forces petit à petit.

» La température de l'atmosphère influe tellement sur moi, que
d'un jour à l'autre je ne me reconnais plus. Alors je continue
l'emploi du baume, et comme j'en obtiens un bon effet, j'espère,
en persévérant, en venir à un résultat encore plus décidé. (C'est
ce qui est arrivé.)

» ARTHUR DE VILLERSVAUDEY.

» Nancy, le 6 septembre 1836. »

OBSERVATIONS DIVERSES.

Je vais actuellement rapporter succinctement un certain
nombre de cures intéressantes opérées dans diverses affections, et contre les accidens desquelles la Méthode curative
externe a été avantageusement mise en usage. Bien que ces
cas ne soient pas sans importance, ils ne nécessitent pas
tous la même exposition de détails ni de principes théoriques. D'ailleurs, je me suis imposé des bornes dans ce travail, qui ne doit être qu'un tableau synoptique des principaux succès que j'ai obtenus.

Les affections rhumatismales nerveuses et goutteuses sont
des maladies extrêmement fréquentes ; j'ai eu l'occasion de
les traiter avec succès sur un grand nombre de sujets ; mais
je n'ai pu introduire, dans cette série d'*observations choisies
comme pièces justificatives*, des avantages de ma Méthode
curative externe, que des cas de guérisons extraordinaires,
ou opérées dans des circonstances qui donnent à mes rapports un caractère particulièrement démonstratif et authentique. C'est pourquoi je me suis borné à quelques exemples
spéciaux.

AFFECTIONS NERVEUSES ET RHUMATISMALES.

SCIATIQUE. — RHUMATISME NERVEUX DES MEMBRES INFÉRIEURS. — GOUTTE SCIATIQUE. — NÉVRALGIE FÉMORO-POPLITÉE.

Toutes ces expressions différentes servent à dénommer une même affection caractérisée par une douleur plus ou moins vive s'étendant de la partie postérieure et inférieure de la hanche, s'irradiant le long de la partie externe de la cuisse, et se prolongeant souvent le long de la jambe jusqu'au dos et à la plante du pied

Les accidens éprouvés par les personnes atteintes de cette affection varient beaucoup : quelques unes ne souffrent que lorsqu'elles se tiennent debout ou se livrent à la marche ; couchées ou même assises, elles ne ressentent aucune douleur. D'autres souffrent beaucoup plus au lit que lorsqu'elles prennent de l'exercice ; mais cela est rare. On a signalé un grand nombre de causes auxquelles il faudrait attribuer la manifestation de la sciatique et toutes les affections de même nature, dites nerveuses, rhumatismales, goutteuses, etc.; mais il n'en est aucune de spécifique. Je m'abstiendrai de les énumérer, parce que je ne crois pas à leur réalité, et que, si l'expérience ne me trompe pas, je ne vois dans ces maladies qui se manifestent sur des sujets dans des conditions tout-à-fait opposées, chez les jeunes comme chez ceux avancés en âge, aussi bien sur des individus jouissant de toutes les commodités de la vie, que sur ceux exposés à la fatigue et aux intempéries des saisons, ou exerçant des professions pénibles et malsaines ; je ne vois, dis-je, primitivement, qu'un trouble de la circulation des fluides nerveux et lymphatiques dans les organes affectés, et consécutivement des altérations plus profondes résultant, 1° d'une disposition organique particulière ; 2° de l'obstacle permanent apporté à la répartition de l'action nerveuse, d'où l'exaltation ou la perversion de la sensibilité. Je m'arrête, je ne veux pas développer ici cette donnée anatomico-physiologique ; je me bornerai seulement à rappeler ce que j'ai bien fait remarquer dans l'exposé de ma Méthode, que toutes mes opinions théoriques ne tendent qu'à l'explication d'une pratique heureuse, et ne sont point du tout établies pour justifier cette dernière, qui n'a pas besoin de justification, puisqu'elle guérit ou soulage dans le plus grand nombre de cas où les traitemens les plus rationnels avaient échoué.

Voici quelques faits bien remarquables :

« Paris, 21 janvier 1836.

» Mon cher docteur,

» Le rhumatisme se fixe dans ma famille ; mon beau-frère en est pris d'une manière atroce. On l'a déchiré avec des ventouses ; on lui a fait tout ce que la médecine fait d'ordinaire en pareille circonstance. Il s'impatiente de ne pas guérir. Il a entendu raconter par ma sœur que vous aviez je ne sais quel moyen de faire passer promptement le genre de douleur dont il souffre. Il me fait prier de vous demander d'aller le voir demain matin vendredi, de neuf à dix heures, si vous le pouvez. Sauf le respect que je vous dois, je ne fais ici que m'acquitter de ma commission ; je ne crois pas encore au spécifique contre le rhumatisme, comme je crois au *Diachirismos*. Je me flatte d'être assez fort en médecine pour soutenir qu'on peut enlever, ou du moins soulager une douleur locale ; mais détruire une affection dont la cause est intérieure et le principe inconnu, *je vous en défie* ; c'est fier : convertissez-moi si vous pouvez.

» En attendant, je vous salue affectueusement.

» *Signé* : AL. GRÜN. »

M. Al. Grün est actuellement rédacteur en chef du journal officiel le *Moniteur universel*.

» *P. S.* Mon beau-frère, M. Goguel, demeure rue Hillerin-Bertin, n° 10, faubourg Saint-Germain, à l'Ecole des Ponts-et-Chaussées. »

Je me disposais à me rendre à cette invitation, lorsque je fus averti de ne pas encore me déranger ; M. le docteur Guyétant, membre de l'Académie royale de médecine, qui depuis long-temps donnait au malade des soins aussi assidus qu'éclairés, et l'avait soumis à un traitement énergique, venait de prescrire une médication complémentaire assez active : on voulait en apprécier l'effet avant de mettre ma Méthode en usage; mais les résultats ne répondirent pas à l'espérance que l'on avait conçue; il fut définitivement arrêté qu'*on essaierait* mon procédé curatif, et à dix jours de date de la lettre ci-dessus je reçus le billet suivant :

« Paris, le 31 janvier 1836.

» Monsieur,

» Ce maudit rhumatisme ne s'en va pas; je suis cependant bien pressé de me guérir, puisque je dois me mettre en route le 6 ou le 7 février.

» Si vous pensez que l'application de votre remède puisse m'amener promptement à cet heureux résultat, je vous serai bien reconnaissant de venir le plus tôt qu'il vous sera possible.

» Recevez, Monsieur, etc.

» H. Goguel,
» Rue Hillerin-Bertin, n. 10. »

Je ne perdis pas un instant pour me rendre auprès de M. Goguel; je tenais à honneur de le guérir, son affection étant reconnue rebelle, et ayant résisté à un traitement qui avait été habilement dirigé par un de nos bons praticiens. Je me hâtai d'autant plus, que je craignais de nouvelles hésitations qui m'auraient blessé, et sans doute fait perdre l'occasion d'opérer une cure importante, en présence d'un confrère bien compétent pour juger du mérite de mon procédé curatif et témoigner de son efficacité.

Je me transportai le même jour, 31 janvier, à sept heures du soir, chez M. Goguel, muni de tout ce qui pouvait m'être nécessaire pour procéder immédiatement à l'application des remèdes. Ce monsieur était levé; il ne put se déplacer de son siége qu'à grand'peine, et en traînant en quelque sorte la cuisse et la jambe droite jusqu'à son lit, où il ne s'étendit pas sans difficulté. Je procédai à l'opération que je prolongeai pendant plus d'une heure ; mais à peine avais-je terminé les dernières frictions, que j'eus la satisfaction de pouvoir permettre au malade d'apprécier le résultat déjà acquis, en se levant seul et en essayant de marcher, ce qu'il fit très librement ; et se promenant à grands pas dans les appartemens contigus à sa chambre où sa famille était rassemblée, il ne cessait de s'écrier : « *Voyez donc comme je marche !... C'est incroyable !...* »

J'engageai M. Goguel à ne pas chanter victoire complète ; je lui dis que je présumais qu'une ou deux autres applications pourraient encore être nécessaires, et je l'invitai à me faire connaître le lendemain matin, de bonne heure, l'état où il se trouverait, en me prévenant s'il lui convenait de se soumettre sans délai à une nouvelle application que, quoi qu'il advînt, je regardais comme utile et même indispensable.

Le lendemain matin je reçus ce petit mot :

« Paris, le 1ᵉʳ février 1836.

» Monsieur,

» ..... Mon mieux-être est patent ; mais j'aurai besoin d'une seconde opération pour compléter ma guérison. Venez donc, je vous prie, ce soir, si vous le pouvez, je vous en serai bien reconnaissant ; et si demain je me réveille avec autant de satisfaction qu'aujourd'hui, je n'aurai jamais assez d'éloquence pour faire apprécier à toutes mes connaissances votre merveilleuse découverte.

» Veuillez agréer, etc.

» H. GOGUEL. »

Je ne manquai pas au rendez-vous, et le soir, quand j'arrivai, je trouvai M. Goguel faisant la partie ; il se leva facilement, vint au devant de moi, et me dit en sautant comme pour battre un entrechat : « *Voilà, Docteur !* »

Madame Goguel me fit observer que son mari semblait n'avoir pas besoin d'une nouvelle application : cependant je tenais à en pratiquer au moins une pour consolider le succès obtenu. Elle ne fut pas aussi prolongée que la première ; mais je conseillai à **M.** Goguel de porter pendant quelques jours, immédiatement sur la peau, une cuisse en flanelle préparée ; il me le promit et n'en fit rien. Le quatrième jour, il me renvoya ce vêtement avec le billet suivant :

« Paris, 5 février 1836.

» Monsieur et cher docteur,

» Voici la jambe de flanelle que vous aviez eu la bonté de me faire préparer, et dont je suis bien sûr de ne point avoir besoin. Je marche parfaitement, et *je me mets en route ce soir;* j'aurais voulu avoir un moment pour vous exprimer de nouveau ma reconnaissance et m'acquitter de ma grosse dette, si toutefois cela est possible; mais dès mon retour, etc.

» H. Goguel. »

Voilà mon malade, ou plutôt mon guéri, en route pour Besançon. Il fit ce long trajet sans éprouver le moindre ressentiment des accidens douloureux auxquels il était en proie si récemment encore. En descendant de voiture, M. Goguel, qui est fort actif, put se rendre à pied partout où ses affaires l'appelaient. De retour à Paris, au bout de six semaines, il vint me témoigner sa gratitude : depuis lors, plus de sept ans se sont écoulés, je l'ai revu souvent, il n'a pas eu la plus petite atteinte d'un mal auquel il est naturellement prédisposé, et qu'il s'était vu déjà dans la nécessité de combattre même par l'application de plusieurs moxas qui lui avaient pour ainsi dire dévoré les chairs.

Le 6 août 1836 je reçus de M. Lehec, avocat et maire à Épinal (Vosges), la lettre suivante :

« Monsieur,

» Mon épouse est depuis trois ans affectée de douleurs parfois fort aiguës, que les uns considèrent comme une *sciatique*, et les

autres comme ce mal compliqué d'une inflammation de l'articulation du fémur, je crois, avec les os du bassin.

» Ce qu'il y a de certain, c'est que les souffrances les plus
cruelles résultent de l'état actuel de la malade. Le temps seul et
le repos peuvent, disent nos médecins, amener la guérison. Cependant je n'ai pu voir, sans éprouver le désir d'en parcourir le texte,
l'annonce d'une brochure dont vous êtes l'auteur ; veuillez donc
me l'adresser, etc.

» Signé LEHEC. »

J'envoyai l'ouvrage demandé ; peu de temps après je reçus la consultation suivante, rédigée par la malade elle-
même, avec une précision tellement remarquable, qu'elle me
met à même de consigner ici une observation intéressante
qui ne peut manquer de fixer l'attention des praticiens, car
on en trouve peu d'aussi exactes et complètes sur le sujet :

CONSULTATION DE MADAME LEHEC.

« Depuis le mois de juin 1833, je suis atteinte d'une douleur
dans la cuisse gauche, qui m'a pris en me levant, sans que je puisse
savoir d'où elle peut provenir, n'ayant été exposée ni au froid, ni
à l'humidité. Avant cette époque, je jouissais d'une très bonne
santé, étant d'un très fort tempérament; j'avais seulement éprouvé
pendant assez long-tems des maux d'estomac qui m'occasionnaient
des bâillemens très fréquens et des lassitudes dans tous les membres; je les attribuais à une cause morale. J'avais aussi ressenti
une douleur à cette même cuisse dans ma dernière grossesse;
mais voilà de cela près de treize ans, et je ne pense pas qu'elle
puisse être le principe de celle dont je souffre aujourd'hui. Les
premiers jours où je la ressentis, je crus que c'était un nerf forcé,
dérangé, et que cela se passerait; je ne pouvais ni me chausser,
ni ployer la jambe pour faire aucun mouvement. D'après l'avis de
mon médecin, je fis quelques frictions d'huile opiacée qui me firent
peu d'effet.

» Les douleurs étaient surtout plus fortes lorsque je me levais
et que je posais le pied par terre; elles partaient du haut de la
cuisse et s'étendaient jusqu'au talon. Au bout de trois semaines,
pendant lesquelles j'avais souffert beaucoup en marchant, les douleurs devinrent tellement fortes, toujours à mon lever, que je ne
pus plus quitter le lit sans perdre connaissance. Le médecin appelé
alors, me déclara que c'était une sciatique, et me fit appliquer des
sangsues qui me firent beaucoup de mal; je fus à peu près deux
mois sans pouvoir me lever, ne pouvant rester ni debout ni assise.
Au bout de ce temps, on me décida à aller prendre les eaux thermales, desquelles j'éprouvai un grand soulagement, mais il ne fut

que momentané. Je ne pouvais faire la moindre course sans que ma jambe ne devînt lourde et embarrassée, ni prolonger aucune promenade sans souffrir beaucoup. Depuis que je suis atteinte de cette maladie, je ne puis faire deux jours de suite le même exercice, la fatigue réitérée m'ayant toujours fait revenir les douleurs.

» L'année suivante, on m'engagea à recommencer l'usage des eaux thermales et à prendre des bains de vapeur presque tout le temps que dura la saison; je ne me trouvai pas bien des eaux comme la première fois; les bains de vapeur, surtout, me donnaient des nausées et me faisaient porter le sang à la tête avec beaucoup de force. Je fais observer ici que j'y suis assez sujette, étant d'un tempérament sanguin. De retour chez moi, je souffris toujours, et, au bout de six semaines environ, je fus reprise de douleurs plus violentes encore que la première fois, et cela presque subitement. Cependant huit jours avant cette rechute, j'avais ressenti quelque atteinte; j'avais fait la veille une course assez longue, qui détermina et aggrava, je crois, beaucoup le mal. Je souffris toute la nuit, et voulus cependant me lever le lendemain comme à l'ordinaire; mais en descendant du lit je me trouvai mal, et ce ne fut pas sans difficultés qu'on put me reposer dessus; les mouvemens qu'il fallut faire pour cela furent si douloureux, que je restai près de deux heures en faiblesse, et pour peu que je remuasse la jambe, les reins et même la tête, je retombais dans cet état. Je fus pendant trois jours souffrant sans relâche, et tellement que, quoique je sois très forte, je ne crois pas que j'aurais pu supporter plus long-temps cette position. Le quatrième jour, je fus soulagée par l'apparition de mes règles; il arrive très souvent qu'à cette approche je souffre davantage, et qu'aussitôt qu'elles paraissent j'éprouve du soulagement.

» Comme je ne pouvais pas bouger, ni supporter de frictions, on m'appliqua un énorme emplâtre d'opium qui ne me fit rien; on recommença les frictions quand on le put; celles dont j'éprouve quelque soulagement sont composées d'ammoniaque et d'huile. Voyant que tous les remèdes extérieurs étaient presque insignifians, on me donna pendant long-temps des pilules d'essence de térébenthine; je crus d'abord qu'elles me guériraient; elles me faisaient éprouver un sentiment de chaleur à l'intérieur, précisément à l'endroit malade, cela me faisait bien; mais, à la longue, les pilules ne produisirent plus rien. On me posa alors un vésicatoire à la cuisse; il me fit souffrir horriblement et m'irrita beaucoup les nerfs; on le saupoudrait de morphine; ce remède me faisant éprouver tous les symptômes de l'empoisonnement, on fut obligé de le cesser.

» Pendant le temps où je souffris le plus, j'eus de fréquentes nausées et des attaques de nerfs, ce que je n'avais jamais éprouvé. Une des sensations les plus ordinaires était un battement très fort dans la cuisse; puis il me semblait souvent sentir intérieurement ce qu'on éprouve lorsqu'il se forme un mal à un doigt, par exemple; quelquefois je croyais que c'était une plaie au vif. En général, lorsque je souffre par suite d'une marche, je crois qu'il y a gonflement intérieur. J'ai plusieurs fois fait usage de ventouses avec succès; divers médecins étaient d'avis que le moxa devait extirper le mal ; j'ai reculé devant ce moyen, parce qu'il m'a été proposé après la suppression du vésicatoire dans lequel on paraissait avoir la même confiance ; n'en ayant obtenu que de grandes souffrances, j'ai craint que le moxa ne m'amenât pas à un résultat plus avantageux.

» M. Biett, consulté deux fois, conseilla, la première, après plusieurs vésicatoires, l'emploi du stramonium en pilules ; mes médecins ne furent point d'avis de m'administrer ce remède. La seconde fois il prescrivit l'usage de bains de vapeur partiels et de douches en arrosoir ; puis des bains d'eaux thermales, comptant sur un résultat tout-à-fait heureux à la suite ; mais je n'obtins pas ce résultat, et comme il avait néanmoins prévu ce cas, il avait prescrit en outre l'acupuncture, le marteau de Mayor, et en était revenu à l'emploi du stramonium, dans le cas où ces remèdes seraient sans effet. Mes médecins ont toujours refusé de le mettre en usage, le trouvant trop violent.

» Le temps sec et chaud me fait presque toujours mal, tandis qu'une pluie douce d'orage m'apporte toujours un mieux ; je souffre généralement plus l'été que l'hiver. Cependant le signe précurseur de mon mal est toujours un froid glacial dans la jambe, souvent suivi d'une chaleur brûlante ; l'impression de l'air me fait mal, mais, si je n'y suis pas exposée, je ne souffre pas d'une température froide. Il y a des instans où la partie malade est très sensible au toucher ; d'autres où, quoique souffrant beaucoup, je ne sens rien extérieurement. Le travail assidu, écrire ou calculer longtemps, surtout le soir après avoir mangé, me donne quelquefois cette chaleur et ce battement dont j'ai parlé plus haut, et fait que je souffre davantage le lendemain. Si quelque chose m'agite ou m'occupe, le même malaise se fait sentir. Je trouve que le mal va toujours croissant ; dans le principe, je ne souffrais que depuis le haut de la cuisse jusqu'au talon, maintenant cela s'étend tout autour de la hanche, même sur le côté du ventre, fortement dans les reins, quelquefois dans le genou et dans le pied. Le mouvement dont je souffre le plus est de tourner la jambe en dedans ; dans les crises les plus fortes, je ne pouvais la supporter que posée en dehors et couchée sur mon mal ; c'était la position que je pouvais garder le plus long-temps. Depuis deux mois à peu près, je ne sais plus laquelle tenir au lit, j'y souffre horriblement et ne peux m'y tourner sans me mettre sur mon séant, ou me glisser doucement en appuyant la tête fortement. L'un et l'autre mouvemens me sont très pénibles et m'occasionnent toujours une douleur égale dans chaque rein. Le moment où je me lève est très douloureux.

» L'opinion de M. Biett était, lorsque je l'ai consulté, que c'était une simple névralgie ; mon médecin d'ici, ayant été à même d'étudier plus long-temps mon mal, croit qu'il y a complication et que les muscles sont malades aussi. Du reste, pendant le cours de cette maladie, je n'ai éprouvé aucun changement, ni pour mes règles, ni pour aucunes fonctions ; mon appétit, ordinairement bon, a continué à être le même tant que les douleurs n'étaient pas trop aiguës. J'ai perdu un peu de mon embonpoint dans mes longues souffrances, mais je l'ai regagné même au delà, ce que j'attribue au manque d'exercice; je suis forcée, ne pouvant marcher, de mener une vie sédentaire. Je travaille presque toujours et j'en souffre quelquefois, mais la distraction que le travail me produit m'est, je crois, nécessaire, étant naturellement d'un caractère assez triste, porté à la mélancolie : de longues peines souvent concentrées ont ajouté à cette mélancolie que l'occupation diminue toujours. Je souffre encore quelquefois de l'estomac, je crois avoir souvent besoin de manger, et, après l'avoir fait, le même besoin se fait sentir ; puis j'ai presque toujours froid, ce qui augmente mes crispations d'estomac. Malgré tout cela, j'ai l'extérieur d'une personne qui se porte bien : grasse, bon teint, quoique je passe toujours de mauvaises nuits, faisant des rêves affreux et souffrant dans presque toutes les positions. Mes habitudes sont très régulières, je me lève ordinairement de bonne heure et me couche tard. »

Il n'était pas facile, malgré les détails si clairs, si précis, contenus dans cette relation, de caractériser la nature de l'affection. Etait-ce une sciatique, une maladie de l'articulation coxo-fémorale, un rhumatisme musculaire? Je crois qu'il y avait un peu de tout cela.

Cependant la gravité des accidens réclamait impérieusement l'emploi d'une médication puissante, et j'eus lieu de m'étonner que le cas fût réputé incurable, puisqu'en désespoir de cause, selon les expressions de M. Lehec (*voir plus haut sa lettre*), on n'attendait plus la guérison que du repos et du temps. Mais, pour moi, les moyens qui constituent ma médication externe étaient parfaitement indiqués; je n'hésitai pas à en proposer l'usage, et la malade, dont je n'eus pas de nouvelles pendant plusieurs mois, les employa sinon avec la persévérance qui était nécessaire, du moins avec une intelligence qui lui fit obtenir une amélioration notable et constatée par la lettre suivante, qu'elle m'adressa plus de six mois après le traitement.

« Epinal, le 27 mai 1837.

» Monsieur,

» Depuis long-temps j'avais le désir de vous informer des résultats que j'ai obtenus de l'emploi de votre remède ; des occupations successives m'en ont empêchée, aujourd'hui j'en trouve l'occasion et je la saisis avec empressement. Dans les premiers momens je n'en avais pas obtenu la satisfaction désirable et espérée; mais à force de répéter l'opération, je supportais les boules tellement chaudes, que ma jambe s'en trouvait non seulement échauffée dans le moment, mais encore pour toute la journée, ce qui me faisait un grand bien, et depuis ce temps elle n'a plus été glacée comme avant. Enfin j'ai passé un hiver fort satisfaisant; je ne doute pas que je ne doive mon mieux-être à votre traitement; de tous ceux auxquels j'ai été soumise, c'est celui qui m'a apporté le plus de soulagement, je me fais un plaisir de vous en faire part. Je ne suis cependant pas entièrement guérie; je suis obligée de prendre toujours beaucoup de ménagemens : la moindre fatigue ramène les douleurs, mais elles sont de moins de durée ; une nuit suffit pour me remettre, tandis que, précédemment, il me fallait deux ou trois jours de repos absolu. La douleur des reins, qui était si insupportable au lit, est disparue entièrement.

» J'ai fait l'application du remède pendant cinq semaines environ sans discontinuer : *il y a de cela six mois* à peu près ; je l'ai cessé au bout de ce temps à cause de la mauvaise saison (1). Pendant cet intervalle je me suis fréquemment frictionnée avec le baume, qui me fait toujours beaucoup de bien. Maintenant je vais reprendre complètement le traitement, et j'espère que cette fois j'aurai un plein succès; je prolongerai l'emploi du remède encore plus que la première fois, afin d'y réussir.

» Veuillez agréer, etc.

» F. Lehec. »

Depuis lors je n'ai reçu des nouvelles de la malade que par une dame qui, à la fin de septembre 1837, vint de sa part à Paris faire une provision de remèdes, et qui m'apprit que madame Lehec se trouvait fort bien, mais qu'elle pratiquait de temps en temps quelques frictions pour entretenir les avantages obtenus. L'année dernière (1842), j'ai eu le plaisir de recevoir la visite de madame Lehec elle-même, qui a bien voulu venir me témoigner sa satisfaction. Cette dame se porte actuellement très bien, et s'est fixée à Paris,

(1) C'est un préjugé que généralement je n'ai pu vaincre, cette croyance dans laquelle sont tous les malades, que les applications doivent être suspendues pendant la mauvaise saison. La seule mauvaise saison est celle où l'on souffre ; cependant beaucoup de personnes se résignent à supporter leurs maux en attendant ce qu'elles appellent l'époque la plus favorable au traitement, et elles se mettent par leur faute dans des conditions plus *défavorables* au succès, en laissant aggraver les accidens qui, par leur permanence, altèrent la sensibilité des tissus. (*Voir l'appréciation de l'efficacité de la Méthode, pages* 27 *et suiv.*)

où elle habite maintenant avec son mari, avocat, rue de Richelieu, n. 105 bis.

———

Je crois devoir citer encore ici un fait très remarquable de la rapide et salutaire influence de la médication externe. C'est en présence d'un habile praticien, neveu du célèbre Portal, le docteur Cornac, médecin des Invalides et membre de l'Académie royale de médecine, que cette observation a été recueillie.

M. Deliège était atteint d'un rhumatisme nerveux aigu qui occupait tout le membre inférieur droit, depuis la hanche jusqu'aux extrémités des orteils. Les douleurs étaient si vives, que le malade se trouvait dans l'impossibilité absolue de faire le moindre mouvement, et, depuis plus de quinze jours, il était fixé dans son lit sans pouvoir changer de position. M. Deliège avait épuisé toutes les ressources de la médecine propres à combattre la douleur. M. Cornac lui donnait des soins de tous les instans ; il n'était pas seulement son médecin, mais son ami et son beau-frère. Cependant il ne put parvenir, par aucun remède, à calmer des souffrances qui étaient d'autant plus intolérables, que le simple attouchement causait de véritables angoisses au malade, et que le plus petit froissement des draps et des couvertures lui arrachait des cris.

J'ai déjà dit (voir l'*Exposé de la Méthode*) que dans les rhumatismes aigus et dans les accès violens de goutte, l'état d'exaltation de sensibilité de la peau ne permettait pas toujours l'application facile des moyens curatifs, et qu'alors on ne pouvait exiger que leur efficacité fût la même. En effet, pour faire pénétrer un agent médicamenteux à travers les pores du derme, il faut au moins qu'on puisse étendre à sa surface le remède convenable. Dans le cas dont il s'agit, il n'en était pas ainsi : néanmoins, avec beaucoup de précautions, de ménagemens et une grande patience, je parvins, au bout d'une heure, à modifier la sensibilité de la peau de telle manière, qu'en terminant, je pus opérer les frictions et le massage presque aussi aisément que dans les cas ordinaires. Enfin, M. Deliège se trouva si notablement soulagé, qu'il put immédiatement se lever et traverser sa chambre pour s'étendre sur un canapé ; calme précieux, dont on profita pour refaire son lit, auquel il n'avait pas été possible de toucher depuis quinze ou vingt jours.

Je me borne à constater une victoire remportée contre la douleur jusqu'alors invincible ; je n'ai fait qu'une seule application. Le malade a continué à recevoir les soins de M. le docteur Cornac ; et si j'ai présenté cette observation incomplète, de préférence à une autre plus probante, c'est que, comme les précédentes, elle m'apporte le contrôle et le témoignage d'un praticien très distingué, juste appréciateur des faits et des circonstances dans lesquels ils ont été déterminés. D'ailleurs, en raisonnant par analogie, il est facile de se faire une idée de l'importance d'une méthode thérapeutique aussi simple et aussi active.

En 1836, M. Goguel, dont j'ai rapporté la guérison extraordinaire (page 62), me recommanda M. Debergue, mécanicien, rue Grange-aux-Belles, 19, qui était affecté, comme il l'avait été, d'une sciatique profonde et très douloureuse. Je fis une quinzaine d'applications à M. Debergue, après lesquelles, malgré la résistance du mal, il en était tout-à-fait débarrassé ; et le succès a été tellement prompt, que, malgré la nécessité de continuer avec régularité le traitement pour éviter une récidive, je trouvai plusieurs fois M. Debergue absent de chez lui lorsque je m'y rendais pour lui donner des soins.

Voici un nouveau cas de sciatique qui n'est pas moins concluant, et qui a encore cet avantage qu'il est constaté par un honorable médecin, puisque c'est d'après ses propres conseils que le malade a mis en usage ma médication, sans recevoir mes soins directement.

Le 19 mai 1840, M. le docteur Lamothe, exerçant à la Réole, département de la Gironde, m'adressa la lettre suivante :

« Monsieur et très honoré confrère,

» Une personne des contrées que j'habite, atteinte depuis longtemps de douleurs rhumatismales nerveuses, fixées plus particulièrement sur l'articulation iléo-fémorale, sur la cuisse et sur la jambe, atteinte en un mot d'une douleur sciatique et d'une névralgie fémoro-poplitée, a usé inutilement de tous les moyens connus. Le résultat de chaque nouveau remède a été presque toujours nul ; parfois seulement, mais encore bien rarement, il n'a eu que le bénéfice d'un soulagement léger et de courte durée. Il vient aujourd'hui, par mon organe, chercher dans la Méthode curative externe créée par vous, ce qu'il n'a pu se procurer jusqu'ici. Les succès nombreux qui ont couronné son emploi donnent à mon malade, comme à moi, l'espoir fondé qu'il pourra, lui aussi, participer aux heureux résultats d'un traitement dû à vos savantes et profondes méditations. Il vous supplie, en conséquence, de vouloir bien lui faire envoyer, à mon adresse, tout ce qui constitue un appareil dolorifuge ordinaire, etc. »

Mon pharmacien expédia tout de suite les objets demandés, et dès le 8 juillet, c'est à dire un mois et demi après, je reçus de M. le docteur Lamothe cette agréable lettre :

« Monsieur et très honoré confrère,

» J'ai l'honneur de vous annoncer que le malade pour lequel vous eûtes la bonté de m'expédier, il y a quelque temps, tout l'appareil dolorifuge que je vous avais demandé, a éprouvé, dès les premiers momens de l'emploi de vos remèdes, un soulagement qu'il avait en vain cherché dans l'usage de tous les autres moyens qui lui avaient été indiqués. Sa guérison, certes, n'est pas encore radicale, mais son soulagement est tellement positif, qu'il veut persister plus que jamais à suivre le traitement indiqué par vous. C'est dans ce but, Monsieur, qu'il vient par mon organe vous supplier de lui faire faire l'envoi d'une bouteille d'eau réactive et d'un flacon de baume névropathique, et qu'il vous recommande de ne mettre aucun retard dans cette expédition, afin que le traitement puisse être suivi sans aucune interruption, etc.

» Daignez agréer l'assurance des sentimens, etc., etc.

» Le docteur LAMOTHE. »

NÉVRALGIES ANOMALES.

On désigne, sous ce nom, les douleurs nerveuses non circonscrites dans certaines régions, se prolongeant par irradiation, et ne paraissant pas avoir leur siége exclusivement dans le trajet d'un seul nerf.

———

Le 14 février 1836, vers midi, M. Delagenette, hôtel de Londres, rue de l'Échiquier, vint instamment me prier de vouloir bien me rendre auprès de sa fille, qui éprouvait une crise très violente d'une affection nerveuse à laquelle elle était en proie. Les soins de MM. les professeurs Fouquier, Marjolin et autres praticiens célèbres avaient tous été infructueux ; M. Marjolin avait même insisté pour qu'on s'abstînt désormais de tous médicamens, et que la maladie fût abandonnée à elle-même. Ce conseil était sage, car, sous l'influence des remèdes, les accidens, au lieu de s'amender, paraissaient s'exaspérer. Mais mademoiselle Delagenette éprouvait un accès tellement violent, que son père accourut bien vite chez moi et me força en quelque sorte à l'accompagner. Obligé d'agir spontanément, et sans avoir pu apprécier la nature du mal, je savais ne pouvoir aucunement aggraver la position de la malade. Je m'étais muni d'un appareil dolorifuge, et je m'empressai d'essayer de ramener le calme par une application minutieusement faite. Les régions de la tête, de la face et du cou étaient le siége des tortures. Il me fallut opérer depuis l'angle interne de l'œil jusque dans le conduit auditif ; mais j'obtins, en moins d'une demi-heure, une rémission marquée des douleurs, et au bout d'une heure le calme était si complet, que mademoiselle Delagenette avait recouvré sa gaîté ordinaire, et que je pus, ce jour-là, dimanche-gras, l'autoriser à aller jusqu'au boulevart voir passer les masques. Plus de deux mois après, je reçus des nouvelles de mademoiselle Delagenette par une malade qui me vint de sa part ;

elle n'avait point eu de rechute, et il n'est pas à ma connaissance qu'elle en ait éprouvé depuis.

————

Un cas presque semblable et un succès non moins extraordinaire me sont échus il y a plus de cinq ans. Madame de l'Aubépin était depuis long-temps torturée par une névralgie irrégulière, se manifestant tantôt dans les épaules et les bras, le cou et le dos, la tête et la face. Sous l'influence la moins appréciable d'une variation de la température de l'atmosphère ou de l'impression physique ou morale la plus légère, elle était atteinte de douleurs intolérables, tantôt sur un point, tantôt sur l'autre.

Ne trouvant aucun allègement à ses souffrances, qu'elle attribuait surtout à l'abaissement de la température, madame de l'Aubépin se fit transporter à l'établissement des Néothermes, dont toutes les dépendances sont maintenues à un degré de chaleur élevé et toujours égal; c'est là que je fus appelé, le 6 avril 1836, pour lui donner des soins. Il est à la connaissance de toutes les personnes qui séjournaient alors aux Néothermes, parmi lesquelles je rencontrai M. Charles Maurice, rédacteur du *Courrier des Théâtres,* que madame de l'Aubépin fut amenée dans un état vraiment affligeant à voir. Cependant, par une seule application de la vaporisation simple et balsamique que je pratiquai sur la figure et les régions alors affectées, je maîtrisai bien vite tous les accidens, et madame de l'Aubépin, qui, peu d'instans avant mon arrivée, était dans une espèce de délire, reprit, comme par enchantement, l'usage des aimables facultés qui la distinguent. Je fis demander M. Fouquier neveu, jeune médecin attaché à l'établissement, et j'opérai devant lui. Il fut si étonné des phénomènes qui se manifestaient sous l'influence de la médication externe, qu'il me demanda s'ils n'étaient pas plutôt le résultat d'une action magnétique que médicamenteuse.

Je le mis bientôt à même de vérifier par lui-même le mode d'action de mes agens curatifs.

Enfin, madame de l'Aubépin fut radicalement délivrée des douleurs atroces auxquelles elle était en proie. J'ai reçu de M. de l'Aubépin, quelques mois après la guérison de son épouse, une lettre qui se termine ainsi :

« Vous apprendrez avec plaisir que ma femme n'a pas éprouvé ses douleurs névralgiques depuis que vous l'avez guérie ; aussi vous rend-elle grâce tous les jours, elle vous envoie, ainsi que moi, bien des malades.

» Recevez, monsieur le Docteur, une nouvelle assurance de ma reconnaissance.

» DE L'AUBÉPIN.

» 1er Août 1836. »

Madame Henry, demeurant à Paris, rue de la Chaussée-d'Antin, à l'ambassade belge, atteinte de douleurs nerveuses ayant leur siége au côté droit de la face et du cou, se rendit un soir chez moi pendant toute la violence d'un accès. J'étais absent ; mais, convaincue par plusieurs faits parvenus à sa connaissance, que je pourrais la soulager, elle m'attendit fort long-temps. A mon arrivée, je m'empressai de réaliser ses espérances en lui faisant une application méthodique et prolongée de la vaporisation, suivie de frictions et massages secs et balsamiques. Les douleurs cessèrent comme dans les cas rapportés ci-dessus, et madame Henri se rendit chez elle à pied, sans éprouver le moindre malaise. Ayant continué pendant quelques jours seulement l'emploi de la médication, sa guérison était complète.

En 1838, le sieur Henry, à cette époque concierge de la maison n° 5, rue Louis-le-Grand, et demeurant actuellement rue du Bac, éprouvait une de ces horribles névralgies faciales, qu'on désigne assez généralement sous le nom de tic douloureux de la face. Cette maladie, pour laquelle le doc-

teur ***, qui habitait la maison même dont le sieur Henry
était le concierge, lui avait donné des soins, avait résisté à
tous les moyens connus et était considérée comme incurable ; cependant quelques jours de traitement par ma médication ont suffi pour le guérir complètement.

C'est surtout dans les affections qui ne sont que de simples
névroses, malgré les accidens d'une gravité moins réelle
qu'apparente, qui accompagnent ces lésions de l'innervation,
que la Méthode curative externe a des résultats prompts et
décisifs. Le fait suivant en est une preuve contre laquelle
viennent échouer les plus subtils raisonnemens :

En 1836, mademoiselle Duney, âgée alors de quatorze ans,
et demeurant chez ses parens, hôtel d'Artois, rue Laffitte,
était depuis long-temps en proie à une affection nerveuse,
véritable hystérie commençante, qui la plongeait dans un
état habituel de faiblesse extrême. Il y avait chez elle déco-
loration complète de la peau, et une susceptibilité si grande,
que la moindre émotion déterminait une crise violente. Dans
le cours de cette crise, elle perdait presque entièrement connaissance, et ne revenait à elle que pour être en proie aux
plus vives douleurs, qu'elle ressentait particulièrement dans
la tête et à la face. Cette jeune personne recevait habituellement les soins d'un médecin, membre de l'Académie royale
de médecine. Mais la maladie avait résisté aux traitemens les
plus habilement dirigés, et on n'espérait plus, pour le retour
à la santé, que dans la secousse qu'éprouve ordinairement
l'économie au moment où les organes, et particulièrement
ceux qui sont les attributs de la femme, touchent au dernier
terme de leur entier développement.

Mademoiselle Duney, se promenant un jour sur le boulevart Montmartre, fut tout à coup prise d'une crise tellement
violente, que sa mère, qui l'accompagnait, fut obligée de
l'entraîner dans un magasin où elle reçut les soins que les

circonstances permirent de lui donner. Amenée immédiatement chez moi , sur l'indication du propriétaire de ce magasin , et dans une situation encore profondément affligeante, je n'eus pas de peine à reconnaître la nature de son mal , et je conseillai de suite l'emploi des moyens qui constituent ma médication externe, n'osant toutefois promettre que du soulagement. Cependant les accidens furent promptement dissipés , et , grâce à la persévérance que l'on mit dans l'usage des applications qui furent faites régulièrement pendant trois semaines , ainsi que je l'avais recommandé , mademoiselle Duney recouvra une santé parfaite.

Le 15 mars 1836 , M. James de Rotschild me fit inviter à l'aller voir le plus tôt qu'il me serait possible. Je me rendis à son hôtel le même jour vers quatre heures après midi. Je trouvai auprès de lui deux médecins, dont l'un, M. Marx, me donna des renseignemens sur la nature des douleurs qui tourmentaient M. le baron James, en m'invitant à reconnaître que ce genre d'affection était incurable. L'expérience me défendait de me rendre au désir vivement manifesté de mon confrère; mais je ne fis aucune difficulté de mettre en doute avec lui le succès du traitement , d'autant moins que les efforts des plus habiles praticiens avaient déjà été impuissans pour calmer les souffrances que M. de Rotschild éprouvait depuis le coude jusqu'au petit doigt. Cependant je fis remarquer qu'il n'y avait que de l'avantage pour le malade à *essayer* l'influence de ma médication. M. James, qui est un homme de beaucoup d'esprit, m'aida considérablement à obtenir l'assentiment de mes confrères en déclarant que, pour nous mettre d'accord, il allait appeler un médecin homœopathe. Alors toutes *les premières difficultés* furent levées; je fixai pour le soir la première application, et j'invitai mes confrères à y assister.

J'eus le malheur de me faire attendre quelques minutes,

et je suppose que ces messieurs en conçurent de la mauvaise humeur, car ils m'adressèrent plusieurs apostrophes chimico-physiologiques, auxquelles je me trouvai dans la nécessité de faire des réponses non moins piquantes que les demandes, et qui ne paraissaient pas, à mon grand regret, satisfaire mes bienveillans argumentateurs. J'aurais même eu beaucoup de peine à capter leurs suffrages, sans la toute puissante inter-vention de M. de Rotschild. Pendant nos savantes disserta-tions, je pratiquais l'application des remèdes, et le malade coupa court aux démonstrations en affirmant qu'il éprouvait déjà un soulagement notable : quoi qu'il en fût, mes con-frères semblaient ne pas partager son opinion ; mais ils avaient trop d'usage pour risquer de contrarier un malade tel que M. de Rotschild, et lui dire, ouvertement, ce qu'ils pensaient de mon procédé, qu'ils ne connaissaient pas en-core. Les *deuxièmes difficultés* furent ainsi écartées : je re-connus alors que mes confrères étaient des gens très débon-naires, et que je ne devais pas prendre en mauvaise part des remarques qu'ils faisaient sans doute dans l'intérêt et pour le bien de M. de Rotschild, qui, en définitive, passa une soirée assez amusante et une très bonne nuit, sans souffrir comme d'ordinaire. Le lendemain matin, ce fut moi qui le réveillai, ce dont il ne se plaignit pas, car mes confrères, qui étaient absens, ne purent le dépersuader de l'idée qu'il s'é-tait faite que je lui avais procuré les bonnes heures de repos qu'il avait goûtées.

En tout, je fis trois applications successives de douze en douze heures à M. de Rotschild, après lesquelles, se trou-vant mieux, il me remercia et leva *les dernières difficultés* en disant au plus ardent de mes interlocuteurs : *Marx ! quand vous aurez les douleurs dont vous vous plaignez quel-quefois, je vous conseille de prier le docteur de vous en dé-barrasser.* Cependant M. de Rotschild ne peut pas être cer-tain que je l'aie seulement soulagé, puisque mes très hono-rables confrères ont déclaré :

1° Que la suspension *subite* de la douleur était un signe caractéristique des affections nerveuses ;

2° Que le *temps* avait changé pendant l'application des remèdes, ce qui pouvait avoir eu une influence favorable ;

3° Enfin, qu'ils ne croyaient à la guérison des maladies que lorqu'ils ne les voyaient pas revenir.

Je ne fis aucune objection aux deux premières propositions ; mais à cette dernière, qui me parut plus que hasardée, je ne pus m'empêcher de rire et de demander à mes confrères s'ils avaient déjà guéri des rhumes, des fluxions, des coliques, etc., etc., dont ils aient à tout jamais garanti leurs cliens.

Mais M. le prince de Schonburg, qui avait eu la bonté de parler de moi à M. de Rotschild, m'a assuré que je lui avais été fort utile, et qu'il était très content des soins que je lui avais donnés. Le prince me fit même part d'une observation qu'il avait faite à M. de Rotschild ; mais je dois avoir la discrétion de ne pas la publier.

Quelques personnes ont cru pouvoir, faute d'argument plus spécieux, tirer une conséquence défavorable à ma Méthode curative, de quelques faits assez rares dans lesquels les malades, après avoir été complètement guéris, ont été attaqués de nouveau de leurs douleurs. Je ne pense pas que cette objection puisse être prise au sérieux, surtout après les explications dans lesquelles je suis entré (voyez page 29) ; aussi ne la releverai-je pas davantage et me contenterai-je de citer, comme exemple à suivre dans les cas de ces prétendues récidives, ce que m'écrivait, il y a quelques années, un médecin distingué de Fontainebleau, qui a eu le bon esprit de ne pas s'étonner qu'en guérissant mes malades je ne leur donnasse pas un brevet d'immortalité :

« Fontainebleau, ce 23 août 1839.

» Monsieur et très honoré confrère,

» M. Tenaille, receveur particulier de notre ville, a fait usage, avec le plus grand succès, de votre Méthode curative pour des affections névralgiques aiguës qu'il éprouvait depuis long-temps. Pendant deux ans il ne s'en est pas ressenti; mais les variations atmosphériques, si propres au développement de ces affreuses maladies, les ayant un peu renouvelées, il redoute le passé. C'est pour cela qu'étant son médecin, je l'engage à reprendre le traitement. J'ai l'honneur de vous prier de me faire délivrer un appareil par votre pharmacien.

» Veuillez agréer, mon très honoré confrère, etc.

» POUMIER, D. M. M. »

Certainement la manière de procéder à l'application des moyens curatifs qui me sont particuliers, entre pour beaucoup dans l'obtention d'un résultat prochainement favorable ; cependant des effets analogues, sinon aussi immédiats, se sont manifestés sur des malades qui n'ont pas cru devoir réclamer l'intervention d'un homme de l'art, et qui se sont traités eux-mêmes. J'en ai déjà cité quelques exemples ; en voici plusieurs autres :

— M. Dubois, habitant Evry-Beauvoir, près Corbeil, vient de m'être adressé par M. l'adjoint au maire de cette commune, qui, le sachant atteint d'une sciatique rebelle, lui conseilla d'avoir recours à moi, parce qu'il avait eu l'occasion de constater que le sieur Serré, un de ses administrés, s'était guéri d'une maladie semblable par *trois applications qu'il se fit lui-même* de mes moyens curatifs.

— M. Defontaine, propriétaire à Orbec, département du Calvados, m'a déclaré, dans une visite qu'il vint me faire en passant par Paris, que son épouse, qui depuis long-temps était dans l'impossibilité de vaquer à de très légères occupations, par suite des douleurs extrêmement vives qu'elle éprouvait, *fut opérée par sa femme de chambre* avec un tel succès, que le surlendemain de la première application des remèdes, madame Defontaine put se mettre en route pour se rendre à Versailles, où des affaires l'appelaient, et cela au mois de février, la saison étant fort rigoureuse.

— Madame la comtesse de Fallois, propriétaire à Paris, rue des Petits-Augustins, n° 32, qui maintenant peut, avec une parfaite connaissance, témoigner des avantages de ma médication externe, en venant me consulter de la part de madame de Noinville, habitant Montfort-l'Amaury, m'a communiqué la note suivante qui lui était transmise par cette dame :

« Je voudrais, chère amie, que vous fussiez assez bonne pour aller voir M. le docteur Comet ; j'ignore s'il a des jours et des heures fixes. Il prescrit un traitement extérieur qui est sans danger, et par lequel, *au bout de deux ou trois applications et frictions,* Éléonore s'est totalement débarrassée d'affreuses douleurs. »

— M. Lheureux, ancien militaire, à Fontainebleau, après s'être traité lui-même pendant moins de huit jours, d'une affection profonde et compliquée d'accidens assez graves, m'écrit, entre autres choses :

« Je voudrais pouvoir proclamer votre nom ici, tant pour prouver à nos médecins et pharmaciens qu'il y a d'autres remèdes que le *beau temps* pour la guérison de nos maladies, que pour obliger plusieurs camarades, qui ne savent à quel saint se vouer. »

— Enfin, voici encore un résultat obtenu très promptement dans un cas grave par une personne étrangère à l'art de guérir :

M. Morand, âgé de quarante-sept ans, chef de bataillon au 44ᵉ régiment de ligne, à Bordeaux, me fit consulter dans les premiers jours de mars 1836, en me faisant remettre la note suivante :

« Malgré que je sois gras et fort, cependant depuis plusieurs années je souffre d'une maladie que M. Gintrac, médecin, jouissant d'une grande réputation dans cette ville, a caractérisée de *rhumatisme nerveux*. J'éprouve continuellement un tremblement par tout le corps, mais plus particulièrement dans les bras, qui s'augmente lorsque je marche, et qui m'occasionne quelquefois des étourdissemens. Des douleurs sont logées dans l'épaule gauche, dans les cuisses, dans les genoux, dans les reins et dans tout le côté gauche. J'ai continuellement dans l'oreille gauche un sifflement, mais sans douleur.

» Le point le plus malade est l'épaule gauche ; ce mal se place souvent à la nuque et au dessous dans le dos : c'est alors que j'éprouve des mouvemens nerveux qui me fatiguent beaucoup plus que le mal, parce que cela me donne des vacillemens et des tremblemens plus désagréables que mes douleurs qui sont plus supportables, malgré qu'elles soient continuelles. »

Je répondis à cette consultation le 8 mars ; ainsi M. Morand ne put guère commencer mon traitement avant le 13, et voici ce qu'il m'écrivait en date de Bordeaux, le 20 du même mois :

« Monsieur le docteur,

» Sans pouvoir dire que je ne souffre plus de mon rhumatisme nerveux, cependant depuis que j'emploie votre traitement je me trouve beaucoup mieux, surtout des mouvemens nerveux ; ce qui était pour moi la chose la plus insupportable. »

En même temps M. Morand m'invitait à lui faire expédier quelques provisions médicamenteuses pour, au besoin, combattre les accidens qui pourraient se manifester de nouveau. Depuis lors il n'a plus eu recours à moi.

Je citerai bientôt d'autres preuves de succès très promptement obtenus par les malades eux-mêmes ou les personnes chargées de leur donner des soins ; mais, je le répète, il y a quelques circonstances où la main du praticien exercé est indispensable, ou au moins plus bienfaisante : la mienne a souvent rendu le calme à des malades qui, après de vains efforts, avaient perdu l'espérance de recouvrer leur santé.

Il arrive quelquefois, chez les femmes particulièrement, que, dans le cours de mon traitement, il survient une éruption à la peau. Cet effet est le résultat des frictions répétées, et n'exige même pas la suspension des applications; car cette éruption, quand elle est convenablement ménagée, est bien plutôt une crise favorable qu'un accident fâcheux. L'irritation de la peau ne persiste pas d'ailleurs au delà de quelques jours.

Le fait relaté dans la lettre suivante en serait au besoin une preuve :

« Lyon, 20 octobre 1840.

» Monsieur,

» C'est moins pour réclamer de nouveaux avis que pour satisfaire au besoin de mon cœur, en rendant hommage aux merveilleux effets de votre médication externe, que je prends la liberté de vous écrire. Il m'est survenu un léger accident non prévu, je crois, dans votre brochure : c'est une éruption de boutons assez nombreux et assez épais, pour que je ressente à peine le passage de la boule, lors même qu'elle est extrêmement chaude. A part cela, les deux premières expériences m'ont fait éprouver un soulagement très marqué; les suivantes ont également agi, mais d'une manière moins sensible; aussi, si les douleurs revenaient, je me résignerais volontiers à une nouvelle éruption.

» M. Coterat, l'un des chirurgiens de l'hôpital, qui sera major dans un an à la Charité, et qui m'a opérée, est enchanté de connaître votre procédé. Il m'a dit qu'il en ferait un fréquent usage.

» Recevez, Monsieur, l'expression des sentimens de gratitude, etc.

» VERDUN, née DUSURGEY,
» Place de l'Ancienne-Douane, 2. »

NÉVRALGIES ERRATIQUES ET TRANSCURRENTES.

Dans le courant de juin 1840, M. Garnier, inspecteur général des mines et gendre de M. Legonidec, conseiller à la Cour de cassation, était atteint de douleurs névralgiques transcurrentes, mais particulièrement fixées dans les membres inférieurs. Ces douleurs étaient tellement violentes qu'elles occasionnaient parfois de véritables mouvemens con-

vulsifs au malade, quand il voulait les vaincre ou les dissimuler ; et, dans les cas ordinaires, elles étaient toujours assez
vives pour arracher des cris à un homme qui aurait eu une
force morale moins développée que M. Garnier.

Cette cruelle affection ne résista que cinq semaines à mes
moyens curatifs. Au bout de ce temps, M. Garnier ne vit
plus reparaître ses douleurs ; mais le traitement présenta
cela de particulier, dont on retrouve d'ailleurs quelques
exemples dans le cours de ce Traité, qu'après une dizaine
d'applications, les douleurs ayant complètement disparu, je
voulus suspendre le traitement ; mais deux jours s'étaient à
peine écoulés, que les douleurs se manifestèrent avec une
nouvelle intensité. Nous reprîmes aussitôt les applications que je continuai avec activité et sans interruption ;
après la trentième application, tous les phénomènes douloureux cessèrent, et le traitement fut terminé.

J'ai eu l'avantage de revoir M. Garnier en septembre 1841
(quinze mois après son traitement) ; il m'a de nouveau témoigné sa satisfaction en m'assurant qu'il n'éprouvait maintenant que de très rares réminiscences de son mal, et que la
douleur n'était jamais assez violente pour qu'il songeât à la
combattre par des vaporisations et frictions à distance, que
je lui avais conseillées ; ajoutant que, s'il n'était pas aussi
négligent pour suivre mes avis, il était très certain qu'il ne
lui resterait aucune trace de l'affection nerveuse dont je l'ai
guéri.

Un cas qui forme une des nuances les plus tranchées des
névralgies erratiques ou transcurrentes, et contre lequel la
Méthode curative externe est loin d'avoir été impuissante,
quoiqu'il datât de près de *vingt ans*, est celui que m'offrit,
dans le cours de mai 1838, M. Bertin, maître de poste à
Roye, département de la Somme. Je laisse parler le malade
lui-même ; son langage est à la fois trop précis et trop cor-

rect pour qu'il soit nécessaire d'ajouter un seul mot, propre à mieux caratériser la maladie :

« Les douleurs, moins intenses dans le principe qu'elles ne le sont aujourd'hui, s'étaient d'abord manifestées dans ce qu'on nomme communément la région de l'estomac, et me gênaient horriblement la respiration. Elles abandonnèrent après peu de temps cette région, et se fixèrent principalement dans les parties inférieures du corps, depuis le tronc jusqu'à l'extrémité des orteils; mais elles devinrent de plus en plus aiguës, se portant tantôt d'un point des jambes ou des cuisses à l'autre, et ne se faisant jamais ressentir dans un seul endroit à la fois. Les parties souffrantes sont toujours d'une sensibilité extrême et presque toujours froides comme la glace, sans que je m'aperçoive autrement qu'au toucher de ce singulier effet. Il n'apparaît jamais dans les lieux douloureux ni rougeur ni gonflement; les douleurs sont rarement continues et ont souvent la promptitude de l'éclair; je ne puis mieux les comparer qu'à un coup de lance qui traverserait l'endroit souffrant, et il est impossible d'en maîtriser l'effet. Les parties qui ont souffert restent long-temps fort sensibles, même après que la douleur en a disparu. Les parties qui sont le plus ordinairement affectées sont les genoux, le devant des jambes, le bas du mollet, les tendons d'Achille, le dessus des pieds et les chevilles. Parfois les douleurs se font aussi sentir le long du nerf sciatique, dans la partie supérieure des cuisses, et jusque dans les aines. J'entre dans tous ces détails, Monsieur, pour que vous puissiez bien juger de l'état où me mettent ces douleurs, et pour que vous puissiez m'ordonner tout ce qu'il faut faire pour m'en débarrasser, s'il est possible. »

Cet intéressant malade ayant désiré faire le voyage de Paris pour s'entendre parfaitement avec moi sur la partie de mon traitement qui lui était spécialement applicable, et sur les moyens de se l'administrer avec le plus de chance de succès, s'y rendit effectivement le 23 mai 1838, et y resta deux jours. Je lui pratiquai moi-même la vaporisation et quelques frictions qui le soulagèrent immédiatement; mais, ainsi que cela doit nécessairement arriver, la fatigue occasionnée par son retour dans ses foyers, annula une partie des bons effets du traitement; aussi m'écrivit-il de Roye, le 4 juin, c'est à dire huit jours juste après son arrivée :

« Depuis mon retour je suis exactement votre traitement, faisant des frictions et des massages le long de la colonne vertébrale tous les matins et les soirs. J'exécute la même opération sur les endroits souffrans et sur ceux où j'ai le plus habituellement mes douleurs, et cependant j'ai encore souffert et ne puis vous annoncer, quant à présent, une grande amélioration. Obligé de faire une absence de quatre jours, j'aime à croire que cette suspension n'aura rien de fâcheux pour les résultats du traitement ; mais, à mon retour, je le suivrai strictement pendant le mois de juin en entier, et plus s'il le faut. »

M. Bertin, en effet, ne fut pas long-temps à recueillir les fruits de cette sage détermination ; car, de retour chez lui le 8 juin, et s'étant soumis imédiatement et avec toute la régularité désirable à son traitement, il m'écrivit, sous la date du 24 du même mois, c'est à dire quinze jours après, la lettre suivante :

« Voilà près de trois semaines, Monsieur, que je vous ai écrit et donné les résultats du traitement que je suis maintenant avec exactitude ; j'ai tardé dans l'espoir d'avoir à vous annoncer une amélioration bien marquée dans ma position. Eh bien! je dois vous l'avouer aujourd'hui, *j'éprouve un grand soulagement;* mes douleurs n'ont pas cessé totalement ; mais il est incontestable que les frictions et les massages les calment dès qu'ils ont été pratiqués. Si je ne devais éprouver que ce bien, ce serait déjà assurément beaucoup ; mais j'ai la ferme confiance qu'avec une quinzaine de jours encore de traitement suivi soigneusement, je parviendrai à en être complètement débarrassé. »

Cette espérance se réalisa-t-elle? Je dus nécessairement le croire, d'après une lettre que m'adressa, le 11 juillet suivant, un habitant de Roye, M. Midy, et qui s'exprimait ainsi :

« Monsieur Bertin s'étant trouvé très bien du traitement que vous lui avez ordonné, et connaissant l'état de souffrance où je suis habituellement, m'a engagé à vous exposer la nature de mes maux, persuadé que vos connaissances vous mettront à même de me conseiller quelques moyens qui puissent les adoucir, etc. »

Enfin, ce qui atteste le résultat définitif du traitement de M. Bertin, et ne laisse aucun doute sur les résultats avantageux qu'il en a retirés, c'est la lettre suivante qu'il m'adressa lui-même, le 18 juin 1839, c'est à dire un an après s'être confié à mes soins :

« Monsieur,

» Depuis la réception de votre lettre, que je désirais depuis long-temps, je devais de jour en jour me mettre en voiture pour Paris, ce qui est cause que je ne vous ai pas répondu de suite ; mais voyant le voyage se différer, je ne veux pas tarder plus long-temps à vous donner de mes nouvelles. Je me trouve toujours très bien d'avoir suivi vos conseils et votre Méthode curative. Mes douleurs sont maintenant rares, et si je prenais le soin de me frictionner aussitôt que je les ressens, je suis convaincu que je m'en trouverais encore plus soulagé. A mon prochain voyage j'aurai l'honneur de vous voir et de vous faire tous mes remercîmens. »

Je n'ai pas eu occasion de revoir M. Bertin, mais j'ai appris d'une manière positive que le mieux obtenu dans sa santé s'était non seulement soutenu, mais avait toujours accru. Quant à M. Midy, de la même ville, duquel il vient d'être parlé, et qui s'était recommandé de lui auprès de moi, il a retiré de mon traitement tout le bien que pouvait en espérer un vieillard de soixante-treize ans, épuisé par plus de vingt-sept ans des plus cruelles souffrances, et qui fut assez juste pour réclamer, non une complète guérison, mais un simple soulagement.

Précisément à la même époque à laquelle je donnais des soins à M. Bertin, je fus consulté par une personne à peu près de son âge, et dont la maladie, encore plus ancienne, céda de même à ma Méthode curative, modifiée bien entendu, suivant quelques particularités dont la description suivante fera ressortir les principaux traits :

Cette personne est M. de Vigan, ancien officier de cavalerie, habitant le château du Catellier, près Lisieux, département du Calvados. Ses douleurs dataient de seize à dix-sept ans. Véritables rhumatismes dans leur début, elles s'étaient d'abord fixées aux bras, pour se propager de là dans le tronc et dans la tête, et même dans les membres inférieurs, attaquant ces parties tantôt isolément, tantôt plusieurs à la fois.

Pendant les premières années elles eurent non seulement des rémissions très marquées, mais même de véritables intermittences, au point que, pendant un séjour de huit mois, en 1823, dans le midi de l'Espagne, M. de Vigan s'en crut totalement débarrassé. Mais elles reparurent en 1824, à des intervalles assez rapprochés, et depuis 1832, à la suite du choléra, elles ne le quittèrent presque plus, se faisant plus vivement ressentir le soir et dans l'été, que dans le courant du jour et pendant les fortes gelées, mais augmentant toujours sous le règne des vents du Nord, et surtout aux approches des temps orageux. En 1833, *les eaux de Néris* furent ordonnées à M. de Vigan ; mais à peine les eut-il prises quelque temps, que les douleurs, qui étaient restées le plus ordinairement fixées au tronc, envahirent les bras, les mains, les jambes et les pieds, et devinrent d'autant plus insupportables qu'elles n'occupaient qu'un seul point à la fois. Elles prirent alors un caractère lancinant. Les élancemens qu'elles occasionnaient revenaient quelquefois à dix ou douze reprises par minute ; d'autres fois elles se présentaient sous forme de véritables crampes.

M. de Vigan était dans cet état lorsqu'il me consulta, sur la fin de juin 1837. Sans me faire illusion sur la difficulté que je devais nécessairement éprouver à triompher d'un mal aussi ancien, et sur les alternatives de bien et de mal que pouvait éprouver le traitement, je fis cependant parvenir au malade les remèdes nécessaires, et dès le 13 juillet, c'est à dire avant que quinze jours se fussent écoulés, je reçus de lui la lettre suivante :

« Monsieur,

» Je suis exactement votre traitement, dont je me suis bien trouvé dès le commencement. Aussi je dépense beaucoup des *munitions* que vous m'avez envoyées pour combattre mes douleurs, et déjà je suis à moitié de mes *provisions*. Pour ne pas donner de trève à mon *ennemi*, faites-moi envoyer, je vous prie, sans retard, une bouteille de votre eau réactive, une autre de votre préparation pour imprégner les flanelles, et trois flacons de baume névropathique. J'ai mis un gilet imprégné de votre préparation et ne le quitterai qu'à la fin de mon traitement. Si vous ne me le défendez pas, je me frictionnerai sur la poitrine, où j'éprouve une sensibilité extraordinaire, et j'en ferai de même sur le creux de l'estomac, etc., etc. »

Je répondis de suite et priai M. de Vigan de me tenir parfaitement au courant de ce qui adviendrait, afin de pouvoir, suivant l'occurrence, modifier le traitement. Etant resté près de quinze jours sans nouvelles, je commençais à craindre qu'il ne fût survenu quelque complication fâcheuse. J'écrivis en conséquence une lettre, dans laquelle je priais de ne rien omettre. Cette lettre me valut la réponse suivante :

« Le reproche que vous me faites, Monsieur, dans votre dernière lettre, de ne point entrer avec vous dans d'assez grands détails sur ma santé, prouve l'intérêt que vous voulez bien porter à un pauvre souffreteux qui en est reconnaissant. Aujourd'hui je vais réparer mon tort. »

‘ Suit la description d'une éruption accidentellement survenue aux bras et ailleurs, puis M. Vigan continue ainsi au sujet de ses névralgies.

« Quant à mes douleurs, quoique depuis plusieurs jours j'aie encore à m'en plaindre, je crois cependant, depuis mon traitement, reconnaître un changement qui me laisse tout espoir. Ce changement consiste en ce que mes douleurs attaquent des parties où je ne les avais jamais ressenties, et qu'elles diminuent d'une manière notable dans celles où je les ressentais le plus ordinairement. Je les poursuis partout et me frictionne aux endroits qu'elles ont attaqués, même lorsque je n'y souffre pas. Ce qui corrobore ma confiance dans votre remède, c'est qu'il m'enlève souvent les douleurs au moment même de son application. Elles ont beaucoup diminué à la pointe des épaules ainsi qu'à la main gauche que je frictionne tous les jours ; elles ne sont pas revenues depuis six semaines dans les parties des pieds, des jambes et des cuisses où elles se sont fait combattre... Je vais manquer de ressources pour me défendre ; veuillez m'en faire parvenir, etc., etc. »

Je ne fis pas attendre ma réponse, et quelque temps après M. de Vigan m'écrivit ce qui suit :

« Au château du Catellier, 9 septembre 1837.

» Depuis deux mois environ, Monsieur, que je suis votre traitement, j'éprouve en vérité un grand changement dans ma santé.

L'emploi des divers moyens qui constituent votre Méthode curative, me soulage souvent dès la première fois, et il est bien rare que mes crises résistent à la seconde. Mes douleurs envahissent moins souvent les jambes et surtout les pieds ; elles sont infiniment moins tenaces aux omoplates et au poignet gauche qu'elles avaient, comme vous le savez, depuis long-temps adoptés. Elles se vengent bien encore quelquefois en attaquant le tronc, qu'elles ont anciennement tant tourmenté, et ne ménagent pas non plus complètement les bras. Aussi suivrai-je votre traitement pendant deux mois encore si c'est nécessaire. Quand on a souffert autant que moi, on ne doit pas manquer de persévérance, surtout quand un espoir aussi fondé vous soutient, etc., etc. »

TROUBLES DE L'INNERVATION (*Névroses cérébro-spinales*).

Pour quiconque se sera bien pénétré de ma manière d'envisager les fonctions du système nerveux, et aura saisi la véritable corrélation qui existe entre les trois centres dont la réunion forme l'ensemble de ce système, il est évident que toute médication qui aura pour résultat incontestable de remédier aux grands désordres de l'innervation, pourra être tentée avec chance de succès dans les affections qui ne sont en définitive qu'une suspension de cette importante fonction. Or, si ma Méthode curative est si puissante contre toutes les névralgies ou névroses viscérales, pourquoi n'aurait-elle pas quelque efficacité contre certaines espèces de paralysies ?

Cette question qui, d'après ma théorie sur les maladies nerveuses, n'a jamais été pour moi l'objet d'un doute sérieux, a déjà trouvé sa solution pratique dans une foule de cas ; je me contente pour le moment de citer le suivant, aussi remarquable par la multiplicité des moyens inutilement employés, que par le nom des médecins qui les avaient conseillés. Je laisse, suivant mon usage, parler mon malade lui-même :

« Bordeaux, le 21 décembre 1838.

» Monsieur le Docteur,

» La réputation dont jouit ici votre Méthode curative m'engage à vous consulter pour une maladie qui n'est peut-être pas suscep tible d'en éprouver les heureux effets! c'est ce dont vous pouvez seul juger. Cette maladie est une paralysie; voici les circonstances au milieu desquelles elle est survenue : Agé de quarante-deux ans, natif de Bordeaux, mais fixé depuis vingt ans à la Nouvelle-Orléans, je devins sujet, il y a trois ans, à des étourdissemens qui furent suivis de violens maux de tête. Saigné, purgé et ventousé, suivant la violence des accès, je sentis cependant ma langue s'engager insensiblement, mon bras droit s'embarrasser et mes idées perdre de leur netteté et surtout de leur promptitude.

» Je pris alors le parti de revenir en France essayer de l'air natal. Passant par Paris, je consultai le célèbre Broussais, qui m'ordonna les eaux de Vichy. C'était au mois de juillet; j'allai aux eaux, mais elles ne me firent aucun bien. Les médecins de Vichy me conseillèrent d'aller à Bourbon-les-Bains, j'y restai vingt jours et revins à Bordeaux, n'éprouvant qu'un bien léger soulagement, car mon bras droit est toujours immobile, mes yeux toujours troubles, ma langue toujours embarrassée, et cela malgré l'application d'un séton à la nuque et un assez fréquent emploi de l'électricité... C'est dans cet état que j'ai eu occasion d'apprendre combien votre Méthode a été favorable à M. Mathieu, de notre ville, et je m'adresse à vous, attendant tout de votre expérience pour une guérison que je suis venu chercher si loin de mes intérêts de cœur et d'affaires.

» J'attends votre réponse avec confiance, et suis, etc.

» P.-M. PLANTEVIGNES junior. »

Ayant demandé à **M.** Plantevignes de nouvaux renseignemens, tant sur les causes directes de sa maladie que sur l'opinion que s'en étaient faite les divers médecins qu'il avait eu occasion de consulter, il en résulta pour moi que, bien que les uns, comme MM. Broussais père et fils, crussent à une compression du cerveau résultant d'un épanchement sanguin, les autres à un ramollissement de cet organe, je n'en étais pas moins autorisé à ne voir, dans tous les phénomènes offerts dans le cours de cette maladie, qu'une *lésion nerveuse*. Je répondis en conséquence, en faisant toutes les réserves, d'ailleurs, que me suggéraient naturellement l'ancienneté et la gravité du cas, et l'insuccès absolu des différentes médications auxquelles on avait eu jusqu'alors recours. Ces réserves, loin d'ébranler la confiance de **M.** Plantevignes, ne firent au contraire que l'accroître, et le 21 janvier il m'écrivit ce qui suit :

« Votre lettre du 15, monsieur le Docteur, n'a rien, absolument
rien changé à mes résolutions, et je persiste, malgré les bonnes
raisons que votre loyauté scientifique vous porte à me donner, à
vouloir me soumettre à votre traitement. Je vous prie, en conséquence, de vouloir bien me faire envoyer votre appareil avec tout
ce qui le concerne; j'aurai soin de vous tenir parfaitement au courant de tout ce qui adviendra, et je le ferai autant pour votre propre satisfaction que pour aider au progrès de la science.

» Recevez, etc., etc. »

Me trouvant dès lors dans la position la plus favorable
pour un homme qui tient avant toutes choses à sa réputation, je répondis à la demande exprimée plus haut, et je ne
tardai pas à recevoir la lettre suivante :

« Bordeaux, le 8 mars 1839.

» Monsieur le Docteur,

» Après une expérience de quatorze jours seulement, je m'empresse de vous donner de mes nouvelles. Ma situation est infiniment
meilleure : ma main droite commence à remuer sous l'influence de
ma volonté; mon bras est moins engourdi; enfin j'ai tout espoir,
toute confiance dans votre traitement... Je vous annonce ce commencement de succès pour votre propre satisfaction, comme j'ai
eu l'honneur de vous le dire, mais surtout dans l'intérêt de la
science. Je n'ai pas encore osé frictionner la tête à cause du séton,
dont je ne voudrais pas troubler le fonctionnement. Si vous croyez
cependant qu'il soit nécessaire de porter les frictions même sur la
tête, je n'hésiterai pas à le faire, d'autant plus que j'éprouve aussi
une véritable amélioration de ce côté-là... Mes idées sont plus
nettes, ma prononciation plus facile. Je ne prendrai donc aucune
détermination à cet égard avant un nouvel avis de vous.

» Recevez mes remercîmens et mes bénédictions pour ce commencement si prononcé de guérison, et croyez que ce sera un
bonheur pour moi de vous prouver moi-même, en passant à Paris,
l'efficacité de votre traitement, etc.

» P.-M. PLANTEVIGNES *junior*. »

M. Plantevignes n'est pas venu me voir ; mais j'ai appris,
par une personne de Bordeaux, que, sans que la guérison
ait été complète, l'amélioration obtenue s'était consolidée.

L'observation suivante prouve encore que la Méthode
curative externe n'est pas moins efficace dans les troubles

de l'innervation rachidienne, que dans ceux de l'innervation cérébrale :

Mlle Servais, de Liége, actuellement âgée de trente-quatre ans, avait eu, à l'âge de douze ans, à la suite d'une fièvre dont la nature m'est restée inconnue, une déviation complète et des plus prononcées de la colonne vertébrale. Redressée en partie à vingt-trois ans, par l'emploi de moyens orthopédiques, elle recouvra un peu de santé et en jouit pendant près de deux ans ; mais ayant jugé convenable, à cette époque, de chercher à corriger, par des pressions latérales sur la colonne vertébrale, ce que l'extension avait encore laissé de défectueux dans sa taille, elle vit renaitre les maux de tête et les douleurs dans les mâchoires qu'elle avait primitivement éprouvées, et auxquelles se joignirent, cinq ans plus tard, des dispositions aux syncopes, des défaillances, une surdité momentanée, et, qui plus est, un engourdissement de la jambe droite et du bras droit, avec gêne et irradiations douloureuses dans les divers points de la périphérie de la poitrine, chaleur et tension du bas-ventre, enfin disposition au délire le soir ou dans la nuit.

Croyant que ce qui restait encore de dévié dans sa taille était la cause de ce désordre général, Mlle Servais se décida à porter une ceinture orthopédique d'Ossart ; mais elle reconnut bien vite que, si cette ceinture remédiait à la courbure de l'épine, elle ajoutait, dans le trajet de cette colonne osseuse, de nouvelles douleurs à celles qu'elle éprouvait ailleurs. Ces douleurs, qui rendaient la marche impossible, s'accompagnaient d'une gêne extrême de la respiration, de fréquentes palpitations, d'un état habituellement fébrile, enfin d'un embarras dans les mouvemens des membres inférieurs, et quelquefois d'une vive douleur dans les genoux. La suspension du régime antiphlogistique auquel on l'avait soumise, et l'usage des eaux de la Géronstère et de Spa, semblèrent améliorer un peu son état ; mais les maux de tête, les douleurs dans les mâchoires, la faiblesse de l'intelligence et surtout de la mémoire persistèrent.

Mlle Servais était à peu près dans cette position lorsqu'elle me demanda si je pensais que l'emploi de ma Méthode curative pût lui procurer, sinon une guérison, du moins une amélioration. Appuyé sur plusieurs faits assez analogues, je crus pouvoir consciencieusement répondre affirmativement, et lui fis adresser, immédiatement, l'ensemble des remèdes que je jugeai appropriés à son état. Voici ce que cette demoiselle m'écrivait moins de trois semaines après avoir mis mes moyens en usage :

« Monsieur le Docteur,

» J'ai déjà ressenti les heureux effets de votre traitement, bien cependant que je n'aie fait encore que peu d'applications d'après le procédé actif, et voici pourquoi : le jour de l'arrivée de la caisse, la personne à l'intelligence de laquelle je pouvais me fier pour l'opération, ne devait être à ma disposition que dans deux ou trois jours. Impatiente que j'étais d'essayer le remède, je fis pratiquer une friction avec le baume névropathique. Cette friction me fit tout d'abord un grand bien et calma mes douleurs qui, depuis l'époque de ma première lettre jusqu'à celle de l'arrivée des médicamens, s'étaient aggravées et étaient devenues presque permanentes. Pendant la nuit, le temps étant à l'orage, ce qui aggrave toujours mon état, je me trouvai plus souffrante et dans un mal extrême.

» Redoutant mon excessive susceptibilité, je crus plus prudent d'employer d'abord le procédé passif, et je me soumis à la simple absorption des médicamens. Cet essai me réussit parfaitement; l'application faisait disparaître à l'instant même la chaleur douloureuse de l'épine, diminuait la gêne des mouvemens du cou, et donnait aux membres un sentiment de bien-être et de délassement qui leur manquait habituellement; mais ce soulagement ne durait que quelques heures. Après quelques applications faites de cette manière, rassurée contre la crainte que j'avais d'une action trop forte des médicamens sur mes nerfs éminemment irritables, je me décidai à faire pratiquer la vaporisation en suivant les indications bien précises que vous m'avez données. Je pus, dès la première fois, supporter les boules chauffées outre mesure et refroidies dans l'eau jusqu'à l'absence du frémissement.

» Le remède, d'après ce procédé, me produisit des effets encore plus marqués et plus durables que d'après le procédé passif. Je passai des nuits plus calmes, et la souffrance si violente que j'éprouvais dans les organes du bas-ventre, avec chaleur, a disparu complètement et ne reparaît même pas, malgré le temps chaud qui

m'est ordinairement si défavorable, et malgré la cessation des remèdes. Le sentiment de pression circulaire que j'éprouvais dans la
poitrine pendant la nuit, a aussi cessé pendant l'emploi du traitement, mais a semblé vouloir reparaître depuis sa cessation, ainsi
que les douleurs de l'épine. Aussi vais-je le reprendre le plus tôt
possible, bien convaincue de sa puissante efficacité. Je n'ai tardé à
vous demander un second envoi que parce que ma sœur, etc.

» Recevez, etc.

» F. SERVAIS,

» Rue Sainte-Véronique, n. 706, à Liége. »

Voici encore deux cas de même nature, mais infiniment
plus graves, et contre lesquels cependant, comme on va le
voir, mes moyens curatifs sont bien loin d'avoir été impuissans :

Un Anglais de distinction, M. Groves, était depuis plusieurs années atteint d'une affection nerveuse très grave, résultant d'une lésion profonde de la moelle épinière. Si ce
malade n'était pas dans un état complet de paralysie, il était
toutefois dans l'impossibilité presque absolue de faire aucun
mouvement. Aussi, constamment étendu dans un fauteuil,
ne pouvait-on le faire changer de place ou seulement de position, qu'à force de bras, et encore avec les plus grandes
difficultés. M. Groves était en outre en proie à des agitations
convulsives que l'on pourrait appeler palpitations musculaires, qui, affectant toutes les parties du corps, ne lui laissaient pas un instant de repos et rendaient sa position fort
pénible.

Jouissant d'une grande fortune, M. Groves avait épuisé,
comme on le pense bien, toutes les ressources de la médecine, et avait reçu sans succès les soins des praticiens les
plus distingués de l'Angleterre, de l'Allemagne et de l'Italie. Pendant son séjour à Paris, en 1835, il avait consulté
toutes nos célébrités médicales et avait particulièrement été
traité par Dupuytren. Lorsque je fus demandé par M. Groves, l'illustre chirurgien que je viens de nommer venant de
mourir, il était seulement assisté de M. Blandin, actuelle-

ment professeur à la Faculté de médecine, et de **M.** le docteur Roche, qui adhérèrent avec plaisir à la proposition que je fis d'essayer l'emploi de la médication qui m'est particulière.

Je ne rapporterai pas cette observation avec tous les détails dont elle est susceptible; je me borne à indiquer le résultat général que j'obtins au bout de quinze à vingt jours seulement, d'un traitement qui consista en vaporisations, massages et frictions, que je pratiquais moi-même jusqu'à trois fois par jour. Au bout de ce temps, **M.** Groves pouvait déjà se lever seul de son fauteuil, et il le faisait avec une sorte de satisfaction triomphale chaque fois que j'entrais chez lui, pour me montrer les bons effets qu'il retirait de ma médication. En moins d'un mois il pouvait faire le tour de son appartement, avec un peu de difficulté il est vrai, quand il cherchait à le faire seul, mais assez facilement lorsqu'il avait un point d'appui, tel que le bras d'un ami ou d'un domestique. Comme il n'y avait pas lieu d'attendre beaucoup plus du traitement, dans un cas aussi grave que celui dans lequel se trouvait **M.** Groves, il se décida à partir pour Naples, espérant que le bienfaisant climat de l'Italie et la température habituellement élevée de cette contrée, consolideraient ce que la gravité des circonstances permettait d'appeler une guérison. Ce qui m'autorise à croire que si l'état de **M.** Groves ne s'améliora pas complètement, il ne perdit rien de ce qu'il avait gagné sous l'influence de ma médication, c'est que, long-temps après son départ de Paris, je donnai des soins à un de ses compatriotes qui vint tout exprès de Londres me consulter de sa part.

M. de la Buchollerie, âgé de cinquante-deux ans, à Bayeux (Calvados), était atteint d'un trouble profond de l'innervation rachidienne, et on le supposait affecté d'une altération *organique* de la moelle épinière, lorsque ce malade réclama mes avis, à la fin de février 1842. M. de la Búchollerie commença immédiatement le traitement, et au bout d'une quinzaine de jours il pouvait déjà en apprécier l'influence favorable. Il m'écrivait :

« Bayeux, 11 mars 1842.

» J'éprouve déjà du mieux du côté de la vessie, ce que j'attribue aux applications faites sur les reins ; j'ai retrouvé sur tout le corps une moiteur qui m'avait abandonné depuis long-temps ; mes jambes me semblent plus solides et j'ai plus d'aplomb ; mais j'éprouve toujours une très forte fatigue dans les cuisses et des fourmillemens dans les jambes, et dois prendre garde de tomber lorsque je me lève. »

On voit, par ces détails laconiques, que les accidens primitifs n'étaient pas sans gravité ; ils avaient été jugés ainsi par divers médecins ; c'est pourquoi M. de la Buchollerie m'écrivait encore :

« Mes médecins et le savant docteur Andral ont reconnu comme vous, dans mon état, une *lésion à la moelle épinière*, et croient qu'il n'existe pour moi d'autre moyen de guérison que les *moxas*, que je regarde, *en ayant déjà supporté* QUATRE, comme un mal plus terrible que celui que j'ai.

» Pensez-vous, monsieur le Docteur, que je puisse, avec une grande persévérance dans l'emploi de votre médication, parvenir à recouvrer la santé sans recourir à cet horrible moyen ? J'ai seulement pratiqué cinq vaporisations et frictions balsamiques selon votre indication, et j'ai déjà obtenu une grande amélioration. »

On peut suivre la progression des avantages obtenus, en lisant les fragmens suivans de la correspondance du malade, et en comparant les dates :

« 29 Mars 1842.

» C'est encore votre malade normand qui vient vous tourmenter pour vous prier de lui faire expédier des remèdes dont il se trouve très bien : j'éprouve toujours une grande fatigue dans les cuisses, mais beaucoup plus de solidité dans les jambes ; je monte aujourd'hui un escalier avec facilité ; il m'est même arrivé d'enjamber deux marches à la fois ; je descends aussi avec plus de facilité, et je puis le faire en changeant alternativement de jambe, ce qui m'était très pénible ; mais j'ai toujours le *fer chaud* (sentiment d'ardeur brûlante au creux de l'estomac) ordinairement le soir, vers les neuf heures. Je me suis fait faire des vaporisations sur le creux de l'estomac, et toujours plus particulièrement sur la colonne dorsale. »

A vingt jours de distance, je reçois les renseignemens suivans :

« 17 Avril 1842.

» .... Y a-t-il avantage à élever la température des boules le plus possible, et malgré le froid que nous éprouvons ici, dites-moi, Docteur, s'il y a de l'inconvénient à faire usage de la poudre anti-viscéralgique ? j'en prends un paquet vers dix heures, le soir, avant de me coucher. Je suis votre médication avec beaucoup de persé-vérance ; les applications sont pratiquées matin et soir. J'ai fait pré-parer mes gilets de flanelle et je n'en porte pas d'autre. Je me trouve bien de tout cela, et cependant je dois avouer que les premières ap-plications m'avaient fait concevoir l'espoir d'une guérison beaucoup plus prompte. Toutefois, j'aime à le reconnaître, il y a une amélio-ration sensible ; outre que je monte un escalier avec beaucoup plus de facilité, je fais le mouvement de torsion du haut du corps comme avant ma maladie ; et puis je reviens à cette affection ap-pelée, je crois, *pyrosis* ou *fer chaud* : elle se fait sentir tous les jours, trois ou quatre heures après le repas, et ne cède pas à des vaporisations soignées et prolongées. »

Voilà à peine six semaines que M. de la Buchollerie est en traitement, recevant les soins de personnes qui ne sont aucunement au courant du manuel opératoire, qui ne s'ac-quiert que par l'habitude ; il éprouve une amélioration no-table sous beaucoup de rapports, néanmoins il s'étonne de ne pas obtenir une guérison plus prompte : il en est presque toujours ainsi, et cependant ce n'est qu'avec de la régula-rité et une persévérance relative à la gravité des affections, que l'on peut espérer un résultat satisfaisant. C'est ce que je n'ai pas manqué de faire observer à M. de la Buchol-lerie, en l'encourageant à continuer activement son traite-ment ; dix jours à peine étaient écoulés que j'ai reçu de lui une lettre dont voici un extrait :

« 28 Avril 1842.

» J'ai continué mon traitement, et j'en ai éprouvé le bien que j'en attendais ; ma fatigue habituelle est moins forte, je me tiens bien plus d'aplomb sur mes jambes. Une chose qui m'a fait grand plaisir, et sur laquelle je comptais, puisque vous me l'annonciez, c'est que l'affection fatigante que je nomme le *fer chaud*, a presque complètement disparu, ainsi que la douleur que j'éprouvais au côté, qui se représente encore quelquefois, mais qui cède presque toujours à une vaporisation un peu prolongée pratiquée sur l'épine dorsale et l'épigastre. Les dernières vaporisations et frictions ont fait reparaître un grand nombre de petits boutons sur la région dorsale, mais je ne m'en inquiète pas le moins du monde. Le matin, après les vaporisations et les frictions, les urines s'écoulent comme dans mon état de santé. »

« 28 Mai 1842.

» Je viens de passer un mois à la campagne, et pendant tout ce temps j'ai suivi mon traitement avec la plus grande exactitude; j'en ai éprouvé une très grande amélioration; je marche avec beaucoup de facilité et suis parvenu à lever la cuisse pour passer par dessus ce que l'on appelle, en Basse-Normandie, *un échalier*, ce qui me force à faire un mouvement presque semblable à celui qu'il faudrait faire pour monter à cheval, pour se mettre en selle. Le bien obtenu ne se faisait bien sentir que le matin ; dans la soirée, lorsque surtout j'avais fait une course un peu longue à pied, car je n'ai pas encore osé monter à cheval, j'étais pris de fatigue si forte, que je sentais un vif besoin de mon lit. Un jeune docteur, M. Falaize, bon médecin, consulté à la campagne, et qui m'avait vu à Bayeux il y a quelque temps, a trouvé mon état infiniment amélioré par suite de l'emploi de votre excellente Méthode qu'il approuve fort, et me promet, dans l'état où je suis, une prochaine et certaine guérison par suite de l'emploi de quelques moxas, soit japonais, soit avec la poudre à canon.

» A mon arrivée à Bayeux, M. le docteur Perrez, ayant trouvé en moi une telle amélioration, a pensé que je ferais beaucoup mieux de poursuivre votre moyen curatif que d'en venir à de pénibles cautères, et il m'a permis d'ôter le séton que j'avais au cou. »

« 24 Juin et 18 juillet 1842.

» La suppression de mon séton ne produit rien de fâcheux; je suis plus déterminé que jamais à attendre le résultat de votre Méthode curative; si je ne suis parfaitement guéri, j'ai du moins éprouvé une immense amélioration, dont je vous ai toute l'obligation, je vous assure. Je compte bien aussi faire usage de l'exercice du cheval. . . . .

» Je vous fais mes bien vifs et bien sincères remercîmens ; c'est à vous, Monsieur, que je dois les instans de bien-être dont je jouis, je n'en fais pas le moindre doute, et cependant les docteurs ne voient pour moi, dans votre médication, qu'un palliatif; ils sont tous d'un parfait accord pour dire qu'il n'y a de guérison parfaite pour mon état que dans l'emploi des moxas, et même des moxas souvent répétés; mais comme ils ne peuvent se refuser à l'évidence , tous reconnaissent dans ma position une amélioration sensible. »

Je viens de résumer très rapidement une observation bien importante, qu'il aurait fallu détailler, analyser et commenter de point en point, pour en faire ressortir toutes les instructions pratiques qui en découlent; mais ce travail n'entre pas dans le cadre de cette publication, et est entièrement inutile pour les malades; il sera naturellement fait par les médecins qui méditeront sur l'exposé des accidens graves que, dans ce cas, la médication externe a si puissamment modifiés ou détruits ; et on reconnaîtra bien vite, surtout, que le supplice des moxas répétés, et même des cautères, ne peut pas être d'une efficacité plus positive ni plus spécifique. C'est aux praticiens de bonne foi seulement que j'adresse ces remarques.

RHUMATISMES MUSCULAIRES.

Le fait suivant, qui a pour sujet M. Susini, chef de bataillon en retraite, domicilié à Sartine, en Corse, prouve jusqu'à la dernière évidence que je n'exagère rien en affirmant qu'avec de la régularité dans l'emploi de ma médication, on peut obtenir des guérisons inespérées.

M. Susini m'écrivait dans le courant de 1839 :

« Monsieur,

» J'ai lu dans un journal de médecine le récit de la guérison aussi prompte que complète que vous avez opérée, par votre Méthode curative externe, sur la personne de M. Rubis, atteint depuis long-temps de douleurs rhumatismales fort pénibles. Affecté moi-même de douleurs qui ont beaucoup d'analogie avec celles de M. Rubis, je vous prie de m'expédier votre brochure pour juger moi-même si je puis espérer le même résultat. Il est bon cependant que vous sachiez que, quoiqu'âgé de cinquante-six ans, je suis d'une forte constitution, et je ne puis vous faire connaître d'une manière plus précise les accidens auxquels je suis en proie, que par ce récit :

« Capitaine au 9e léger, à la première expédition d'Afrique je
sentis, pour la première fois, le matin, au bivouac, que mes pieds
refusaient de me porter et que je tremblais sur mes jambes; mais
après avoir fait quelques mouvemens tout rentra dans l'ordre. Cet
événement fut le signe précurseur du retour de certaines douleurs
très aiguës que j'éprouvais déjà avant cette époque, depuis la campagne de Russie, et qui se faisaient sentir dans les genoux pour se
porter de là aux pieds, mais le plus souvent à la hanche gauche.
J'ai fait usage des eaux de Bourbonne, des linimens de toute sorte,
des opiacés, etc., le tout sans aucun résultat. Je ressentais aussi,
par de fréquens intervalles, dans les parties externes des cuisses
et dans l'épaisseur des jambes, une horrible pesanteur qui m'empêchait de les mouvoir librement. Depuis un an les os du bassin, de
chaque côté, sont fort douloureux, et lorsque je veux m'asseoir ou
me mettre debout, les douleurs se propagent jusqu'aux talons, et
je ressens alors, dans le bas des jambes, un très fort serrement qui
gêne tous mes mouvemens. Enfin j'éprouve sans cesse un engourdissement général, et il me semble que mes os sont disloqués... Je vous prie en conséquence de me dire si vous pensez que
votre Méthode puisse m'être favorable : vous obligerez un ancien serviteur qui vous en conservera une éternelle reconnaissance, etc., etc. »

Ma réponse fut affirmative ; aussi fis-je expédier à M. Susini les objets servant à la pratique de ma Méthode curative,
et, le 22 février 1840, il me donna de ses nouvelles en ces
termes :

« Monsieur,

» J'ai fini mon traitement, qui n'a guère duré que quinze jours,
et je m'empresse de vous en rendre compte : je vous dirai donc
que la première application du remède a été faite sur tous les
points de la circonférence du bassin, et que j'en ai éprouvé tout
d'abord un très grand soulagement. J'ai ensuite fait faire les applications alternativement sur les membres inférieurs eux-mêmes,
c'est à dire sur les deux cuisses, tant en dedans qu'en dehors, en
suivant le trajet des nerfs sciatiques, ainsi que sur les jambes jusqu'aux pieds. Un mieux bien sensible et progressif se fait toujours
sentir. Les plantes des pieds étaient sans cesse froides ; mais, après
une première opération, il s'y est développé une douce chaleur, et
les doigts commençaient à reprendre leurs mouvemens. Enfin,
Monsieur, je n'ai qu'à me féliciter grandement d'avoir fait usage
de votre Méthode curative. Je puis du moins marcher très librement, et même monter à cheval, ce qui m'était absolument impossible avant le traitement.

» Agréez mes remercîmens, et veuillez croire, etc., etc.

» SUSINI. »

Je rapproche de ce cas celui de M. le comte de Baillenx, non qu'il soit plus concluant, mais parce qu'il prouve deux choses : l'insuccès des eaux thermales, comme dans le cas précédent, et le ridicule, je dirai même le coupable scepticisme de certains médecins qui jugent une méthode qu'ils ne connaissent aucunement, et qui en défendent l'emploi même quand toute leur science a échoué. Voici ce que m'écrivait M. le comte de Baillenx, sous la date du 6 décembre 1838 :

« Canabec, près Pau (Basses-Pyrénées).

» Le seul remède qui a procuré du soulagement à mes douleurs, Monsieur, est votre médication névropathique ; je vous demande, en conséquence, de vouloir bien me faire expédier une nouvelle caisse... Mes douleurs me prennent depuis les talons jusqu'à la tête et sont presque continuelles ; mes genoux, les reins et le derrière du cou sont les parties les plus atteintes, et il y a des momens où je puis à peine me remuer : la moindre fatigue me fait horriblement souffrir. Ce qui me désole, c'est de ne pouvoir me livrer à mon seul délassement, qui est la chasse, que j'aime encore avec passion. J'oubliais de vous dire que j'ai un calus rhumatismale ou goutteux aux deux phalanges des deux petits doigts des mains, et que celui de la droite me fait souffrir, non une grande douleur, mais une gêne qui augmente à la moindre pression.

» Je n'ai malheureusement pu faire votre traitement en entier, les médecins de ce pays ne voulant pas me donner leurs secours pour l'exécuter, et j'ai craint de mal faire par moi-même. Je me suis donc contenté de me frotter avec votre baume, de porter votre ceinture de flanelle, et je m'en suis trouvé mieux que de tout autre remède, particulièrement que des eaux chaudes qui ne m'ont jamais fait aucun bien. »

Au bout de deux mois, M. le comte de Baillenx fit remettre chez moi le billet suivant :

« Il y a quelque temps que M. le docteur Comet fit adresser à M. le comte de Baillenx, à Bayonne, des médicamens destinés à combattre les douleurs. M. de Baillenx s'en trouve très bien ; si bien même qu'il désirerait avoir encore une provision des remèdes qu'il le prie de vouloir bien lui faire préparer et expédier. »

Le 30 mars 1836, M. le docteur Catelnier, ancien chirurgien-major de la marine royale à Toulon, m'écrivait :

« Monsieur et Confrère,

» J'ai vu dans un journal de médecine l'exposé d'une médication externe que vous employez avec succès dans les affections rhumatismales, nerveuses, goutteuses, etc., et dont ce journal fait le plus grand éloge. Je désirerais en faire moi-même l'application, et vous prie d'avoir la bonté de me faire connaître la manière dont vous procédez, ou de m'envoyer le plus tôt possible les médicamens topiques dont vous faites usage.

» Comme il n'y a point de dépôt de vos médicamens indiqué dans l'article du journal, je m'adresse directement à vous pour que vous me mettiez à même d'employer ce moyen comme vous l'entendez pour que la réussite soit complète.

» J'ai l'honneur d'être, etc. »

L'affection dont souffrait la personne à laquelle s'intéressait M. Catelnier, occupait la région lombaire et se faisait particulièrement ressentir au côté droit; elle éprouvait peu de douleur quand elle était couchée et lorsqu'elle marchait sur un terrain uni; mais les douleurs étaient très vives le matin au sortir du lit et lorsqu'elle voulait s'appuyer sur le membre affecté, ou lorsqu'elle était assise depuis quelque temps ; elle était alors obligée de se lever et de marcher, ce qui était pour elle non seulement gênant, mais très pénible. Les seuls moyens qu'on avait cru devoir employer étaient des sangsues et des frictions qui n'avaient apporté que peu ou point de soulagement. M. Catelnier manifestait d'ailleurs une prévention très favorable à ma Méthode, et me promit de me tenir parfaitement au courant du succès qu'il ne doutait pas devoir en obtenir. Il tint parole, car, sous la date du 4 mai suivant, il m'écrivait ce qui suit :

« Monsieur et honoré Confrère,

» Nous avons reçu dans leur temps, et je me suis empressé de mettre en usage les médicamens et les autres objets renfermés dans la caisse que vous m'avez fait adresser. Je vous remercie de l'empressement que vous avez mis à la faire parvenir, car un malade n'est jamais patient et désire mettre le plus tôt possible en usage les moyens qu'il croit devoir le soulager.

» Nous avons suivi, dans le mode d'application, les instructions contenues dans votre brochure, que j'ai lue avec plaisir, et où j'ai trouvé des idées qui me seront fort utiles dans l'exercice de notre profession. Le malade a été très manifestement soulagé à la troisième séance. Les mouvemens sont aujourd'hui beaucoup plus libres, surtout le matin ; mais il existe encore un peu d'engourdissement qui ne se dissipe qu'après trois ou quatre heures. Nous n'avons donc qu'à nous applaudir de l'emploi de votre Méthode, et je saisirai avec empressement et plaisir toutes les occasions d'en faire de nouveau l'application.

» Agréez, Monsieur et Confrère, etc.

» CATELNIER. »

« 14 Mai 1837.

» Monsieur,

» Il y a quelques mois que j'eus l'honneur de réclamer vos conseils en faveur d'une de mes clientes, atteinte de douleurs rhumatismales intenses, et à laquelle vous envoyâtes votre traitement dolorifuge ; aujourd'hui je viens vous demander vos avis et vous prier de faire expédier, si vous le jugez utile, le même appareil de traitement pour un digne ecclésiastique de notre ville, M. Lestourmi, vieillard de près de quatre-vingts ans, et rhumatisant depuis quarante ans. Ses souffrances, d'abord vagues, se fixèrent dans le principe aux membres, mais il est aujourd'hui atteint d'un véritable *lumbago* qui, depuis plusieurs années, le force à marcher courbé en deux, et lui fait passer d'horribles nuits. Malgré cela, ce monsieur jouit, sous tout autre rapport, d'une bonne santé, a bon appétit, ses fonctions se font très bien, et je crois qu'il offre les chances les plus avantageuses de succès. Il est, du reste, bien décidé à suivre exactement toutes les prescriptions qui lui seront faites ; de plus, c'est moi qui en donnerai l'explication et me chargerai de les faire administrer...... Vous avez dû recevoir une demande d'un autre de mes cliens, M. Record, receveur des contributions indirectes de notre ville, auquel j'ai conseillé de s'adresser à vous. Si, comme j'en ai la conviction, les résultats répondent à mon attente, j'aurai souvent l'occasion de recourir à vos lumières.

» Veuillez agréer, etc.

» BOLLON, père,
» Médecin à Sainte-Foix (Gironde). »

Il y avait tout au plus un mois que j'avais donné mon avis et prescrit mon traitement, que je reçus de cet honorable confrère cette nouvelle lettre :

« Monsieur le Docteur,

» Le mieux considérable qu'éprouve, par votre traitement, M. Lestourmi, l'a engagé à prolonger les frictions après avoir épuisé les remèdes. Il me charge de vous prier de lui faire adresser de suite deux nouvelles bouteilles d'eau réactive et deux flacons de baume. Notre bon curé se trouvant guéri, à près de quatre-vingts ans, d'une douleur rhumatismale qui date de plus de la moitié de sa vie, vous allez vous trouver, monsieur le Docteur, bien des *saintes* névralgies sur les bras. Soyez, du reste, bien convaincu qu'il ne tiendra pas à moi que vous n'ayez dans ce pays beaucoup de cliens, etc., etc.

» BOLLON père, médecin. »

En 1836, M. Ragneau, marchand tailleur, demeurant ci-devant rue Vivienne, et actuellement rue d'Amboise, me fit appeler pour un rhumatisme nerveux qui avait son siége dans la tête et déterminait des accidens fort graves. Le plus extraordinaire de ces accidens était une sécrétion incessante de mucus qui s'écoulait continuellement par les narines, sans cause locale évidente. Plusieurs médecins distingués de la capitale, entre autres M. Ricord, avaient donné leurs soins à M. Ragneau, sans qu'il en retirât le plus léger avantage ; et cependant, dès ma troisième visite, tous les accidens avaient si complètement disparu qu'il put se livrer à ses occupations habituelles. Les jours précédens il ne pouvait pas quitter le lit.

M. Ragneau a encore été atteint, dans l'hiver de 1839, de douleurs rhumatismales violentes qui, occupant la région lombaire, le dos et les épaules, l'empêchaient d'agir et de sortir de sa chambre. A peine lui eus-je pratiqué moi-même une dizaine d'applications, qu'il reprit ses occupations et qu'il put faire tous les jours une longue promenade à cheval.

En décembre 1839, j'ai donné des soins à M. ***, âgé de soixante-dix ans, demeurant rue de la Paix, et atteint, depuis plusieurs années, de douleurs profondes dans les reins, et particulièrement dans les os des hanches. M. *** était alors traité par le docteur Aimé Grimaud, qui, reconnaissant l'entière inefficacité des moyens thérapeutiques jusqu'alors

mis en usage, consentit à ce que son malade reçût particulièrement mes soins. Je fis moi-même, sur les régions affectées, une quinzaine d'applications des moyens qui constituent ma médication externe, et le malade en obtint des
avantages que mon honorable confrère, M. Grimaud, ne se
refusera certainement jamais à certifier.

M. Radou, propriétaire du roulage, rue Mauconseil, n. 25,
me fit appeler le 7 janvier 1836. Il était atteint d'un rhumatisme lombaire des plus aigus qu'il avait contracté en mon-
tant sa garde. Je lui fis une seule application le soir, et le
lendemain matin je le trouvai dans ses bureaux vaquant à
ses affaires, ne ressentant aucune atteinte d'un mal qui,
douze heures avant, ne lui permettait pas un léger mouvement sans exciter de très vives douleurs, et le forçait à se
tenir courbé en avant sans pouvoir se redresser. Cette guérison me fut racontée au bout de quelques jours, à moi-
même, comme une chose merveilleuse, par M. Boucher,
avoué, qui ignorait que ce fût moi qui l'eût opérée, et qui
avait vu le malade souffrant horriblement une heure avant
que je fusse appelé.

M. Drago, rue Sainte-Avoie, dont le gendre, M. Péturet,
est médecin, réclama mon intervention pour le débarrasser
d'un lumbago très tenace; je fis trois applications, et
M. Drago fut immédiatement soulagé. C'est M. le docteur Péturet qui est venu me remercier de sa part et me solder mes
honoraires. Depuis, ce même médecin a réclamé mes soins
pour un de ses oncles atteint de la goutte.

M. Possoz, membre du conseil général du département de
la Seine, et maire à Passy, atteint d'un rhumatisme fibreux
des lombes, se croyait, deux jours avant la fête du roi, dans

l'impossibilité de faire partie du corps municipal qui devait se rendre auprès de Sa Majesté le 1er mai. Je ne suis pas le médecin ordinaire de M. Possoz, cependant il m'écrivit ces quelques lignes :

« Vendredi, 29 avril 1836.

» Mon cher Comet,

» Je suis retenu chez moi par une douleur de reins qui me fait beaucoup souffrir ; obligé d'aller dimanche à Paris, j'ai besoin de me guérir promptement, et à cet effet je réclame votre assistance pour l'essai du *fameux remède* contre les douleurs rhumatismales nerveuses.

» Soyez assez bon pour monter en cabriolet et venir me frictionner d'importance.

» Votre dévoué, etc.

» FRÉD. POSSOZ. »

J'allais sortir ; je pris tout ce qu'il me fallait, et je terminai mes courses à Passy, vers midi. Je fis une assez longue application à M. Possoz, qui se leva immédiatement après et se trouvait parfaitement bien ; mais, vers six heures, on me remit le billet suivant :

« Mon cher Comet,

» L'ennemi a reçu de bien rudes atteintes, mais il n'est pas encore vaincu. Si vous pouvez l'attaquer une seconde fois, soit ce soir, soit demain matin, je pense que nous aurons satisfaction complète. Cette opinion, que je vous transmets, est la mienne, c'est à dire celle d'un malade qui a déjà éprouvé de l'amélioration.

» Comme médecin et tacticien, vous avez certainement aussi une opinion arrêtée sur ce qu'il convient de faire : décidez à votre gré, et surtout sachez bien que c'est l'amitié qui vous adresse une provocation. Ainsi, ne vous gênez en rien.

» Vendredi, à quatre heures.

» Tout à vous.

» FRÉD. POSSOZ. »

Le but n'eût pas été rempli complètement si M. Possoz ne s'était pas trouvé en état de faire sa visite au roi. Je ne remis pas au lendemain la seconde application, dans la crainte qu'une troisième ne fût encore nécessaire : je la fis le soir même entre neuf et dix heures ; elle couronna l'œuvre,

et **M.** Possoz put le surlendemain, dimanche, 1ᵉʳ mai, satisfaire aux devoirs que ses fonctions lui imposaient.

M. Nigon, tailleur, rue des Bons-Enfans, 34, fut subitement atteint d'une contraction violente et de douleurs tellement vives dans les parois de la poitrine, qu'il ne pouvait se
défendre de craintes d'autant mieux fondées qu'il éprouvait
en outre une forte suffocation. On croyait à l'existence
d'une fluxion de poitrine (*pneumonie*). Je fus appelé dans un
moment d'angoisse; mais ayant bientôt reconnu la cause
des accidens, une *pleurodynie*, je fis une application prolongée de la vaporisation et des frictions sur toute l'étendue
du thorax. Sous l'influence de cette médication, la respiration devenait de plus en plus facile, et le même jour **M.** Nigon, dans son atelier, au milieu de ses ouvriers, avait repris
ses occupations et ne se ressentait de rien.

Quelque considérable que soit le nombre des guérisons
dont je possède les preuves les plus irrécusables, il est loin
encore d'exprimer le véritable chiffre des succès dus à ma
Méthode curative, parce que beaucoup de malades, comme
je l'ai déjà dit, et comme on a pu le voir par plusieurs passages de ma correspondance, ne m'écrivent que quand ils
souffrent et s'abstiennent de toute communication avec moi
dès qu'ils se sentent soulagés. Il m'est même très souvent
arrivé, m'en rapportant aux dernières lettres de quelques
malades, de mettre au nombre des insuccès des cas dans
lesquels le traitement avait eu en définitive les plus heureux
résultats. Le fait suivant en est une preuve, je la prends au
hasard entre mille.

Sur la fin de février 1836, je fus consulté par un cultiva-
teur d'Arcis-sur-Aube, **M.** Lasnier-Maloté, affecté d'un rhumatisme goutteux qui s'était fixé sur les deux pieds. La dernière lettre que je reçus de ce malade se terminait ainsi :

» J'ai fait exécuter votre ordonnance de six heures en six heures de distance. Après l'emploi de la bouteille d'eau réactive et deux ou trois jours après j'ai ressenti des picotemens dans toutes les parties du corps, surtout à la peau. Depuis deux mois je suis attaqué par mon rhumatisme goutteux qui m'empêche complètement de marcher. L'enflure vient le soir et disparaît dans la nuit, etc. »

Rien assurément, dans ce peu de mots, n'autorise à croire non seulement à une guérison, mais même une amélioration ; et cependant, un an après, je reçus du même pays la lettre suivante :

« Arcis-sur-Aube, 18 avril 1837.

» Monsieur le Docteur,

» Je viens d'apprendre de M. Lasnier-Maloté, habitant de cette ville, et mon ami, les merveilleux effets que votre traitement, contre la cruelle maladie des rhumatismes, a opérés sur lui.

» Mon épouse, âgée de quarante-huit ans, souffre depuis douze ans, et depuis deux surtout, de douleurs rhumatismales dont le point de départ est l'aine droite, et qui remontent jusqu'à la partie supérieure de la hanche droite ; elles varient et descendent quelquefois dans la cuisse, dans le genou et dans la jambe.

» Veuillez faire remettre à la personne chargée de cette lettre tout l'appareil et les instructions les plus étendues pour la guérison ou le soulagement de ma pauvre souffrante, et recevoir, etc., etc.

» J. BÉGUINOT,
» Négociant à Arcis-sur-Aube. »

Cette malade, ainsi que je l'ai appris encore accidentellement, a obtenu un résultat satisfaisant de ma médication.

D'autres fois, au contraire, les malades attendent pour me donner de leurs nouvelles qu'une occasion se présente de m'adresser quelque autre malade, comme l'a fait l'auteur de la lettre suivante :

« Thouars, 2 novembre 1838.

» Monsieur,

» Je vous prierai de me faire adresser le plus tôt possible les objets dont le détail suit, pour deux de mes amis souffrant comme moi de douleurs rhumatismales.... Quant à moi, je me trouve très bien de vos excellens moyens de traitement, et je suis de point en point la marche que vous m'avez donnée à mon passage à Paris.

» Recevez la nouvelle assurance de ma parfaite considération et de mon entière reconnaissance.

» Baillou de la Brosse,
» A Bigny-Monbrun, près Thouars. »

En 1837, M. Teissier, âgé d'environ trente ans, demeurant rue de Buffon, n. 9, a été atteint d'un rhumatisme très intense et très profond, dans les reins et les hanches, qui s'était déjà manifesté depuis long-temps dans les cuisses. A cette époque, les douleurs devinrent intolérables et empêchaient le malade de vaquer à ses occupations. Tous les moyens mis en usage ayant été sans efficacité, M. Tessier eut recours à moi, et au bout de quelques jours, pendant lesquels je lui fis trois ou quatre applications, il fut complètement guéri. Depuis cinq ans il n'y avait pas eu de récidive; mais, dans le courant de décembre 1841, M. Tessier est venu me demander des conseils pour une douleur qui commençait à se manifester dans une épaule. Malgré le peu d'importance des accidens, comme ce malade est très prédisposé aux rhumatismes, je l'ai engagé à mettre en usage la médication qui déjà lui avait si bien réussi, et à ne pas attendre le développement de plus fortes douleurs pour se débarrasser de la cause qui les engendrait. M. Teissier a suivi exactement mon avis et s'en est parfaitement trouvé.

Si l'on supposait que la médication externe n'a d'efficacité que sur les malades dans la force de l'âge, et chez lesquels la sensibilité n'a souvent besoin que d'être peu profondément modifiée pour reprendre son rhythme normal, je rappellerais l'observation de guérison de M. Lestourmi, page 105, et celle de M. de C..., page 46, et la note dont je l'ai accompagnée; mais le fait suivant, que je choisis surtout à cause de sa date récente, prouve que ni l'ancienneté de l'affection, ni l'âge avancé du malade ne sont des contre-indications à l'emploi de la Méthode. Je laisse parler la personne qui fait le sujet de l'observation et qui m'écrivait, à la fin de mai 1842, ce qui suit :

« Monsieur,

» Depuis *trois ans* je ressens en bas des reins une assez forte douleur lorsque je veux marcher, ce que je ne puis faire que courbé, et la douleur est beaucoup plus forte lorsque je veux me redresser ; je la ressens alors jusque dans le bas-ventre, et, pour peu que je marche, les cuisses et les jambes me font mal, et je sens une telle lassitude que je suis obligé de me reposer. Quand je suis assis ou couché, je ne sens aucune douleur, je n'en éprouve que lorsque je veux marcher. J'ai suivi trois ans un traitement homœopathique, j'ai fait des frictions de toute espèce, j'ai pris des bains, des douches d'eau froide ; *rien ne m'a soulagé*. Depuis quinze jours je frictionne la partie douloureuse avec de l'eau-de-vie dans laquelle j'ai fait fondre du sel. J'abandonne aujourd'hui ce remède qui n'a fait aucun effet. Enfin on me conseille les bains sulfureux d'Aix-la-Chapelle, et je m'étais décidé à essayer ce nouveau remède lorsque j'ai eu connaissance de votre Méthode curative. Je me suis procuré l'ouvrage qui en contient le développement, et, après l'avoir lu, j'ai acquis la confiance et l'espoir que si elle ne me guérissait pas radicalement, je pourrais au moins en espérer du soulagement, car j'ai trouvé dans votre ouvrage des guérisons de douleurs semblables à celles que j'éprouve, et opérées sur des malades qui n'étaient guère moins âgés que moi, *car j'ai soixante-dix-huit ans*, etc.

» Veuillez donc, Monsieur, me donner votre avis, et si vous croyez que vos moyens puissent me soulager, je me rendrai de suite à Paris, au lieu d'aller à Aix-la-Chapelle. Comme j'avais le projet de partir dans huit ou dix jours, je vous serais très reconnaissant de vouloir bien me répondre de suite ; vous obligerez votre, etc.

» Ch. LIMBOURG,
» Rentier, à Ath (Belgique). »

Quelque convaincu que je fusse, par expérience, de l'efficacité de ma Méthode en pareille circonstance, j'avoue cependant que le grand âge de M. Limbourg et l'ancienneté de sa maladie m'engagèrent à être fort réservé dans mes promesses. Aussi le détournai-je de l'idée qu'il avait de faire le voyage de Paris, et me contentai-je de lui conseiller *d'essayer* chez lui-même ma médication, en se reposant du soin de son application sur une personne zélée et intelligente à laquelle j'en indiquerais tous les détails par correspondance. M. Limbourg ayant suivi cet avis que me dictait la prudence, je lui fis expédier les objets nécessaires à son traitement, et dès le 23 juin il m'écrivait :

« Monsieur,

» J'ai reçu le 17 courant la caisse avec les médicamens et autres objets que vous m'avez fait envoyer. Dès le lendemain 18, j'ai commencé à les mettre en usage ; j'ai suivi le mode d'application avec la plus scrupuleuse attention, matin et soir, pendant une heure et plus. Jusqu'au 22 je n'ai ressenti aucun soulagement ; hier et aujourd'hui seulement je ressens un mieux très prononcé, ce qui me donne le plus grand espoir qu'en persévérant je parviendrai, sinon à une guérison complète, du moins à rendre mes douleurs supportables. »

Les résultats ont de beaucoup dépassé les espérances de M. Limbourg, et cela dans un espace de temps bien court, car, à quelques jours seulement d'intervalle de la lettre qui précède, il m'adressait celle-ci :

« Ath, 27 juin 1842.

» Monsieur,

» Je vous annonce avec bien de la satisfaction que mes douleurs sont presque entièrement passées ; je puis me redresser et ne suis plus réduit à me tenir courbé. La lassitude que je ressentais dans les cuisses quand je marchais, et qui m'obligeait de me reposer après quelques minutes de marche, se dissipe également. J'ai fait hier près d'une demi-lieue sans être fatigué, sans même avoir eu besoin de me reposer... J'ai eu tout le temps du traitement le ventre libre ; depuis quelques jours il m'est survenu sur les reins une quantité de petits boutons qui m'occasionnent par momens de grandes démangeaisons, etc.

» Agréez l'assurance de toute ma reconnaissance, etc., etc.

» CH. LIMBOURG. »

Enfin, à deux mois de date de la réception de la lettre ci-dessus, le 30 août, M. Limbourg, ayant entrepris le voyage de Paris, est venu me remercier. Ce vieillard était entièrement débarrassé des souffrances auxquelles il avait été en proie pendant plus de trois ans, et me disait avec une joie indicible, qu'il se sentait rajeuni de trente ans, que le transport en voiture ne l'avait aucunement fatigué. Il est resté plusieurs jours à visiter la ville et est reparti pour la Belgique dans un état de parfaite santé.

———

Sans rapporter les accidens qui caractérisaient l'état grave dans lequel se trouvait une dame traitée par le docteur Bellaud, à Verrières, près de Poitiers (Vienne), il nous suffira, pour faire apprécier l'efficacité de la médication externe mise en usage dans ce cas, de citer quelques passages de la correspondance de notre confrère :

« Verrières, le 8 mars 1842.

» Monsieur et honoré Confrère,

» Je vous disais, dans ma première lettre, que ma malade, âgée de quarante-six ans, d'une forte constitution, sanguine, très replète, avait éprouvé, il y a sept ans, les premières douleurs rhumatismales ; que tous les moyens connus jusqu'à ce jour avaient été mis en usage sans le moindre succès ; qu'enfin toutes les articulations étaient prises et presque privées de mouvement.

» Votre remède, appliqué aux membres inférieurs d'abord, a produit de la diminution dans tous les symptômes. Le gonflement a diminué, les douleurs se sont apaisées, et la pauvre malade commence à étendre un genou qui était resté ployé depuis cinq ans. »

Six semaines après, le 25 avril, le docteur Bellaud nous adressait ces lignes :

« Notre malade a obtenu de nouveaux avantages de la médication externe ; elle peut se servir de ses bras et de ses mains ; l'intérieur va bien : plus de vomissemens ni de douleurs, etc. »

———

Enfin, je terminerai par un exposé sommaire de faits qui déposent en faveur de ma Méthode curative dans les affections rhumatismales, quand elles ont passé à l'état le plus chronique, et ont pris, par la continuité de la douleur, le caractère d'une véritable névralgie. Cette observation m'est fournie par un habitant de Furnes (Belgique), qui m'écrivait le 1er novembre 1842 :

« Monsieur,

» Il y a environ deux mois que je vous ai demandé un volume traitant de votre médication pour la guérison des maladies chroniques. En le feuilletant, j'ai trouvé des cas tout-à-fait analogues à celui qui m'affecte, et que je crois devoir appeler le *gravedo*.

» *Depuis douze ans* je suis sujet à des douleurs dans la tête, et surtout dans les enveloppes du crâne et dans la nuque. Le mal devient ordinairement plus aigu à l'approche des mauvais temps et dans les longues applications de l'esprit. Pour vous donner une idée un peu nette de mon état, je vous en ferai l'historique. Je suis clerc de notaire depuis l'âge de dix-sept ans, et j'en ai trente-un. Impressionnable, j'étais à dix-huit ans d'un tempérament sanguin et d'une constitution forte, d'un caractère sombre et mélancolique, me livrant alors beaucoup aux applications de l'esprit ; je devenais sujet à des indigestions, à des chaleurs dans la tête et dans l'estomac, suivies de vomissemens ainsi que de douleurs sourdes dans le cerveau. La diarrhée me dura près de deux ans : je devenais faible, décharné, et tombais dans un état d'inaptitude de travail intellectuel et physique. Alors j'ai quitté mes occupations de bureau, et j'ai vécu inactif pendant deux ans à la campagne. Ayant un peu rétabli mes forces physiques, j'ai repris mes occupation de bureau ; je suis redevenu assez fort et bien portant, *sauf le mal chronique de la tête* qui occupait particulièrement le crâne, les tempes et le front, donnait de fortes chaleurs à la figure et occasionnait de fréquentes hémorrhagies. Dans cet état de choses, j'ai consulté beaucoup de médecins, j'ai essayé beaucoup de remèdes : quelques uns n'ont rien produit, d'autres ne m'ont qu'un peu soulagé. Un vésicatoire que j'ai porté pendant six mois à la nuque, et dix-huit mois ou deux ans au bras gauche, n'a eu d'autre résultat que de faire descendre un peu le mal du cerveau jusque dans le derrière de la tête et dans la nuque, où je souffre maintenant presque continuellement. Pendant la nuit, j'ai des tintemens et du sifflement dans les oreilles, et j'ai perdu presque totalement l'odorat.

» Avec ces données, je pense, Monsieur, que vous pourrez découvrir la cause de mon mal et déterminer les parties de mon corps sur lesquelles il faudra opérer. J'ai l'espérance que votre Méthode pourra me rétablir totalement, etc., etc.

» N. Vanderheyde,
» Me clerc de notaire, à Furnes. »

Quelque ancienne que fût cette maladie, qui révélait, comme on le voit, autant la forme d'une névralgie que d'un rhumatisme, je partageai l'espérance du malade et la basai principalement sur les succès que j'ai obtenus dans plusieurs cas de douleurs épicraniennes transcurrentes ou fixes. Je fis en conséquence expédier à M. Vanderheyde les objets nécessaires à son traitement, et lui conseillai de faire les applications sur la tête, la nuque et la colonne vertébrale, alternativement, soir et matin, etc., etc. Voici ce qu'il m'écrivait sous la date du 14 décembre :

« J'ai reçu votre lettre, ainsi que la caisse contenant l'appareil nécessaire à votre traitement externe. Voici comment je l'ai employé, etc., etc. En somme totale, je me sens beaucoup mieux depuis que j'ai fait l'application de ce traitement. Les rhumes de cerveau m'ont totalement quitté, je ne saigne plus du nez; les douleurs nerveuses dans les enveloppes de la tête n'ont cependant pas encore complètement cédé, mais elles diminuent ainsi que le tintement dans les oreilles... Je ressens une heureuse influence de votre médication sur toute mon organisation, et j'espère qu'avec encore un peu de persévérance je pourrai me rétablir totalement. Aussi suis-je bien décidé à poursuivre, etc., etc. »

Enfin la dernière lettre que j'ai reçue de ce malade, le 9 février, contient ces phrases si formelles :

« Je continue à éprouver de l'amélioration de votre traitement externe... Comme je n'ai plus d'hémorrhagies depuis que je l'emploie, mon embonpoint est sensiblement augmenté, et mes couleurs deviennent plus vives. J'espère qu'avec la belle saison et encore un peu de persévérance tout sera fini. »

AFFECTIONS LYMPHATIQUES.

C'est surtout dans les maladies qui ont pour cause une altération des humeurs lymphatiques ou un trouble de leur circulation, qu'il faut mettre une grande régularité et beaucoup de persévérance dans l'emploi de la Méthode curative externe. Il en doit être de même pour les affections profondes des viscères. Je pourrais rapporter bon nombre d'exemples à l'appui de ce précepte; mais les nombreux détails que ces observations comportent me mèneraient trop loin ; je me bornerai donc à consigner ici quelques faits des plus concluans et qui pourront servir à sanctionner l'immense efficacité de la médication externe, puisqu'il s'agit de guérisons obtenues dans un temps très court et, dans quelques cas, par une seule, deux ou trois applications au plus des remèdes (1).

DOULEURS ARTICULAIRES.

M. Rubis, demeurant à Paris, rue des Deux-Ecus, n. 31, était depuis long-temps dans l'impossibilité de se livrer à ses occupations habituelles, et même retenu au lit par des douleurs extrêmement aiguës, qui avaient leur siége dans la profondeur des articulations des os des deux cuisses avec le bassin de chaque côté. Le moindre mouvement d'écartement, de rapprochement ou de circumduction des membres inférieurs faisait jeter les hauts cris au malade, qui pouvait encore moins se tenir debout ou se livrer à la marche : un simple roulement du corps dans le lit déterminait des souffrances très vives. L'articulation du genou gauche était aussi entreprise, mais à un moindre degré. M. Rubis ne pouvait s'expliquer le développement des accidens auxquels il était en butte; il jouissait habituellement d'une bonne santé, et son mal, disait-il, lui était venu sans cause occasionnelle ou déterminante. Il avait été saigné copieusement, et les douleurs s'étaient accrues; un traitement fort actif, auquel il s'était soumis, parut plus contraire que favorable.

C'est alors qu'il m'adressa une de ses parentes pour me demander un avis. Je ne dissimulai pas les suites graves que l'on pouvait craindre de la persistance d'une pareille affection qui avait pour principe générateur un trouble de la circulation lymphatique. Sans promettre la guérison, je la

(1) N'ayant pu réunir en corps des faits analogues que je n'ai recueillis que successivement, le lecteur pourra, en consultant la table des matières, reconnaître les observations qui devront fixer plus spécialement son intérêt. (Voir aussi le *Supplément.*)

faisais entrevoir prompte et durable par l'emploi de ma Méthode curative externe. Le malade ne balança pas à en réclamer le secours, et je lui en fis une application sur les articulations coxo-fémorales qui, vu l'étendue et la profondeur des régions affectées, dura plus de deux heures. Je ne pus pas, ce jour-là, m'occuper du genou gauche qui, comme je l'ai dit, paraissait entrepris à un moindre degré. Eh bien! chose incroyable, le lendemain matin M. Rubis, qui depuis plusieurs semaines n'avait pu sortir de sa chambre, eut l'imprudence de se rendre chez moi à pied, marchant toutefois très difficilement, appuyé sur un bâton, mais ne se plaignant plus que du genou, et réclamant mon intervention pour lui en rendre l'usage comme il avait recouvré celui des cuisses, que, suivant son expression, il pourrait actuellement passer par dessus sa tête.

M. Rubis voulut, malgré mes observations, s'en retourner comme il était venu, et cependant il avait plusieurs étages à monter pour arriver à son logement; mais il n'en résulta aucun inconvénient. Dans l'après-midi, je pratiquai la vaporisation et les frictions sur le genou malade pendant environ trois quarts d'heure. M. Rubis vint encore me voir le lendemain matin, se glorifiant d'avoir pu faire la route seul et sans l'appui de personne : sa guérison était complète.

Cette cure est vraiment phénoménale; je l'ai obtenue aussi subitement, parce que, ne comptant que sur un succès assez éloigné, et redoutant la persistance et la gravité des accidens existans, je les combattis par une application très vive, non interrompue et prolongée de la vaporisation, et j'ai fait en une seule fois ce que l'on n'acquiert ordinairement qu'en trois, quatre ou cinq applications. La bonne volonté du malade m'a beaucoup aidé, et quoique la vaporisation ne doive pas ordinairement être portée jusqu'à produire une impression douloureuse à la peau, M. Rubis insistait tellement pour que je ne le ménageasse pas, que j'ai usé de sa permission, mais à sa très grande satisfaction.

Depuis lors je n'ai plus entendu parler de M. Rubis que par plusieurs malades qu'il m'a adressés. Un, entre autres, le sieur Auguste, commissionnaire aux messageries Laffitte et Gaillard, était depuis quelque temps dans l'impossibilité de se livrer à son travail habituel, par suite d'affaiblissement et de douleurs insupportables dans les genoux, les jambes et les pieds. Après deux applications faites à vingt-quatre heures de distance, le sieur Auguste a été complètement guéri (1).

Charles Contenot, âgé de quatorze ans, jouissant d'une bonne santé, mais d'un tempérament éminemment lymphatique, quoique robuste, fut mis en apprentissage dans la maison de commerce en merceries de M. Ducatelle, rue Saint-Denis. Comme d'usage, les principales occupations d'un apprenti consistent en courses multipliées, et la plupart du temps, lorsqu'il ne marche pas, il est obligé de donner des soins au magasin, qui l'astreignent à se tenir continuellement debout. Aussi Contenot, qui sortait de chez ses parens, où il avait toutes les commodités que procure l'aisance, fut-il très promptement affecté de lassitudes dans les jambes, mais particulièrement dans les articulations des os des pieds, qui furent suivis d'engorgemens lymphatiques et de douleurs tellement vives et continues, que ce jeune homme ne se livrait que très péniblement à la marche, qu'il ne pouvait prolonger sans éprouver de vives souffrances. La fatigue n'était que la cause occasionnelle de l'affection articulaire, et le repos eût été un remède très promptement efficace, si le malade n'avait pas été éminemment prédisposé aux engorgemens lymphatiques ; aussi l'affection dont il était atteint prit-elle promptement ce caractère, et résista opiniâtrément aux moyens qui lui furent opposés. Alors les parens

____

(1) Le hasard m'a fait rencontrer il y a peu de temps M. Rubis, qui depuis sept ans n'a éprouvé aucun ressentiment de la grave affection dont il a été si heureusement guéri.

du jeune Contenot s'adressèrent à moi ; je le soumis immédiatement au traitement curatif externe, qu'il continua lui-même pendant quelques jours, au bout desquels il fut si complètement guéri que les accidens ne se sont jamais montrés depuis.

Les douleurs vives qui se manifestent spontanément, sans causes vulnérantes extérieures, telles que chute, coups, efforts dans les articulations des os du bassin et des membres, sont en général produites par un trouble de la circulation lymphatique ; c'est pour cela que ces affections sont toujours fort rebelles au traitement qu'on leur oppose. Les altérations articulaires des os du bassin sont aussi plus fréquentes chez les enfans d'une constitution délicate et chez les femmes parmi lesquelles prédomine le tempérament lymphatique, que chez les hommes ; cependant ces derniers ne sont pas à l'abri de ces lésions.

C'est surtout pendant la grossesse et à la suite des couches que les femmes sont plus particulièrement atteintes de ces douleurs qui sont désignées par les médecins sous la dénomination de *sacro-coxalgie*, de *pubisalgie*. Au moment de la gestation, les articulations des os du bassin entre eux sont abreuvées de fluides blancs, destinés à amollir les ligamens inter-articulaires, symphistiques ou d'union extérieure, afin que la mobilité et l'écartement des os soient favorisés pendant l'accouchement ; cette surabondance des fluides blancs a été reconnue par tous les observateurs, et considérée comme une action prévoyante de la nature, qui néanmoins laissait souvent après sa manifestation les germes d'accidens fort graves. On ne peut donc nier le rôle que joue la circulation lymphatique dans les affections articulaires en général, et c'est à dessein d'en bien signaler l'influence que j'ai insisté ici en rappelant des faits naturels admis par tous les anatomistes et les praticiens , et dont l'identité avec les causes apparentes des lésions articulaires dites rhumatismales est frappante.

Cependant, comme aucun médecin ne s'est avisé jusqu'à présent de traiter le relâchement lymphatique articulaire comme résultant d'une inflammation, je m'étonne qu'on ait pu si long-temps, et moi comme les autres, pendant plus de quinze ans, traiter par les émissions sanguines et les anti-phlogistiques des affections qu'à la même époque, et sur d'autres sujets, on combattait par les toniques généraux et locaux, et surtout par les excitans spéciaux de la circulation capillaire.

Madame N. (1), habitant le département de la Dordogne, âgée de vingt-six ans, d'une constitution lymphatique sans être délicate, n'avait jamais été exposée à des causes qui engendrent les affections rhumatismales et n'en avait jamais été atteinte, lorsqu'il y a six ans elle ressentit, dès les premiers mois de sa première grossesse, et surtout le matin en se levant, une extrême difficulté à mouvoir les cuisses sur le bassin, et réciproquement le bassin sur les cuisses. Elle éprouvait une grande gêne pour se mettre sur son séant, et, lorsqu'elle était debout, elle ne pouvait que fort péniblement se livrer à la marche ; il lui semblait, disait-elle, que ses os étaient disloqués. Cependant les forces générales étaient bonnes ; il n'existait pas, à proprement parler, de douleurs. Cet état dura jusqu'à l'accouchement, qui eut lieu très facilement, et dont les suites n'offrirent rien de remarquable. Les accidens qui s'étaient montrés pendant la grossesse persistèrent pendant une couple de mois, et ne disparurent que graduellement ; cependant madame N. recouvra toute la liberté des mouvemens. Les phénomènes qui s'étaient manifestés résultaient très certainement du ramollissement et de la dilatation des ligamens articulaires des os du bassin,

(1) Dans certaines circonstances, je me trouve dans la nécessité de m'abstenir de citer les noms propres.

par une surabondance de fluides blancs appelés dans ces parties, mais on ne pouvait considérer ces phénomènes comme morbides, et on ne les traita pas comme tels.

Trois ans plus tard, madame N. redevint enceinte, et les accidens qu'elle avait éprouvés dans sa première grossesse reparurent ; elle s'en inquiéta peu et attendait de sa délivrance le terme de ses incommodités. Les couches furent satisfaisantes sous tous les rapports, et l'on croyait qu'après un ou deux mois de convalescence tout rentrerait dans l'ordre comme la première fois ; mais cette espérance fut déçue, et non seulement il y avait difficulté dans les mouvemens, mais la station verticale et la progression étaient devenues extrèmement douloureuses ; la malade devait rester continuellement étendue dans son lit ou sur une chaise longue. On ne pouvait compter sur les seuls efforts de la nature pour rétablir les choses dans leur état normal, car on voyait successivement la prédominance lymphatique s'étendre d'abord à toutes les grandes articulations des membres inférieurs, aux genoux, puis aux pieds, enfin aux jointures des orteils : heureusement les membres supérieurs ne furent pas envahis. Les médecins consultés déclarèrent unanimement que l'affection était rhumatismale, et la traitèrent par les applications de sangsues, le régime, les émolliens et les opiacés. Les accidens apparens restèrent stationnaires ; mais la douleur s'exaspéra et se manifesta même pendant le repos le plus complet. Madame N. resta dans cette affligeante position pendant plus de deux ans, ne trouvant qu'un soulagement bien faible ou passager dans les nombreux remèdes qu'on mit successivement en usage ; enfin on lui parla de ma Méthode curative, et elle me fit consulter. Je ne balançai pas à signaler les désordres articulaires comme éminemment lymphatiques et à les traiter comme tels. Au bout de huit jours il n'existait plus de douleurs ; après trois semaines, les engorgemens articulaires avaient disparu aux orteils, aux pieds et aux genoux. La malade pouvait se promener dans sa chambre, soutenue par le bras ; il n'y avait plus à combattre la turgescence lymphatique que dans les articulations profondes du bassin, ce qui demanda encore quelque temps ; mais enfin, en moins de quatre mois, madame N. a recouvré une santé parfaite et se livre librement, tous les jours, non seulement à des occupations de ménage, mais à des exercices particuliers, dont je lui ai recommandé l'emploi, pour faire reprendre aux articulations toute leur souplesse et leur mobilité naturelles.

Il y a quatre ans, j'ai donné des soins, avec le plus grand succès, à l'épouse de M. Henri Dallot, négociant, cloître Saint-Jacques-l'Hôpital, à Paris. Cette dame, d'une constitution délicate et âgée de vingt-six ans seulement, se trouvait dans des circonstances analogues à celles qui caractérisèrent l'affection dont avait été atteinte madame N...., de Périgueux. (Voir l'observation qui précède.) Lorsque je fus consulté sur l'état de madame Dallot, elle avait déjà suivi, sans résultat, les avis de MM. Marjolin, Sanson, Hervez-de-Chégoin, ainsi que de plusieurs autres praticiens habiles. Elle s'était même soumise, en désespoir de cause, au traitement dit *naturel*, d'un empirique qui avait tout promis et ne put rien tenir. Je ne devais donc pas garantir une guérison qu'il paraissait bien difficile d'obtenir ; mais, confiant dans l'expérience que j'ai acquise de la puissante efficacité de ma Méthode curative externe, j'en conseillai l'emploi régulier pendant un mois. Dès le dixième jour des applications que je pratiquais tous les matins, pendant une heure et demie, le long de la colonne vertébrale, sur les hanches et les diverses articulations des os du bassin, il y eut une amélioration remarquable ; et, au bout de vingt-cinq jours, madame Dallot se livrait à la promenade, soit à pied, soit en voiture, et pouvait vaquer aux soins de sa maison, ce qui depuis plusieurs mois ne lui avait pas été possible, obligée qu'elle était de rester constamment au lit, ou au moins étendue sur un canapé.

Plus de vingt mois après sa guérison madame Dallot est devenue enceinte ; elle a fait une fausse couche accompagnée d'accidens graves, à trois mois de grossesse ; la convalescence a été longue, mais cette dame n'est pas retombée dans l'état qui avait été la conséquence de son précédent accouchement, et elle est aujourd'hui en parfaite santé, malgré la délicatesse de sa constitution.

Tous les cas d'affections articulaires ne sont pas aussi tranchés que ceux qui précèdent ; on rencontre même des malades qui éprouvent tout à la fois des accidens qui simulent des accès de goutte, des névralgies, enfin des troubles de la circulation lymphatique. Ces cas prouvent la corrélation intime qui existe entre ces trois ordres d'affections, que je regarde comme formant un même genre. Aussi ma Méthode curative n'est pas moins applicable aux unes qu'aux autres. Le fait suivant en est une preuve. Il m'a été fourni par un habitant de Versailles, qui me dépeignait son état en ces termes :

« Versailles, le 18 avril 1840.

» Monsieur le Docteur,

» Ayant reçu ce matin votre Traité sur les affections nerveuses, j'en ai parcouru à la hâte les pages qui m'intéressent, et je m'empresse de vous envoyer un exposé de ma maladie, désirant suivre votre traitement.

» Il y a plus de trois ans que la marche m'est rendue totalement impossible par des douleurs tantôt sourdes, tantôt aiguës, dans les articulations des deux pieds, principalement dans les chevilles du dehors et sur le versant des pieds. Lorsque les douleurs aiguës cèdent un peu et que l'enflure diminue, une forte inflammation s'ensuit, et des démangeaisons insupportables l'accompagnent. C'est alors qu'il reste un engourdissement continuel, et l'articulation du pied est privée de toute mobilité. J'ai, indépendamment de cela, dans la hanche gauche, une douleur d'un autre genre : on n'y aperçoit ni gonflement, ni inflammation, et elle ne devient aiguë que lorsque les douleurs aux pieds me permettent de marcher un tant soit peu. Je jouis d'ailleurs d'un bon tempérament, etc.

» Je pense, Monsieur, que vous voudrez bien venir à Versailles dans le courant de la semaine, muni de tous les objets nécessaires à la première application de votre Méthode. Si les espérances que je fonde en elle se réalisent, ma guérison augmentera le nombre des belles cures que renferme votre Traité, et ne manquera pas d'avoir quelque retentissement dans notre ville... J'ai employé successivement jusqu'à ce jour, sangsues, émolliens, frictions, vapeurs, etc., etc., tout cela sans aucun succès.

» Veuillez m'indiquer le jour de votre visite, et recevoir l'assurance de ma parfaite considération.

» CHEVREUX,

» Négociant en vins, à Versailles, place d'Hoche. »

Je me rendis au désir de M. Chevreux et le mis à même de suivre ma médication. J'eus bientôt la satisfaction de le voir venir à Paris me témoigner lui-même les avantages qu'il avait retirés de mes moyens curatifs. Bien qu'il ne fût pas complètement guéri, il put monter seul à mon appartement et marchait sans trop de difficultés, appuyé sur une canne : depuis trois ans, ainsi qu'il le dit dans sa lettre, la marche était tout-à-fait impossible.

Voici un fait rare de maladie lymphatique chez un adulte, dans lequel les accidens simulaient une affection rhumatismale des membres et une congestion pulmonaire.

En septembre 1838, M. le docteur Bouneau, médecin de l'Hôpital des Enfans et des prisons de Paris, qui avait eu l'occasion d'apprécier la puissante efficacité de ma Méthode curative externe dans un cas grave d'*angine de poitrine* que j'avais été appelé à soigner, et dont le récit est consigné plus loin, parmi les observations de guérison de viscéralgies, me fit demander pour un de ses cliens, M. Bénard, maître serrurier, rue des Marais-Saint-Martin, n. 2.

Ce malade, âgé de trente-six à trente-huit ans, d'une forte constitution, se trouvait dans un état assez grave pour mettre ses jours en danger ; cet état était caractérisé par les accidens suivans : tuméfaction considérable des membres inférieurs très douloureux au toucher, mais tuméfaction avec rénittence et non pas œdème conservant l'impression des doigts ; difficulté extrême de respirer, qui déterminait cette anxiété particulière qui est propre à la pleurodynie. M. Bouneau avait fait espérer à son malade qu'il retirerait immédiatement un très grand avantage de l'emploi de ma médication ; mais, quelque confiant que je fusse dans cette médication, j'avoue que je n'osais partager toutes les espérances de mon honorable confrère. Néanmoins je procédai moi-même aux applications qui, répétées sur la poitrine, sur le dos et sur les membres, deux et même trois fois par jour, produisirent une amélioration vraiment inattendue.

Craignant toutefois que la complication qui existait du côté de la poitrine ne fût l'affection prédominante, et que cette atteinte sur des organes dont les fonctions sont si importantes, réclamât plus directement notre attention que les accidens qui avaient lieu du côté des membres inférieurs, je suspendis, ou du moins j'éloignai les applications sur ces derniers, et me bornai en grande partie à agir sur le tronc. Il arriva malheureusement précisément le contraire de ce que nous avions prévu, c'est à dire que les phénomènes généraux si redoutables, qui s'étaient trouvés amendés dans le début du traitement, se reproduisirent avec une nouvelle intensité. Le malade, qui ne jugeait la médication que par ses effets immédiats, c'est à dire par les résultats de son application directe, nous assurait qu'il en était ainsi parce que je négligeais d'opérer sur les membres inférieurs.

Quelque contraire que fût cette manière de voir aux indications qui découlent naturellement des principes de l'art, en vertu desquels nous avions cherché, le docteur Bouneau et moi, à expliquer la maladie, nous fûmes cependant obligés de sacrifier le raisonnement aux faits. Nous le fîmes d'autant plus volontiers qu'il était effectivement resté bien évident pour nous qu'au début du traitement, le membre sur lequel il avait été fait des applications reprenait aussitôt son volume et son apparence normales. Que devenaient alors les fluides blancs qui en déterminaient la tuméfaction? N'était-il pas à craindre *à priori* que leur refoulement des extrémités au centre n'augmentât l'embarras des organes respiratoires, et n'aggravât la dyspnée à laquelle j'avais trouvé le malade en proie à ma première visite? Oui, sans doute, cette crainte était fondée pour nous qui regardions d'abord l'affection de la poitrine comme primitive et l'état des membres comme un effet consécutif; mais elle cessait de l'être, quand, mieux éclairés par l'examen de toutes les phases de la maladie, et guidés surtout par l'efficacité du traitement, qui en médecine pratique est la véritable pierre de touche, nous nous arrêtâmes à cette idée que les phénomènes insolites morbides dépendaient uniquement d'un trouble de la circulation des fluides blancs. Aussi personnellement considérai-je la maladie comme une de ces phlegmasies blanches qu'on désigne assez généralement sous le nom d'*alba dolens*, et à laquelle était venu se joindre, comme épiphénomène, une congestion séreuse pulmonaire.

Quoi qu'il en soit, je repris, en dirigeant sur tous les points que j'avais précédemment parcourus avec un avantage si marqué, les divers moyens qui constituent ma médication, tels que les vaporisations, les frictions, les massages, secs ou balsamiques, et le succès fut immédiat. En persévérant dans l'emploi de ces moyens seulement une dizaine de jours, mais régulièrement matin et soir, tout danger fut conjuré, et le malade entra en pleine convalescence. Au bout d'un mois le rétablissement était complet.

Depuis cinq ans M. Bénard jouit d'une bonne santé. J'ai eu plusieurs fois occasion de le voir et de recevoir ses témoignages de gratitude, car il ne s'est pas plus fait illusion sur le danger qu'il a couru, que sur les avantages qu'il a retirés de ma médication spéciale.

Beaucoup de médecins habitués, sur la foi des Traités

élémentaires, à ne voir dans la maladie habituellement désignée sous le nom de *phlegmasia alba dolens*, qu'une affection propre aux femmes, ne pouvant même se développer que sous l'influence d'un accident inhérent à la grossesse ou à l'accouchement, nient la possibilité de son existence chez les hommes, et contesteront probablement la dénomination que j'ai donnée à la lésion dont je viens de faire l'historique, et contre laquelle ma Méthode de traitement a eu des résultats aussi prononcés qu'inattendus. C'est une erreur qu'il est important de détruire, parce qu'elle peut conduire à de fausses données thérapeutiques. Sans doute l'irritation à laquelle sont exposés les tissus et les vaisseaux contenus dans le bassin, par le fait même de leur extrême compression dans le cours de la gestation ou d'un accouchement laborieux, est une des causes occasionnelles les plus fréquentes de l'engorgement des membres inférieurs qui forme le caractère distinctif de l'*alba dolens*; mais les causes occasionnelles du développement de cette lésion sont diverses et multipliées, tandis que la *cause essentielle* est toujours un trouble de l'innervation, une diathèse rhumatismale, et, partant, cette affection peut se déclarer chez l'homme aussi bien que chez la femme. Plusieurs faits, recueillis dans le cours de ma pratique, m'avaient conduit à cette opinion avant d'avoir eu occasion de la manifester au sujet de l'observation qui précède, et je vois avec satisfaction que plusieurs médecins la partagent aujourd'hui. En effet, M. le docteur Poncet, praticien distingué du département de la Loire, a adressé à la Société de Médecine de Bordeaux un Mémoire où se trouve le passage suivant : « Je pense que cette affection peut attaquer tous les âges, » tous les sexes..... C'est une espèce particulière d'affection » rhumatismale fixée sur les articulations sacro-iliaques, qui » d'abord détermine l'inflammation de ces articulations, et, » par suite, celle des vaisseaux capillaires exhalans, des » vaisseaux et des glandes lymphatiques, etc. »

Cette opinion, que la phlegmasie *alba dolens* n'est pas le

résultat exclusif de la gestation ou de l'accouchement, est même, depuis quelques années, professée par plusieurs membres de notre Faculté, entre autres par M. Blandin, qui, dans le cours de décembre 1841, prenant cette affection pour le sujet d'une des brillantes leçons cliniques qu'il fait à l'Hôtel-Dieu, démontrait qu'elle pouvait être occasionnée par tout obstacle à la circulation veineuse de la cuisse. Enfin, M. le docteur Sorlin, chargé de rendre compte à la Société de Médecine pratique d'un Mémoire manuscrit adressé par le docteur Varlez, sur l'*alba dolens*, s'exprimait ainsi dans la séance du 4 août 1842 : « Cette tuméfaction, » sans coloration de la peau, affecte ordinairement un des » membres pelviens, jamais les deux à la fois ; mais le gon— » flement peut occuper tout un côté du corps, la face et le » cou exceptés. Cette maladie survient ordinairement après » l'accouchement, mais cette condition n'est pas absolument » nécessaire, et on l'a observée chez des femmes à d'au— » tres époques ; *des hommes même en ont été quelquefois* » *atteints.* »

A la fin de décembre 1841, appelé à donner des soins à M. Gandolphe, banquier à Paris, pour un engorgement considérable d'un membre pelvien, je caractérisai la maladie *phlegmasia alba dolens*, sans pouvoir faire ranger à mon opinion M. le docteur Juge, médecin ordinaire du malade, qui, me disait-il, ne connaissait cette maladie que chez les femmes. Néanmoins cet honorable confrère, à la loyauté et aux bons procédés duquel je me plais à rendre un juste hommage, consentit à l'emploi de ma médication, qui lui parut très rationnelle, et qui fut très favorable au malade.

A l'observation qui précède je pourrais en ajouter une foule d'autres plus récentes, parmi lesquelles je choisis la suivante, qui prouve jusqu'à la dernière évidence l'heureuse modification que les engorgemens lymphatiques peuvent recevoir de mes moyens, abstraction faite des phénomènes morbides qui peuvent exister en même temps qu'eux. Cette observation concerne un employé de l'administration des douanes, qui m'écrivait de Marseille le 9 mai 1842 :

« Monsieur le Docteur,

» Arrivé à Marseille à l'âge de cinquante ans, après avoir constamment habité les provinces du nord de la France, l'Allemagne et la Hollande, sans la moindre infirmité, le soleil brûlant du Midi me fut d'autant plus insupportable, que mon obésité est extraordinaire (cinq pieds cinq pouces, poids de cent quatorze à cent vingt kilogrammes), et peu en harmonie avec des fonctions actives en plein air. J'attribue à la température trop élevée et à des alimens fort substantiels, très épicés, une atteinte de gravelle qui, après un violent mal de reins et des coliques néfrétiques, fut caractérisée par l'évacuation de calculs de différentes formes, dont les plus gros avaient le volume d'un pois, d'un haricot. Malheureusement, il s'en était formé un de telle dimension, que l'opération de la lithotritie fut inévitable; il y a de cela six mois.

» Continuant, comme par le passé, un régime alimentaire autant préservatif que possible, c'est depuis trois mois qu'une affection plus désespérante encore, puisqu'elle s'oppose à l'exercice de mon emploi, réclame, après diverses tentatives infructueuses, l'appel de vos moyens curatifs externes. Depuis quinze jours j'éprouvais dans l'aine, de temps à autre, une douleur non aiguë, mais fort gênante. Comme je ne me livre à aucun excès, je l'attribuai à un peu de fatigue et ne m'inquiétai pas de ce qui prit tout-à-coup un caractère sérieux. La douleur devint intense, continue, et il y eut un développement indiquant que le début n'était que le prélude d'une attaque plus grave : je me réveille en sursaut, par suite d'une souffrance qui me fit jeter les hauts cris pendant plusieurs jours par intervalles. La douleur partait du fond de l'aine, où elle était le plus violente, et s'étendait pour aller fortement retentir au milieu de la cuisse droite, et longeait faiblement pour montrer encore un peu de violence à quelques pouces au dessus de la cheville (côté interne). L'orteil paraissait enflammé, et cependant il était glacé ainsi que les doigts, et il n'y avait plus de pulsations. En me levant, la chair de la cuisse et du mollet me semblait détachée, et ce sentiment ne disparaissait qu'en me recouchant aussitôt.

» Parlons actuellement de l'effet des moyens employés pour combattre cette affection. Les bains chauds ont fait gonfler la jambe et la cuisse sans calmer l'irritation ; les reins et le diaphragme se sont embarrassés. Des sangsues appliquées à l'anus ont prévenu l'engorgement qui commençait à se manifester à la cuisse et à la jambe droites. Les cataplasmes de graine de lin ont fait varier l'enflure, qui s'est divisée en deux parties sur la cuisse, mais sans aucune amélioration. Des bouteilles en zinc, renfermant de l'eau chaude, ont ramené la circulation à l'extrémité du pied, et l'orteil a repris

sa couleur naturelle. Des sangsues à la cuisse (devenue le centre
du mal) ont redoublé le gonflement, que des compresses de flanelle, trempées dans l'eau et le vinaigre froids, font disparaître la
nuit jusqu'à mon lever. Mais, malgré une guêtre en peau de chien
lacée sur la jambe nue, celle-ci est, ainsi que la cuisse, toujours à
peu près au même point qu'auparavant, quand vient le soir, et
malgré les plus grandes précautions. Le lit seul, de nuit comme de
jour, est mon remède souverain.

» Je suis depuis trois mois au même point, et je suis d'une impatience qui me porte peut-être plus de préjudice que le mal même ;
je n'entrevois pas de fin à ce malheureux état. Je me recommande
donc à votre bienveillance, etc.

» PARENT,
» Employé des douanes, etc. »

Quelque compliquée que fût l'affection de ce malade, il
était bien évident qu'il ne réclamait mes avis que pour l'engorgement douloureux du membre inférieur droit ; et, de
l'appréciation des circonstances au milieu desquelles était
survenu cet engorgement, il résultait pour moi que, n'ayant
d'autre cause qu'une atonie des vaisseaux lymphatiques qui
les empêchait de réagir contre le poids des viscères superposés, le plus pressé était de relever la force contractile de ces
vaisseaux ; indication que remplit si promptement ma Méthode curative ; je m'empressai donc d'adresser mes conseils et de faire expédier à M. Parent les objets nécessaires
au traitement. Un mois ne s'était pas écoulé que je reçus
de ses nouvelles en ces termes :

« Marseille, le 8 juin 1842.

» Monsieur,

» Permettez-moi, avant tout, de vous exprimer ma gratitude.....
Dès la première application, les douleurs de l'aine, de la cuisse et
de la jambe ont entièrement disparu, et, en peu de jours, l'engorgement a tellement diminué, que le lacet de ma guêtre en peau de
chien a été réduit d'*un mètre et demi*. Mais j'ai dû suspendre le
traitement, parce que le névro-pathique a manqué. Je vais porter
une ceinture pour soutenir convenablement le bas-ventre... J'ai si
bien apprécié vos moyens curatifs, Monsieur, que je me suis empressé de prêter votre Méthode à un grand nombre de personnes ;
aussi je vous serais très reconnaissant de faire joindre au médicament demandé un exemplaire de votre intéressant ouvrage. »

J'ai reçu depuis des nouvelles de M. Parent, qui m'ont

confirmé les avantages obtenus, sous le rapport de la disparition des douleurs et de l'engorgement lymphatique.

Voici un des cas pratiques qui ont principalement fixé mon attention sur le parti avantageux que je pouvais tirer de ma Méthode curative externe, dans les affections qui dépendaient manifestement d'un trouble profond dans la circulation lymphatique ; mais un cas qui prouve aussi que, pour être complètement efficace dans ces circonstances, ce traitement a besoin d'être employé avec persévérance et même recommencé si, après la disparition des symptômes, il en survenait de nouveaux à une époque plus ou moins rapprochée.

Un officier supérieur du génie, M. le colonel Blanc, directeur des fortifications de Besançon, m'écrivait sous la date du 22 avril 1836 :

« Monsieur,

» J'ai fait venir votre brochure sur l'emploi d'une Méthode curative externe des maladies résultant d'une altération de la circulation lymphatique, et je pense fort que les frictions que vous indiquez doivent me convenir. Je vous prie, en conséquence, de me faire envoyer les remèdes que vous prescrivez dans ces maladies... Je marche bien difficilement, par suite d'un engorgement dans le mollet droit. La douleur a commencé le 16 janvier dernier, et a été augmentée par la goutte qui m'est survenue à l'orteil du même pied le 26 du même mois, et qui m'a quitté il y a vingt jours ; mais les engorgemens survenus dans le mollet persistent quoiqu'ayant varié de place. C'est la première fois que j'ai la goutte ainsi que les engorgemens dont je viens de parler ; mais ma constitution est éminemment lymphatique. J'ai cinquante-neuf ans, etc. »

Que devint l'affection de M. Blanc ? C'est ce qu'il m'apprit lui-même, par la lettre suivante, que je n'aurais probablement pas reçue sans une rechute qui survint plus de six mois après sa première guérison :

« Besançon, ce 26 novembre 1837.

» Monsieur le Docteur,

» J'ai fait usage au printemps de votre Méthode curative, et m'en suis très bien trouvé. Je désire recommencer ce traitement pour une autre affection lymphatique très prononcée qui m'est survenue depuis. Il est bon peut-être que je vous fasse un nouvel exposé de ma position.

» J'ai été tourmenté, toute ma jeunesse, par des engorgemens des glandes du cou. En 1818, une de ces glandes a pris le volume d'un œuf de pigeon, et a été inutilement traitée à Genève par l'iode. Dix ans plus tard, en 1829, je suis allé aux eaux d'Aix en Savoie, et, loin d'avoir réussi à dissiper cette glande, elle ne fit qu'augmenter par l'usage des douches, et même, depuis, l'oreille se trouve intéressée. J'ai ensuite éprouvé une maladie du larynx qui revient de temps à autre quand j'ai froid aux pieds ou que je fais quelque excès. Enfin, il y a un an que je ressentis au mollet droit, sous forme de chapelet, l'engorgement glanduleux pour lequel je vous ai consulté. Je m'en suis guéri, et j'en attribue la guérison à votre traitement que j'ai malheureusement employé un peu tard..... L'affection pour laquelle je vous consulte aujourd'hui est un corps glanduleux développé au cou et dont les racines s'étendent jusque sous le menton. J'éprouve aussi très souvent un lumbago, etc. Veuillez me faire expédier, etc.

» Veuillez agréer, Monsieur, l'assurance de ma parfaite considération.

» BLANC,
» Directeur des fortifications de Besançon. »

Si, des maladies lymphatiques générales, nous passons aux affections locales de même nature, et désignées sous la dénomination de *tumeurs blanches*, nous trouvons que ma Méthode curative ne leur est pas moins applicable. En voici une preuve concluante :

A M. le Docteur Comet.

« Clignancourt, ce 24 décembre 1836.

» Monsieur,

» Je vous adresse une personne voisine de la carrière que j'exploite. Elle souffre depuis plus d'une année, et je l'ai fortement engagée à aller chez vous, vous exposer sa position, etc.

» Agréez, etc.

» F^e VAUGEOIS. »

La personne que m'adressait madame Vaugeois était la dame Deslignes, à laquelle il était survenu une tumeur blanche au genou gauche, à la suite d'un violent effort qu'elle avait exercé sur cette partie en voulant casser un cercle de

9

bois. La douleur et la tuméfaction avaient suivi de près l'effort; l'une et l'autre augmentèrent rapidement et le mal résista aux sangsues, aux vésicatoires, aux linimens ammoniacaux, aux douches sulfureuses. Tout ce qu'on put obtenir, c'est que l'articulation s'enkilosa, et c'est dans cet état que je vis la malade, sur la fin de décembre 1836. N'ayant donné qu'un bien faible espoir de guérison radicale, je n'en persistai pas moins dans le traitement que j'avais l'avantage de pouvoir administrer moi-même. En moins de deux mois de soins, assidus il est vrai, non seulement les douleurs qui existaient encore quand j'entrepris ce traitement disparurent complètement, mais le membre cessa d'être aussi raide, et un jour que je le soulevais en appuyant les deux mains sous le jarret, j'eus la satisfaction de voir la jambe se fléchir légèrement sur la cuisse. Je conseillai alors à la malade de rester dans la position où cette flexion insolite avait placé son membre, craignant qu'un retour à la ligne droite ne fût suivi de quelque accident. Mais madame Deslignes, qui appréciait son état mieux encore que moi, crut pouvoir dépasser cet avis et fit exécuter à la jambe plusieurs mouvemens alternatifs d'extension et de flexion, si bien que, dans le cours de février, c'est à dire après un mois et demi de soins environ, par le temps le plus rigoureux, elle marchait assez librement pour, sans le secours d'aucun appui, faire le tour de son jardin.

Cette guérison parut tellement extraordinaire aux personnes qui vivaient auprès de madame Deslignes, que, sans que je le demandasse, elles m'adressèrent, sous forme d'éloge, un certificat que je conserve surtout à cause du motif honorable qui l'a dicté, mais il n'est pas convenable que je le publie.

GOUTTE (ARTHRITIS, PODAGRA).

Les maladies désignées sous ces différentes acceptions, mais plus particulièrement sous le nom de *goutte*, ne diffèrent des affections rhumatismales que par l'intensité des accidens qui les accompagnent. Ainsi donc, la goutte n'est que l'expression des mêmes phénomènes morbides qui caractérisent les lésions rhumatismales à un moindre degré de développement. C'est à tort que les auteurs ont établi des distinctions entre les rhumatismes simples, fibreux ou nerveux, musculaires ou articulaires, les rhumatismes goutteux et la goutte, qui ne sont qu'une seule et même lésion des fonctions de l'appareil circulatoire de la lymphe ; en un mot, une même maladie plus ou moins développée, et qui réclame le même mode de traitement. L'expérience m'a fourni les moyens de prouver cette assertion, qui n'est que la conséquence des succès que j'obtiens chaque jour par l'emploi de la Méthode curative externe, sans modification aucune des moyens thérapeutiques qui la constituent. En effet, si la médication externe, toute puissante dans les affections rhumatismales, n'est pas moins efficace dans les accès de goutte, comment la cause de cette maladie ne serait-elle pas la même ?

L'exposé de ma doctrine a fait partager à un grand nombre de confrères mes opinions sur la corrélation qui peut et doit exister entre les affections goutteuses et certains engorgemens lymphatiques. La lettre suivante, écrite dès 1837 par un praticien fort recommandable, en est certainement une preuve irréfutable :

« Soissons, 24 mars 1837.

» Monsieur et cher confrère,

» ..... J'ai lu vos opuscules avec intérêt, et quoique vous n'ayez pas voulu faire un traité sur la douleur, votre procédé, pour combattre les douleurs rhumatismales et goutteuses qui sont bien parentes, quoiqu'elles ne soint point identiques, et même les engorgemens lymphatiques anciens, est parfaitement conforme à ma manière de voir et à ma pratique personnelle. Toutefois les appareils que vous employez me paraissent mieux conçus que ce qui a été préconisé jusqu'à présent. Cet éloge s'applique spécialement aux boules métalliques, dont la chaleur et l'action peuvent être ménagées, graduées, circonscrites, enfin modifiées relativement au siége et à l'intensité de la douleur, et pour ainsi dire à la volonté du malade et du médecin. Mon intention est donc d'en faire usage, etc.

» Le docteur GODELLE ;
» Médecin de l'Hôtel-Dieu de Soissons. »

Je dois rappeler, en tête des observations que je vais présenter à l'appui de ces données pratiques, l'histoire de la guérison de M. Favreul père, de Nantes, don l'état podagre datait de vingt-quatre ans, et avait été indistinctement désigné, par divers médecins, sous les dénominations de *goutte permanente, rhumatisme goutteux*. (Voyez page 48.) Voici quelques autres exemples :

En avril 1836, M. le maréchal duc de Bellune, depuis longtemps atteint de la goutte, particulièrement aux pieds, où les accidens sé développaient souvent avec une telle intensité que la progression devenait impossible, et que le repos n'était pas exempt de douleurs, me fit appeler ; je fis cinq applications successives, puis une quinzaine de frictions et massages balsamiques. M. le maréchal fut délivré des accès qui duraient ordinairement six semaines, et il recouvra presque entièrement l'exercice des parties malades.

Pour attester ce fait important, je me trouve dans la nécessité de publier une lettre qui, à mon grand regret, rappelle des rapports d'intérêt, mais elle est parfaitement explicite :

« 20 Mai 1836.

» J'apprécie comme je le dois les soins que j'ai reçus de M. Comet, et j'en suis reconnaissant ; mais je n'ai pu les évaluer matériellement qu'en faisant remettre à M. Comet cinq cents francs, en le priant d'agréer mes remercîmens.

» Maréchal, duc DE BELLUNE. »

En mars 1838, M. le comte d'Auxy, de Bruxelles, depuis long-temps affecté de la goutte, vint à Paris pour régler des affaires d'une haute importance. Etant descendu à l'hôtel de Paris, rue de Richelieu, il y fut pris le soir même de son arrivée, aux pieds et aux genoux, d'un de ces accès qui le tenaient habituellement au lit, ou pour le moins dans ses appartemens, de un à deux mois. M. d'Auxy avait entendu parler de moi et de mes moyens curatifs, par un de ses amis, M. de l'Aubépin, intendant militaire, à l'épouse duquel j'avais donné des soins avec succès (voir page 75) ; il me fit appeler, et, après trois jours seulement de soins réguliers, il put sortir en voiture. Au bout de huit jours il était parfaitement délivré de son mal ordinairement si rebelle, et n'en conservait pas la moindre trace. Quittant la France , le 17 avril, il fut porté par la reconnaissance à m'écrire la lettre suivante :

« Mon cher Docteur,

» Mon départ étant fixé à jeudi, je viens vous prier de vouloir bien vous souvenir que j'attends de votre obligeance le petit appareil et la note de vos soins, *bons soins*. Croyez bien aussi que je m'estime heureux que cette circonstance m'ait procuré l'avantage de vous connaître, espérant bien un peu que vous voudrez bien ne pas m'oublier non plus, et me placer au nombre de vos amis.

» Agréez donc toutes mes salutations, et disposez de mes services en Belgique.

» Votre bien dévoué serviteur,

» Le comte D'AUXY. »

La guérison annoncée par la lettre suivante, écrite par un estimable médecin, qui a été tout à la fois le malade et le narrateur, n'est pas moins concluante que tous les faits qui précèdent :

« Metz, 30 juin 1837.

» Monsieur,

» J'avais jusqu'à présent attendu le départ pour Paris d'une personne de ma connaissance pour vous témoigner ma reconnaissance et vous faire connaître les résultats avantageux que j'ai obtenus de votre médication dans le traitement des douleurs arthritiques dont je suis gravement atteint deux ou trois fois l'année, depuis environ sept ans. L'an dernier je priai un confrère de vouloir bien vous faire une visite, de vous faire connaître mon tempérament qui est sanguin, et de vous demander si je devais continuer long-temps le traitement après la disparition des accès. Je le chargeai en même temps de me rapporter un de vos appareils dolorifuges. A son retour à Metz, j'avais mes douleurs depuis trois jours, et j'avais, comme dans les accès précédens, fait usage de vin de colchique qui, parfois, les amendait. J'employai de suite votre médication qui m'a procuré immédiatement du soulagement ; mais je ne savais si je devais lui attribuer l'amélioration de mon état plutôt qu'au vin de colchique. L'occasion de trancher la question ne s'est malheureusement que trop promptement offerte, car cette année, dans les premiers jours de mai, mes douleurs sont venues me tourmenter de nouveau ; j'ai de suite employé votre médication, et dès la seconde application que j'en ai faite mes douleurs ont cessé, malgré leur excessive intensité. La nuit suivante a été calme : je ne souffrais que lorsque je remuais le membre particulièrement affecté. L'engorgement du genou a encore persisté quelque temps ; mais sans nul doute que si j'eusse continué votre médication avec plus de persévérance, j'en aurais été débarrassé plus tôt. C'est ce que je me propose de faire si, contre mon attente, mes douleurs viennent me visiter de nouveau.

» Veuillez recevoir mes remercîmens bien sincères.

» MICHAUX,

» Médecin à Metz. »

Voici encore un fait qui, sans mettre dans sa dernière évidence l'efficacité de ma Méthode curative, démontre cependant trois choses : d'abord qu'elle est applicable aux affections goutteuses les plus anciennes ; ensuite qu'elle réussit même après que tous les moyens connus ont complètement échoué, et ont par conséquent inutilement tourmenté les malades ; enfin qu'elle agit ordinairement dès les premiers momens de son emploi.

M. Kilian, négociant hollandais, actuellement domicilié à Maëstricht, son pays natal, après un séjour de douze années aux Indes-Orientales, et après plusieurs voyages sur mer, dans le cours desquels il fut souvent mouillé sans pouvoir changer de linge, fut pris d'un rhumatisme articulaire qui, dans l'espace de quinze jours, parcourut successivement « toutes les articulations des mains, les coudes, les pieds et les genoux, et laissa beaucoup de gêne et de raideur dans les parties qu'il avait envahies. » N'ayant été attaquée que par quelques purgatifs et des sudorifiques, cette maladie reparut six mois après avec la même intensité ; elle a ensuite continué à reparaître à des époques irrégulières : tantôt à six mois de distance, tantôt à trois, souvent même une attaque survenait sans que la précédente eût complètement cessé.

Espérant trouver en Europe, sinon une guérison radicale, du moins des moyens plus efficaces de soulagement, M. Kilian revint en 1831 dans sa patrie. Mais pendant cinq années consécutives, les soins les plus assidus et les traitemens les plus divers ont été complètement infructueux. On essaya d'abord et on continua même pendant deux ans les bains sulfureux, surtout les eaux d'Aix-la-Chapelle, les bains de vapeur et les douches de toutes sortes ; puis on en vint aux évacuations sanguines, tant locales que générales, aux pédiluves chauds et aux cataplasmes émolliens. C'est à la suite de ce dernier traitement que, suivant ses propres expressions, M. Kilian fut *cloué sur un lit de douleurs*, et il y était *depuis six mois* lorsque sa femme, frappée par sa propre expérience de la vérité de cette assertion que j'ai déduite sous forme de corollaire de mes recherches sur les affections nerveuses, goutteuses et rhumatismales, savoir : que *les évacuations sanguines et un traitement débilitant leur sont plutôt contraires que favorables*, réclama mes conseils le 15 juin 1836.

M. Kilian était alors en proie à une attaque telle, que le mal ne quittait une articulation que pour faire irruption sur une autre, et était toujours accompagné d'une horrible douleur. Les sangsues, appliquées sur le lieu envahi, procuraient bien alors quelque soulagement momentané, mais la douleur se fixait presque toujours à l'articulation la plus voisine, et laissait après elle du gonflement et de l'empâtement. Le malade était d'ailleurs d'une constitution robuste, dont la persistance des douleurs et la multiplicité des remèdes n'avaient point altéré la vigueur ; il avait toujours mené une vie réglée et n'avait jamais commis d'excès en quelque genre que ce fût.

N'ayant pu, par suite d'un malentendu sur nos moyens de communication, lui faire expédier de suite les divers objets nécessaires à son traitement, M. Kilian m'écrivit, sous la date du 8 octobre, une lettre ainsi conçue :

« Depuis huit jours je souffre d'une nouvelle attaque. Jusqu'à présent elle n'est pas très intense, mais il est impossible de jamais prévoir où cette affreuse maladie s'arrêtera : ce sont les dessus des pieds qui ont été attaqués l'un après l'autre ; les douleurs sont essentiellement nerveuses, la chaleur du lit paraît toujours les augmenter ; elles sont accompagnées d'un énorme gonflement qui semble dénoter la présence d'un liquide épais, car l'application du doigt y détermine une dépression qui ne disparait entièrement qu'après plusieurs minutes. Il y a aussi une légère inflammation à la peau ; enfin il nous semble avoir reconnu le cas pour lequel vous recommandez les embrocations avec le baume névropathique, etc., etc. »

Ayant enfin reçu les médicamens que je lui avais fait expédier, M. Kilian m'en accusa réception le 9 décembre, en ces termes :

« Après bien des retards, les médicamens que vous m'avez fait adresser le 25 octobre me sont parvenus. Lors de leur arrivée j'étais de nouveau très souffrant, au point de ne pouvoir quitter ma chambre à coucher qu'à l'aide d'une béquille et avec grand' peine. Je me suis de suite administré une vaporisation et fait une friction avec le baume névropathique : les douleurs *ont à l'instant même diminué.* J'ai répété les mêmes moyens six heures après, et dès le lendemain les douleurs *avaient totalement disparu.* Depuis, je continue chaque jour une vaporisation et une friction, et la souplesse revient progressivement dans les articulations. Il y a cependant, vers les genoux et aux malléoles, des nerfs rebelles qui semblent être trop profondément situés pour recevoir tout-à-coup l'effet salutaire qu'éprouvent les parties plus superficielles. En définitive, mon état s'est sensiblement amélioré : je puis maintenant faire quelques tours de promenade sans douleur, ce qui, depuis plusieurs mois, m'était impossible ; encore un degré de guérison de plus, et je promets un grand succès à votre Méthode curative, non seulement pour notre ville, mais pour notre pays qui est accablé plus que tout autre du fléau auquel je suis en proie. Cependant, depuis que je n'ai plus d'eau réactive, mon état est stagnant ; veuillez m'en faire envoyer sans retard. J'ai reçu votre seconde brochure, qui a déjà passé par les mains de bien des souffrans, qui n'attendent que de voir ma guérison se soutenir pour se recommander aussi à vous, etc. »

La crainte que manifestait M. Kilian, qu'une interruption dans le traitement n'en suspendît les bons effets, se réalisa effectivement; car, avant qu'il eût reçu les objets demandés par sa lettre qui précède, son épouse m'écrivait ce qui suit, sous la date du 25 janvier 1837 :

« Il y a bien peu de jours nous nous flattions d'une guérison complète, lorsque notre patient s'est plaint d'une petite douleur dans l'un des doigts de la main droite. Nous pensions qu'elle céderait à une vaporisation ; mais, à notre grand regret, la douleur a envahi le bras ; les souffrances ont cependant été beaucoup moins vives : tout notre espoir est que le mal ne se propagera pas dans tous les membres, et alors nous croirons encore avoir beaucoup gagné. Hâtez donc, Monsieur, autant que possible, l'envoi des remèdes, etc. »

Enfin, les remèdes tant désirés et si impatiemment attendus arrivèrent. Leurs bons effets ne furent pas longs à se faire ressentir, car, dans le courant de février, M. Kilian m'annonçait que : « des affaires de famille l'ayant appelé à Eindhove, M. Smets, docteur en médecine et membre de la Commission médicale du Brabant septentrional, qui l'avait précédemment traité, était venu le voir et s'était par là trouvé à même d'apprécier le changement avantageux survenu dans sa santé. » Ce médecin, qui jouit dans ce pays d'une position sociale des plus avantageuses, conçut même de mon traitement une telle opinion, qu'il pria M. Kilian de le mettre en rapport avec moi pour introduire et propager en Hollande mes moyens curatifs.

Ce que j'ai dit et démontré relativement aux névralgies rhumatismales ne s'applique pas moins à la goutte. Quand ma Méthode n'en procure pas la guérison radicale, ce qui peut arriver lorsque la maladie est ou très ancienne ou essentiellement constitutionnelle, elle a du moins l'inappréciable avantage d'en suspendre les accès comme par enchantement; généralement d'éloigner leur retour ; enfin de n'être pas moins efficace dans les récidives que dans le début. En voici une preuve :

M. le chevalier Fourquet de Lustar, membre du conseil général des Hautes-Pyrénées, me consulta au commencement de 1836, pour des accès de goutte qui le tourmentaient depuis long-temps, et contre lesquels il avait épuisé en vain toutes les ressources connues de l'art. Je m'empressai de lui donner mon avis et, sur sa demande, de lui faire expédier les objets qui composent mon traitement. Quel en fut le résultat? C'est ce que j'ignorais complètement lorsque, le 17 août de la même année, je reçus de Tarbes la lettre suivante :

« Monsieur le docteur,

» Ayant appris les merveilleux effets que votre traitement, contre la cruelle maladie de la goutte, a eus sur M. le chevalier de Lustar, et goutteux moi-même, je viens, etc.

» VIGNES, architecte. »

Six mois après ces renseignemens indirects, je reçus de M. de Lustar lui-même cette lettre :

« Lustar, le 23 janvier 1837.

» Monsieur le Docteur,

» J'ai bien tardé à vous faire part de l'effet vraiment miraculeux que j'obtins, l'an dernier, de votre Méthode curative externe, dont je fis usage après être resté pendant six mois retenu dans mon lit par un rhumatisme goutteux fixé aux deux pieds et compliqué de coliques, de points de côté et de rétention d'urine. J'avais à peine appliqué sur mes pieds les médicamens qui composent votre traitement, que je fus aussitôt dégagé de toutes mes souffrances. Je dois vous annoncer dans ce moment, qu'à la suite d'un rhume très violent, j'ai senti reparaître une attaque de goutte dans les articulations du pied droit, qui a toujours été le premier et le plus fortement attaqué, particulièrement le tendon extenseur du gros orteil. Après deux applications, je vais beaucoup mieux; mais je manque de remèdes, c'est pourquoi je vous prie de vouloir bien me faire l'envoi, etc..., et de recevoir l'assurance de la reconnaissance avec laquelle j'ai l'honneur d'être,

» Votre très humble serviteur,

» FOURQUET DE LUSTAR. »

Ce mieux persista sans doute assez long-temps, car M. de Lustar, sous la date du 18 août de l'année suivante, c'est à dire plus de dix-huit mois après la réception de la lettre qui précède, m'écrivait en m'adressant un autre goutteux :

« J'ai toujours recours à votre médication qui me soulage merveilleusement, quoiqu'elle ne me guérisse pas d'une manière irrévocable. La goutte revient parfois à mes pieds, ce que je crois devoir particulièrement attribuer à une affection nerveuse. »

Cette fois, la suspension des accès fut de près de deux ans, car je ne reçus des nouvelles de M. de Lustar que le 22 juillet 1840, époque à laquelle il me demanda de lui faire préparer des remèdes dont il renouvelait l'éloge.

Il résulte donc bien évidemment de cette correspondance que si M. de Lustar n'a pu être débarrassé pour toujours de sa goutte, du moins, chaque fois qu'il s'est soumis à mon traitement, il en a promptement suspendu les accès, qui, avant, le retenaient souvent six mois au lit, ainsi qu'il le déclare dans sa première lettre.

Une nouvelle lettre de M. de Lustar, qui m'est parvenue dernièrement, confirme encore ce que j'avance :

« Lustar, le 13 mai 1843.

» Monsieur le Docteur,

» J'ai eu une attaque de goutte des plus opiniâtres, qui parcourt mes pieds, mes mains et mes doigts l'un après l'autre ; j'emploie toujours exactement votre bonne Méthode, qui produit toujours de bons effets, et j'espère être bientôt délivré des gonflemens qui sont longs à disparaître. Ne voulant pas me trouver au dépourvu lorsque la maladie commence à attaquer quelque partie, je vous prie de vouloir bien me faire faire un nouvel envoi, etc.

» Agréez, monsieur le Docteur, l'expression de ma haute reconnaissance.

» DE LUSTAR. »

Je crois devoir encore publier les deux attestations suivantes ; la première est d'un goutteux modèle :

« Noyon, ce 21 septembre 1837.

» Monsieur,

» Depuis l'application de vos moyens curatifs, je puis aller facilement à pied ; et ce qu'il y a d'étonnant, c'est que le pied malade agit plus librement et est plus fort que l'autre, etc., etc.

» FLAMAND,
» Négociant en vins et eaux-de-vie. »

« Au château de Philmin, près Verneuil, ce 2 mars 1837.

» Monsieur,

» Depuis un an mon mari se trouve très heureux de connaître votre traitement ; il en éprouve les effets les plus avantageux. A la seconde application les fortes douleurs ont cédé, et, pour un goutteux, cet effet est inappréciable. Veuillez, Monsieur, en recevoir ma part de reconnaissance, etc.

» BOUTNI, née DE COURCY. »

Madame Brun, la mère, cloître Saint-Honoré, n° 6, était en proie à un accès de goutte qui envahissait tous les doigts de la main droite. Les douleurs étaient extrêmes ; je lui fis une application prolongée ; mais la position du bras sur le lit m'empêchait d'agir également sur tous les doigts. Lorsque je cessai les frictions, madame Brun remuait assez bien les quatre premiers doigts ; elle me fit remarquer que le petit doigt avait été négligé, et qu'il n'avait pas obtenu le même bénéfice que les autres. Je promis de lui faire, à la seconde application, une plus large part. Cependant le lendemain il était seul malade, tous les autres doigts étaient revenus dans leur état naturel. Cette circonstance me frappa, car elle est bien propre à faire apprécier l'influence directe de la médication. Je n'eus donc à opérer que sur le petit doigt, et, douze heures après, il était comme les autres parfaitement guéri.

A quelques jours de là, madame Brun eut l'imprudence de tremper sa main dans un seau d'eau froide ; en peu d'instans tous les accidens goutteux avaient reparu. Mandé auprès d'elle, je lui fis une application générale et bien méthodique : douze heures après il n'existait nulle trace de la maladie. Cette observation est précieuse et n'exige aucun commentaire. Madame Brun était âgée de soixante-quinze ans.

En 1835, mademoiselle C..., maison Beynier, Palais-Royal, n° 147, était depuis long-temps souffrante et croyait devoir être bientôt victime d'une affection de poitrine, compliquée d'une *gastrite*. Depuis plusieurs mois un médecin distingué, professeur et membre de l'Académie royale de médecine, traitait mademoiselle C... comme atteinte au moins d'une inflammation chronique de l'estomac, et la tenait en conséquence à un régime extrêmement rigoureux. Ses forces se perdaient chaque jour, et son état était vraiment alarmant lorsque, accidentellement, je vis cette demoiselle. Dès ma seconde visite, je m'aperçus qu'on avait méconnu la cause des accidens, et que j'avais affaire à une *sternalgie* ou *goutte diaphragmatique*. Je fis avec précaution l'emploi de ma Méthode curative externe ; après trois ou quatre applications l'appétit est revenu, les digestions d'alimens divers se sont bien faites, et tous les phénomènes morbides se sont successivement dissipés. Au bout de quinze jours, mademoiselle C... jouissait de la meilleure santé.

Voici un fait tout récent, que je présente comme une preuve de l'efficacité de ma médication, lorsqu'elle est employée avec quelque persévérance dans les affections goutteuses et les rhumatismes articulaires. Je ne rapporte pas cette observation comme un cas de guérison complète, bien qu'il y ait lieu de compter sur ce résultat ; mais le temps n'est pas encore venu sanctionner le succès obtenu.

« Blois, le 7 juin 1843.

» Monsieur,

» Je ne veux pas différer plus long-temps à vous parler des bons résultats que j'ai obtenus de votre traitement externe. Madame Daridan vous a écrit au commencement du mois d'avril dernier, qu'à mon retour de Paris j'avais été pris d'une attaque goutteuse dans l'épaule droite, et que j'avais souffert le martyre ; j'ai bien apprécié les justes réflexions contenues dans votre réponse du 10 avril ; elles m'ont donné la mesure de la loyauté de votre caractère.

» Lorsque mes douleurs furent un peu calmées et que je fus en état de supporter vos frictions, elles m'ont été administrées avec persévérance et méthode. J'ai été long-temps avant d'en éprouver un soulagement remarquable. Il m'était impossible de faire aucun mouvement du bras ; pour écrire, j'étais obligé de porter mon bras droit avec la main gauche. et j'écrivais bien difficilement ; enfin j'étais forcé de me faire habiller comme un enfant. Mais, depuis une quinzaine de jours surtout, j'éprouve un mieux bien remarquable ; ce mieux va croissant et se fait sentir d'un jour à l'autre. Je suis loin d'être guéri, je ne crois pas même pouvoir obtenir une guérison radicale ; mais, quand je compare mon état actuel à l'état où j'étais il y a deux mois, je me sens bien heureux et me félicite d'avoir fait votre connaissance. Mes bras, y compris les épaules, sont dans l'état le plus satisfaisant. Il y a bien encore dans l'articulation des épaules un peu de raideur et de douleur, mais je puis m'habiller facilement et sans le secours de personne, et me livrer à tous les genres d'exercice qui m'étaient interdits tout récemment encore (jouer du violon et au billard).

» Les genoux sont moins bien : les glandillons existent toujours aux jarrets ; les craquemens sont à peu près les mêmes ; mais cependant il y a beaucoup plus de force, plus de flexibilité dans les articulations. Je peux faire des courses de plusieurs heures sans éprouver autre chose qu'un peu de lassitude. J'ai fait un usage modéré de mes pilules, et la constipation a presque entièrement cessé. Toute l'économie est, en général, dans un état satisfaisant. Enfin, mon cher Monsieur, je me fais un plaisir en même temps qu'un devoir, de parler de votre Méthode curative externe avec enthousiasme à toutes les personnes qui sont atteintes de douleurs rhumatismales ou nerveuses, et Dieu sait que le nombre en est grand. J'aurai, je pense, l'occasion de vous envoyer quelques malheureux cliens, et je le désire plus pour eux encore que pour vous, car je regarde votre traitement comme un bienfait inappréciable pour la pauvre humanité.

» Il est donc bien avéré, Monsieur, que je suis maintenant beaucoup, incomparablement mieux qu'avant mon départ pour Paris. J'ai fai venir quatre fois de nouvelles provisions de chez votre pharmacien, et je n'ai pas l'intention d'en rester là.

» Je vous avais demandé votre avis sur un voyage aux eaux de Néris, et vous m'y avez encouragé; mais je me trouve si bien de votre traitement, que je suis décidé à ne pas entreprendre ce voyage : je préfère persister dans votre traitement, je le continuerai autant que ce sera nécessaire...

» Ma pauvre femme me charge de vous exprimer sa reconnaissance pour le bien que vous m'avez fait; j'espère aller un jour vous remercier de vive voix, et si je peux me guérir complètement, croyez, mon cher docteur, que ma gratitude égalera les sentimens d'estime, et je dirai même d'affection que vous m'avez inspirés.

» D. DARIDAN,
» Rue des Carmélites, 8, à Blois (Cher). »

Je répète que je n'ai relaté ce fait que pour prouver l'efficacité de la médication externe, employée avec persévérance et régularité dans les cas graves et rebelles. C'est un avertissement donné aux malades, afin qu'ils ne se découragent pas lorsque les effets ne répondent pas immédiatement à leur attente.

Je n'en finirais pas si je voulais citer toutes les personnes qui ont aussi promptement guéri d'affections goutteuses; ce serait même une nomenclature fastidieuse. Je vais terminer en rapportant l'opinion d'un vénérable ecclésiastique, dont le caractère respectable rend le témoignage d'une grande importance, quoiqu'il ne soit pas complètement favorable à ma Méthode curative.

« ..... Vous me demandez maintenant le résultat de mes opérations, eh bien ! voilà ce que je pense consciencieusement :

» Par votre moyen, je ne crois pas qu'on guérisse de la goutte; mais aussi je reconnais qu'on en éloigne les accès, qu'on en affaiblit singulièrement les douleurs, qu'on en empêche les suites, telles que les nodosités et difformités des parties qu'elle afflige.

» LE DUC,
» Vicaire-général de l'évêché d'Evreux. »

En disant, dans quelques passages de ce livre, que j'ai souvent assuré le succès de ma Méthode en l'appliquant moi-même sur des malades qui, livrés aux soins de mains inhabiles, n'en avaient retiré que de faibles résultats, je n'ai pas prétendu, assurément, avoir des moyens particuliers de la rendre efficace : un grand nombre d'observations prouvent le contraire. Mais je veux seulement faire remarquer que la médication réussit d'autant mieux que la personne qui en fait l'application se pénètre bien de sa véritable manière d'agir. Aussi est-elle promptement favorable entre les mains des médecins qui partagent ma manière de voir sur les affections rhumatismales, goutteuses et nerveuses, et consentent à la mettre eux-mêmes en usage. En voici une preuve : le docteur Dupuy, exerçant à Avignonet, près de Villefranche, m'écrivait l'année dernière :

« Monsieur et honoré confrère,

» Consulté pour une douleur nerveuse de la poitrine, *à cause d'une cure en quelque sorte miraculeuse que je fis il y a deux ans, par votre traitement, sur une personne qui souffrait de douleurs du même genre*, j'ai prescrit le même traitement, et j'attends beaucoup de son influence. »

La circonstance qui m'avait mis en rapport avec M. Dupuy mérite d'être racontée, parce qu'elle établit que ce médecin a reconnu que l'action de la médication externe n'est pas circonscrite dans le champ des maladies pour lesquelles l'expérience a jusqu'ici démontré son efficacité spéciale. Il s'agissait d'un *diabètes* (flux immodéré d'urine ordinairement sucrée), que le docteur Dupuy conçut l'espoir de guérir par l'emploi des moyens qui constituent ma Méthode curative, ne voyant dans cette affreuse maladie qu'un effet de la perturbation de la puissance nerveuse des reins (une *viscéralgie néphrétique*). Des avantages notables furent d'abord obtenus ; la sécrétion de l'urine avait beaucoup diminué et avait perdu son goût sucré ; les forces du malade revenaient ; mais soit, comme me le marquait M. Dupuy, que le traitement ne put être suffisamment prolongé, ou que le désordre existant fût au dessus des ressources de l'art, le succès ne répondit pas à son attente. Aussi ne citai-je ce cas que pour éveiller l'attention des praticiens et servir de transition à l'exposition de certaines maladies, dites chroniques et organiques, qui cependant n'ont pour cause qu'un trouble de l'innervation.

DES

VISCÉRALGIES

CHEZ LES DEUX SEXES;

AFFECTIONS NERVEUSES DES VISCÈRES,

CONFONDUES AVEC LES

PHLEGMASIES CHRONIQUES ET LES LÉSIONS ORGANIQUES,

TELLES QUE

La Gastrite, l'Entérite, l'Hypocondrie, etc.

AVERTISSEMENT.

Nos recherches sur les *viscéralgies* sont fort étendues et feraient la matière d'un très gros volume ; cependant nous avons cru devoir nous restreindre encore à publier des *généralités physiologiques et pratiques*, qui ne sont que les prolégomènes d'un traité complet, auquel nous ne sommes point en mesure de mettre la dernière main : et comme il eût été trop long de décrire séparément les lésions nerveuses qui peuvent être avantageusement traitées par la *Méthode curative externe*, nous nous sommes borné à indiquer d'une manière générale, dans les considérations qui vont suivre, les causes, les symptômes et le traitement des Viscéralgies. Nous croyons donc utile de présenter ici, sous des titres génériques, un tableau synoptique des principales affections contre lesquelles la médication externe est éminemment efficace.

¡VISCÉRALGIES ABDOMINALES.

Gastralgie, Entéralgie, Hystérie, Cystalgie, etc. : Douleurs, Crampes, Spasmes, etc., de l'estomac, des intestins, de l'utérus, de la vessie, etc.

Hypocondrie : Trouble nerveux des appareils digestif, nutritif, générateur, etc., avec réaction cérébrale ; Névroses.

VISCÉRALGIES THORACIQUES.

Asthme, Palpitations, etc. : Désordres nerveux des appareils respiratoire et de la circulation sanguine ; Sternalgie, Goutte diaphragmatique, Angine de poitrine, etc.

VISCÉRALGIES ENCÉPHALIQUES et SPINALES.

Céphalalgie, Rachialgie, Paralysie : Lésions nerveuses des organes cérébraux et de la moelle épinière ; Névralgies ; Douleurs fixes ou vagues ; Rhumatisme nerveux du tronc et des membres ; Impuissance musculaire ; Tremblement nerveux, etc.

————

AVANT-PROPOS.

La publication d'une nouvelle édition de cet ouvrage étant devenue nécessaire avant que nous ayons pu réunir et coordonner de nombreux matériaux qui devaient imprimer à ce travail une assez grande importance scientifique, nous avons remis à une autre époque les soins que nous devons y donner sous ce rapport. Tel qu'il est actuellement, malgré les nombreuses augmentations qu'il a subies, il ne faut encore le considérer que comme un exposé pratique. Cependant nous espérons qu'il remplira complètement le but que nous nous proposons, et que les médecins et les malades y trouveront autre chose que des dissertations critiques sur les travaux de nos devanciers. C'est un travail essentiellement pratique.

Nous nous bornerons à reproduire ici une réclamation que nous avons adressée à un confrère (1).

Dans les sept premières éditions que nous avons publiées de notre *Méthode curative externe des viscéralgies*, nous avons gardé le silence sur des insinuations répandues contre nous par M. Barras, auteur d'un *Traité des gastralgies et des entéralgies*, parce que nous n'attachons qu'une bien faible importance à ce qu'on se plaît à appeler le mérite de la *priorité*. C'est surtout en médecine que le proverbe : *Nihil novum* est de la plus grande exactitude. Mais notre longani-

(1) Cet article a déjà été publié dans la *Gazette de Santé* du 10 octobre 1841.

mité ne va pas jusqu'à laisser circuler, sans fin, des impu-
tations plus que jalouses, et puisqu'on nous force à fournir
la preuve que l'on n'est pas autorisé à nous accuser de *con-
trefaçon*, pour avoir développé, dans une mince brochure,
une question que M. Barras n'a fait qu'effleurer dans deux
gros volumes ; une fois pour toutes, nous allons réduire à
leur juste valeur des récriminations non moins vaines qu'intéressées.

Et d'abord nous reconnaissons que M. Barras a eu sans
peine un grand mérite ; il est venu à propos : un système
célèbre, après avoir long-temps enthousiasmé les esprits,
s'écroulait de toutes parts. Les maladies de l'appareil digestif
étaient le pivot de ce système, qui ne leur reconnaissait
qu'une seule et unique nature : l'inflammation. Alors M. Barras hasarda la publication, dans un journal de médecine,
d'un fait qui lui était personnel, pour prouver que toutes les
maladies de l'estomac n'étaient point inflammatoires, et que
le système nerveux jouait aussi dans ces affections un rôle
actif. Ce timide article se transforma bientôt en une brochure qui, grâce à la réaction des esprits contre la doctrine
de Broussais, fut accueillie avec indulgence. A cette brochure succéda un volume que la vanité d'auteur enfla tellement en le bourrant d'*histoires* de gastralgies et d'entéralgies, que force a été de le dédoubler et de le présenter en
deux tomes, dans l'un desquels se trouve, entre autres choses
remarquables, une mirifique annonce en faveur d'un fabri-
cant de chocolat, dont l'auteur goûte les produits d'une manière toute particulière.

Bienheureuse influence des mots en médecine ! il ne faut
souvent qu'un simple revirement euphonique, une minime
altération dans une désinence, pour faire la gloire et la fortune d'un auteur ! M. Barras l'a bien prouvé ! et ce n'est pas
un reproche que nous lui adressons, c'est au contraire, pour
nous, l'occasion de placer ici quelques points d'admira-
tion !

Ce que Broussais appelait *Gastrite, Entérite*, M. Barras l'appelle *Gastr-algie, Enter-algie !!!* et cette habile substitution de syllabes ultimes a suffi pour édifier une sorte de réputation qui repose, comme on voit, sur le changement de terminaison de deux mots !

L'idée-mère, l'idée fondamentale des élucubrations de M. Barras est celle-ci : la plupart des maladies du tube digestif (eh ! pourquoi seulement du tube digestif ?) rapportées par Broussais à l'inflammation, sont de toute autre nature : ce sont des maladies nerveuses et non inflammatoires, et les prétendues phlegmasies chroniques, et même les lésions organiques de Broussais, ne sont que des gastralgies, des entéralgies, qui réclament une thérapeutique entièrement opposée à celle connue sous le nom de méthode antiphlogistique.

Voilà, réduite à sa *trop simple* expression (car il fallait dire des *viscéralgies*, pour ne pas localiser dans l'estomac et les intestins des lésions nerveuses qui ont souvent leur siége dans d'autres organes); voilà, disons-nous, la pensée que M. Barras a délayée en 1200 pages, crénelée de contes fantastiques, bastionnée des rêveries d'un hypocondriaque auquel on a droit de dire : « Médecin, guéris-toi toi-même. » Mais M. Barras nous paraît affecté d'une turgescence bilieuse incurable. La monomanie de M. Barras est de crier partout : *On m'a volé mon idée. — Rendez-moi mon idée. — J'ai droit à la priorité de mon idée.* Il s'en prenait dernièrement à un insolent médicastre faiseur de miracles, qui se juche sur des tréteaux pour vanter la supériorité de *son traitement naturel*; aujourd'hui, c'est nous qu'il accuse de lui avoir dérobé *son idée.*

Il faut en vérité être dans un accès perpétuel de délire d'amour-propre, pour revendiquer comme sa propriété, non pas des idées, mais des *données* semblables à celles que nous avons formulées ci-dessus.

— Quoi? voyons, examinons vos prétentions, M. Barras :

Vous croyez avoir reconnu le premier : 1° que toutes les maladies de l'estomac et des intestins ne sont pas inflammatoires? — Eh! mon Dieu! la guerre de vingt ans faite aux doctrines de Broussais, qu'est-ce donc que la proclamation de cette vérité?

2° Que ces maladies ne réclament pas toutes un traitement antiphlogistique, ou, pour mieux dire, par les évacuations sanguines, la diète et les adoucissans? Mais qu'ont dit autre chose, avant vous et avant nous, tous ceux qui combattaient contre les théories du professeur du Val-de-Grâce? Enfin, puisque vous nous forcez à nous mettre en ligne, ne serez-vous pas bien surpris de voir que nous pouvons aussi réclamer une part de *votre découverte*, à l'aide d'un témoignage que vous ne récuserez pas sans doute, puisque c'est le vôtre? Oui, le vôtre, M. Barras, et nous allons tout-à-l'heure vous en faire l'exhibition.

En thèse générale, rien n'est difficile, dans les découvertes purement scientifiques, comme de reconnaître et de constater la priorité d'un auteur. Il est très rare en effet qu'une idée vierge germe, naisse et se développe dans une seule tête ; presque toujours il y a simultanéité occasionnelle entre plusieurs intelligences pour la conception et le développement de cette idée. Et comme ces intelligences n'ont pas toutes le même degré d'activité, comme elles ne sont pas toutes dans des circonstances également favorables à l'émission des faits ; que, d'un autre côté, les hommes ne sont pas tous également sévères sur le nombre et sur le choix des preuves à l'appui de leurs doctrines, il arrive souvent que ce n'est pas celui qui a le mieux et le plus long-temps étudié une donnée neuve qui la produit le premier, mais bien le plus pressé, le plus avide de gloire ou d'autre chose. Il n'est pas de praticien surtout qui, après avoir consacré de longues méditations à la recherche des causes et des conséquences d'un fait acquis, ne se soit vu devancé dans la promulgation des principes qu'il couvait en silence, parce qu'il n'avait pu les établir qu'en faisant, au vu et au su de ses confrères ou des élèves, des observations expérimentales. Aussi l'histoire toute entière de notre art n'est-elle qu'une interminable et insoluble discussion sur la priorité. Pour n'en citer que des exemples récens : y a-t-il un de nous qui, la main sur la conscience, puisse dire voilà, dans toute l'acception du mot, l'inventeur de la lithotritie? Pourrait-on désigner, sans crainte d'erreur, celui qui le premier a eu, plus récemment encore, l'idée de couper les muscles de l'œil pour la guérison du strabisme? Ces opérations ne se rattachent-elles pas essentiellement à d'autres opérations qui donnent un résultat analogue et qui absorbent le mérite de la découverte? Très certainement; et dans tous les cas de ce genre, les esprits sages se bornent à constater simplement un progrès de la science elle-même, sans l'attribuer à tels ou tels individus qui ont eu seulement le mérite d'en faire l'application, à des époques plus ou moins distancées par les circonstances et les occasions qui se sont présentées.

C'est ainsi qu'il y a plus de dix-sept ans, des l'année 1826, étant à Bruxelles, et après avoir lu la relation faite par M. Barras de sa maladie, il nous arriva ce dont nous parlions tout-à-l'heure, c'est à dire d'avoir long-temps médité sur une question, de l'avoir entourée d'une observation longue et patiente, et de nous voir enlever la priorité de l'émission de nos vues pratiques, par un autre plus pressé que nous de parler au public. Faisant bon marché d'une satisfaction de gloriole, et content d'ailleurs qu'une vérité utile se répandît, même sans la participation que nous aurions pu prendre immédiatement à sa propagation, nous nous bornâmes à écrire à M. Barras, que nous étions possesseur de matériaux importans propres à développer le sujet qu'il avait traité, et nous lui offrions de les joindre à la prochaine édition de son ouvrage. Nous ne reçûmes pas d'abord de réponse de M. Barras; mais, pressé de nouveau par une lettre que nous lui fîmes remettre en mains propres, il se décida à donner à notre mandataire une réponse dont voici la **partie la plus** explicite ·

A M. le Docteur Comet.

« Paris, le 19 mars 1828.

» Monsieur et très honoré confrère,

» Je vous remercie des matériaux que vous possédez ; ceux que j'ai recueillis sont suffisans pour rendre ma prochaine édition beaucoup plus étendue et plus complète ; mais je vous engage fortement *à les publier à part* ; et si vous prenez ce parti, je vous serai obligé de m'envoyer un exemplaire, *pour que je puisse citer votre travail honorablement à l'appui du mien.* Quant à ce que vous me dites, que vous pourriez faire entrer vos matériaux dans mon ouvrage, je n'y consentirais point....., etc.

» *Signé* BARRAS, docteur médecin. »

De cette lettre il résulte évidemment un fait capital, c'est qu'avant M. Barras peut-être , simultanément sans aucun doute, nous nous occupions de recherches semblables à celles qu'il venait de publier. En ne prenant même date que de sa lettre, si le 19 mars 1828 *nous possédions des matériaux*, il est bien incontestable qu'il nous avait fallu le temps de les rassembler. Or, en médecine pratique, les observations sont longues à recueillir, et on ne recueille que celles dont la possession offre de l'intérêt. Puisque, dès le commencement de l'année 1828 , M. Barras constate que nous sommes en mesure de publier nos matériaux, il est encore incontestable que , bien long-temps avant, nous avions travaillé pour nous les procurer. Le motif de nos recherches ne pouvait être que l'opinion différente que nous avions acquise touchant les théories régnantes au sujet des maladies viscérales : quelles étaient ces théories régnantes ? les principes absolus de Broussais. — Que fallait-il leur opposer ? — Précisément la pratique que nous avons préconisée contrairement à ces principes. Il est donc de la plus grande évidence que nos travaux, sur la nature et le traitement des maladies nerveuses des viscères (VISCÉRALGIES), ont été commencés au moins en même temps que ceux de M. Barras sur les affections nerveuses spéciales à l'estomac et aux intestins (GASTRALGIES et ENTÉRALGIES) : *Suum cuique.*

Nous n'insisterons pas plus long-temps pour convaincre nos lecteurs et M. Barras lui-même, que nous n'avons rien imité, contrefait. Si ce médecin veut relire entièrement la lettre qu'il nous a écrite, nous ne doutons pas que sa conscience et sa probité ne lui dictent la conduite qu'il doit à l'avenir tenir à notre égard. D'ailleurs, nous aurions beau jeu à faire ressortir la distance immense qui nous sépare de la pratique de M. Barras. Nous lui laissons de bien bon gré ses préceptes et ses prescriptions, dont la banalité rejette dans toutes les superstitions de la pharmacologie. Nous lui abandonnons volontiers aussi toutes nos explications sur l'action des moyens thérapeutiques que nous mettons en usage : il nous suffit qu'ils possèdent une puissance curative qui exclut toute interprétation sur leurs effets. *Souffrir ou ne pas souffrir*, il n'y a rien de plus positif dans l'art de guérir : telle est la question que notre médication est appelée à résoudre en dépit de toutes les théories, de toutes les priorités, dont nous nous soucions fort peu.

Le Docteur Comet.

P. S. Si nous avons cru devoir nous exliquer sur les prétentions du docteur Barras, nous ne prendrons pas la même peine à l'égard d'une foule de *gastro-lâtres*, intrépides déclamateurs en plein vent. Que pourrions-nous dire à l'un de ces médicastres ignorans qui s'est servi du mot *viscéralgie*, comme d'un thème, sur lequel il a brodé quelques fioritures écrites pour la trompette dont il sonne au coin de tous les carrefours? On verra, dans le préambule qui va suivre, que nous avons composé le substantif *viscéralgie* pour exprimer avec netteté et précision l'opinion que nous nous sommes formée sur la nature et le siége des affections nerveuses des viscères : eh bien! ce prétendu monographe s'est borné à prendre le mot et à le définir au rebours de nous. Nous avons dit blanc, il dit noir, sans se soucier le moins du monde de ce qu'il commet une absurdité énorme.

Un autre héros industriel n'est pas moins plaisant ; il s'annonce ainsi : *Le médecin des douleurs*, SUIVI *de recherches nouvelles, etc.*

On ne peut vraiment s'empêcher de rire, surtout quand on sait que ce médecin des douleurs est lui-même perclus de douleurs, podagre, et à peu près impotent. Mais nous devons remercier particulièrement le grand guérisseur, connu sous le titre de *restaurateur* des malades, de nous avoir injurié dans les petits pamphlets qu'il distribue ; nous nous trouvons très honoré de ce qu'il a bien voulu citer, à sa manière, notre nom au milieu de ceux des praticiens les plus estimés et les plus recommandables.

DES VISCÉRALGIES

CHEZ LES DEUX SEXES.

Il faut avoir longuement et minutieusement observé les nombreuses formes que les maladies nerveuses revêtent, pour oser s'écarter des idées généralement admises aujourd'hui ; et, laissant de côté les explications systématiques plutôt que de s'arrêter à les détruire, signaler aux praticiens, véritables amis de l'humanité, les erreurs funestes dans lesquelles font tomber des théories qui ne sont point fondées sur l'expérience, et qui ne doivent le crédit dont elles jouissent qu'à la hardiesse que d'habiles novateurs ont mise à les exposer et à les défendre.

Dans une longue suite de troubles et d'événemens politiques, particulièrement depuis 1789 jusqu'à nos jours, que d'afflictions morales ont mis en action les organes de la sensibilité, perverti leurs fonctions, et profondément modifié la constitution physique de l'homme ! Sans cesse sous l'influence de causes perturbatrices, il est devenu impres-

sionnable à l'excès, et son organisation, altérée
par des secousses continuelles, a été en proie à
une foule de maladies jusqu'alors inconnues, dont
les germes ont été transmis de génération en génération.

L'état constant d'agitation sociale ne peut que
favoriser le développement des maux qui résultent
de l'irrégularité des fonctions des centres sensibles ;
et cependant c'est au moment où les affections nerveuses se multiplient sous toutes les formes, comme
les causes qui les produisent, qu'un médecin auquel, on ne peut le dissimuler, on doit une révo-
lution heureuse, sous certains rapports, dans la
pratique de l'art de guérir, est venu les exclure du
tableau des maladies. Fort de l'enthousiasme qu'il
excitait parmi les élèves nombreux que la nouveauté
de son mode d'enseignement attirait autour de lui,
il voulut tout soumettre à la doctrine qu'il émet-
tait ; mais, ne pouvant y faire entrer une classe
de maux dont les causes fugitives lui échappaient
comme le principe dont ils émanent (l'action nerveuse), il s'est trouvé dans la nécessité de nier leur
existence, et de les décrire hardiment comme dé-
pendant de lésions matérielles, alors même que les
investigations les plus minutieuses, pendant et après
la vie, ne pouvaient lui en faire découvrir les moindres traces, non plus qu'aux observateurs les plus
attentifs et les mieux expérimentés dans ces sortes
de recherches.

Qui le croirait, ceux même que cet habile novateur avait instruits à ne jamais se laisser imposer que par des faits ; ceux auxquels il avait appris à ne croire que ce qui était évident, et pour ainsi dire palpable dans les causes des maladies , se contentèrent, dans une circonstance si importante, de la parole du maître ; et, devenus praticiens à leur tour, ils répandirent aveuglément une impitoyable doctrine.

Toujours à la poursuite des inflammations *latentes*, le traitement le plus erroné des maladies nerveuses les aggrava chez les pauvres patiens qui n'y succombaient pas. L'avenir le plus sombre était d'abord présenté en perspective à ceux que l'impuissance de *la médecine physiologique* rendait indociles ; des maladies organiques devaient remplacer bientôt les phlegmasies chroniques ; et si l'effroi qu'ils cherchaient à faire naître ne pouvait vaincre les répugnances que la nature révoltée inspirait à leurs malades, les médecins de la nouvelle école les abandonnaient, en prononçant la condamnation à mort de tous ceux qu'une heureuse irrésolution avait protégés contre leur délire inflammatoire.

Ce n'est pas que nous voulions nous jeter dans un excès opposé à celui que nous reprochons à Broussais, en niant que les nerfs puissent être atteints d'inflammation. Il existe certainement des *névrites* ; et, bien qu'elle soit rare, l'inflammation des nerfs et des principaux centres nerveux, de la moelle épinière et du cerveau, est maintenant reconnue à des signes caractéristiques. Au contraire, les *névroses*, affections des nerfs sans cause appréciable, pouvant résulter de l'excessive susceptibilité du système nerveux, de son atonie, ou de l'accumulation du fluide nerveux dans les tissus organiques, sont extrêmement nombreuses, mal connues, et leur traitement, par conséquent, négligé ou abandonné au hasard. Par exemple, combien de médecins, rebutés par l'insuccès qu'une théorie vicieuse prolongeait entre leurs mains, n'ont pas craint de chercher à consoler leurs malades par cette dérisoire apostrophe : « *Prenez courage, le temps fera le reste ; c'est une maladie qui doit s'user...* » Et le patient ?

Notre but n'est pas de combattre les fausses doctrines autrement que par des faits. C'est en prouvant que des guérisons ont été obtenues, dans un grand nombre de cas déclarés désespérés, par des moyens que la saine raison et l'observation indiquent, que nous voulons établir non pas seulement une théorie, mais le *traitement curatif* d'une multitude d'accidens attribués à des causes qui n'existent que dans l'imagination de certains praticiens. Néanmoins nous n'avons pas la prétention de guérir *toutes les maladies réputées incurables;* mais nous soutenons, fort de nos succès dans de telles circonstances, que ces condamnations désespérantes ne sont généralement fondées que sur l'impuissance des moyens que l'on oppose aveuglément à des maux méconnus.

Heureux d'avoir fécondé les vues utiles de plusieurs de nos confrères, nous leur rendons la justice qui leur est due : nous ne nous présentons pas comme un réformateur ; notre principal mérite est d'avoir mis à profit toutes les lumières que nous avons pu acquérir, soit par notre observation personnelle, soit par les travaux de nos devanciers ou de nos contemporains. Ce n'est point une œuvre d'imagination que depuis bien des années nous cherchons à produire, c'est une œuvre de pratique sanctionnée par l'expérience.

Par *viscéralgies* (quelle que soit l'étymologie rigoureuse de ce mot, que nous avons composé pour présenter à l'esprit une idée fondamentale des affections que nous avons dessein de décrire), nous voulons exprimer l'état maladif d'un viscère ou d'un organe concourant à la formation d'un appareil fonctionnaire de la vie de relation ou de la vie organique, sans inflammation ni lésion de structure.

L'affection d'un viscère ou d'un organe, comme nous venons de la définir, peut n'être indiquée que par le trouble de sa fonction ou de celle de l'appareil dont il fait partie. Ce sera une simple lésion de la *sensibilité organique*, lorsqu'il y aura absence de la douleur ; s'il y a en même temps lésion de la sensibilité organique et de la *sensibilité animale*, il y aura non seulement trouble des fonctions, mais douleur perçue. (*Voir les considérations générales.*)

Nous réunissons donc, sous le titre générique de

viscéralgies, toutes les névroses, avec ou sans douleur, des viscères proprement dits et de tous les organes destinés dans l'économie à l'accomplissement d'une fonction. Il n'est pas impossible de trouver à redire sur l'emploi que nous faisons du titre collectif que nous avons adopté; mais ce n'est pas dans le mot que gît la question : que l'expression soit parfaite ou insuffisante, peu importe, si elle peint bien notre idée et si elle rend complètement clair le sens que nous y attachons.

CONSIDÉRATIONS GENERALES

Après une étude assidue et expérimentale de toutes les nuances des maladies nerveuses, nous pouvons affirmer que nous sommes parvenu à obtenir, pour leur guérison, le même degré de certitude que celui qui caractérise le traitement des maladies aiguës les plus simples, et qui montre aux plus incrédules toute la puissance de la médecine.

L'une des plus grandes difficultés que nous avons eue à vaincre, a été de résoudre une question fondamentale, relativement à l'existence de certaines maladies nerveuses *latentes* (1), question qui, jusqu'à présent, était restée insoluble et semblait devoir se soustraire encore long-temps à tous les efforts du raisonnement et de l'observation. « Y a-t-il des maladies imaginaires, et ceux qu'on en suppose atteints méritent-ils le dédain avec lequel on accueille l'expression des tourmens qu'ils endurent ? »

Les médecins ont toujours regardé l'hypocondrie *essentielle*, c'est à dire celle qui n'est accompagnée d'aucune lésion matérielle appréciable, comme une maladie fictive qui n'a son siége dans aucun appa-

(1) On donne ce nom, en médecine, aux maladies dont les symptômes sont obscurs et pour ainsi dire cachés.

reil viscéral, spécial, et qui résulte seulement de
ce qu'ils appellent une aberration intellectuelle,
dont la permanence détermine sympathiquement un
trouble des fonctions de certains organes, qui ne
s'altèrent que consécutivement par la persistance
de la dépravation de l'action cérébrale (1). En conséquence de cette opinion, qui n'était basée que sur
l'effet apparent, ils ont abandonné le soin des organes pour ne s'occuper que de l'esprit, ou, comme
on dit, du moral des malades, sur lequel leurs efforts sont aussi impuissans que la cause qu'ils pour-
suivent est insaisissable. D'ailleurs, combien peu
d'hommes sont aptes à dominer intellectuellement
l'intelligence d'un autre homme ! C'est pourquoi il
a fallu toujours compter autant d'insuccès que de
traitemens ; à moins que, par hasard, une modification bienfaisante n'ait été apportée dans la sensibilité des organes souffrans, soit par une perturbation morale vive, dirigée empiriquement vers les
centres nerveux, soit par une médication de même
nature, employée instinctivement sans en mesurer
les effets. Mais de tels succès étant obtenus fort rarement et ne pouvant être expliqués, n'ont pu servir à mettre en évidence les causes de l'hypocon-

(1) Il est facile de voir que nous ne nous servons pas de la dénomination hypocondrie, dans l'acception propre au langage médical, et que nous n'avons l'intention ici que de caractériser l'état
des malades dits imaginaires, qui, constamment préoccupés de leur
santé troublée, cherchent sans cesse des secours contre des souffrances réelles auxquelles on ne veut pas croire.

drie ; au contraire, ils ont contribué à obscurcir son étiologie, parce que les praticiens qui les avaient sollicités, ne pouvant s'en rendre compte, il était naturel qu'ils les attribuassent plutôt à un effort salutaire de la nature qu'aux soins qu'ils avaient administrés sans raison. Et ce n'est pas en partant d'une erreur que l'on peut parvenir à une réalité ; car c'est l'énonciation contraire à la définition que nous avons rapportée ci-dessus de l'hypocondrie (1), qui est l'expression de la vérité : *Par suite du trouble de* L'INNERVATION *(2) dans le tissu des organes, il y a réaction sur le centre sensible percevant, et altération des fonctions de l'intellect qui constituent un état maladif que l'on peut désigner par la dénomination de* VISCÉRALGIE *hypocondriaque.* Nous prouvons l'exactitude de cette définition par le succès dont sont constamment suivis les traitemens dont elle prescrit l'emploi, d'après les règles de l'art, qui obligent à combattre les causes et non pas les effets sympathiques des maladies.

Mais comment pouvait-on induire, de ce que les sujets atteints d'hypocondrie, ou, pour mieux dire, de viscéralgie hypocondriaque, accusent des souffrances dont les causes paraissent inappréciables, il pût s'ensuivre rigoureusement qu'aucune lésion matérielle ne devait les occasionner ?

En admettant la perversion de la sensibilité, on

(1) *Voir* la note précédente.
(2) L'action nerveuse.

ne pouvait pas exiger que l'expression de la sensation fût fidèle. Quand le cerveau perçoit mal les impressions, il juge mal ; cela est dans l'ordre : c'est au médecin à rectifier l'erreur et à trouver la cause du désordre apparent, par l'examen minutieux et raisonné des symptômes qui se manifestent. C'est ainsi qu'il est obligé de procéder pour l'appréciation des causes des maladies dont sont atteints les enfans et tous les individus qui se trouvent, naturellement ou accidentellement, dans un état de collapsus cérébral qui ne leur permet pas de percevoir et de rendre fidèlement les impressions qu'ils ressentent. Par exemple, il n'est pas permis à un médecin de méconnaître une gangrène du poumon à la suite d'une pneumonie foudroyante, parce que le malade déclarera, comme cela arrive fréquemment, qu'il éprouve un bien-être qui lui fait croire à la disparition subite de la maladie qui le tue.

Avec de l'attention, du tact et une perspicacité que l'habitude d'interroger les hypocondriaques procure, il devient, sinon facile, du moins possible d'apprécier les causes des maux qu'ils éprouvent ; et alors le traitement efficace n'est pas ce qui embarrassera le praticien exercé, car il est indiqué par les règles ordinaires de l'art. Mais voici un moyen des plus importans, et qui n'a point encore été signalé, pour acquérir la connaissance du système nerveux particulièrement affecté. Si la lésion de la sensibilité occasionne un état maladif auquel il ne se joint aucun signe d'altération ou de perturbation des fonctions du cerveau, c'est que l'organe souffrant n'est soumis qu'à l'influence du centre nerveux viscéral (grand sympathique). Si le cerveau réagit au contraire, c'est que l'organe est sous l'influence des deux centres nerveux de la vie viscérale et de la vie extérieure (1). Cette méthode d'appréciation est la même à suivre pour arriver à la connaissance de toutes les affections nerveuses ; nous nous sommes empressé de la signaler, pour qu'il soit bien établi que nous ne nous vantons pas d'avoir un mérite que nous voudrions seul posséder. Rien de plus simple, dira-t-on peut-être. Oui, car il ne s'agit que de ne pas prendre l'effet pour la cause ; et pour sortir de l'ornière si profondément tracée, il ne nous a fallu d'autre guide que l'observation.

Mais l'art d'observer et de traiter les maladies en général, et plus spécialement les affections nerveuses, n'est intelligible que pour ceux qui ont étudié avec soin les lois de l'organisation humaine et les phénomènes de la vie : voilà pourquoi il y a tant de savans médecins et si peu d'habiles praticiens. C'est surtout pour l'appréciation des troubles nerveux des appareils viscéraux, qu'il faut être guidé par les connaissances les plus précises en anatomie et en physiologie. Les accidens multiformes et fu-

---

(1) *Voir* plus loin l'exposition des rapports de ces centres nerveux avec les divers appareils viscéraux, et la méthode d'exploration et d'interrogation à mettre en usage pour porter un diagnostic certain sur les maladies nerveuses latentes.

gitifs qui se manifestent incessamment, ne pourront être expliqués que par ceux qui connaîtront
parfaitement l'organisation, la sensibilité propre et
le jeu de ces appareils. Nous allons résumer succinctement ce qu'il est le plus essentiel de connaître
sous ce rapport, ainsi que déjà nous l'avons pro-
fessé publiquement dans notre cours d'anatomie
physiologique à l'École philosophique, en 1833.

Les efforts des plus habiles physiologistes ont
échoué devant la difficulté de définir la vie, parce
qu'ils ont voulu donner l'explication d'un phénomène dont le principe est inconnu. Pour nous, *vivre*, c'est *sentir*; non pas seulement par l'opération
intellectuelle, ce qui, dans ce sens, ne serait que
l'exercice d'une fonction plus ou moins développée chez les êtres animés, mais *sentir organique-
ment*.

Le siége de la vie est donc essentiellement dans
les centres sensibles ou nerveux.

Il y a deux centres nerveux bien distincts anato-
miquement et physiologiquement : celui de la vie
extérieure, de relation ou cérébrale, et celui de la
vie intérieure, organique ou viscérale.

Aucune fonction ne peut s'exercer si les organes
qui en constituent l'appareil sont privés de la sensibilité qui leur est propre et qui émane de l'un des
deux centres nerveux, ou de l'un et de l'autre conjointement (1).

(1) Tous les tissus sont, en outre, pourvus d'une propriété intime et particulière, qui n'est pas la même dans tous, et qui les

En parlant de *deux vies* qui président conjointement ou séparément à l'accomplissement des actes qui constituent l'existence, nous exprimons une vérité physiologique incontestable.

La vie extérieure, de relation ou cérébrale, est celle qui nous met en rapport avec tout ce qui nous entoure. Elle tire sa source d'un centre nerveux complexe, le cerveau, le cervelet, la moelle épinière et les nerfs qui en dépendent. Ses actes sont incessamment soumis à l'influence de la volonté, faculté intellectuelle qu'il est au pouvoir de tout être animé de mettre en jeu comme bon lui semble.

La vie intérieure, organique ou viscérale, a pour objet la confection des fluides nécessaires à la digestion et à la séparation de la matière alimentaire de celle qui doit être excrétée; l'absorption des élémens nutritifs et leur circulation; la sécrétion de ceux qui doivent être éliminés; enfin la respiration, fonctions dont le but commun est de préparer la matière nutritive destinée à l'entretien de tous les organes dans des conditions indispensables à leur exercice. Elle émane d'un centre nerveux complexe, connu sous la dénomination de système gan-

met dans un rapport convenable avec la matière préparée par les appareils fonctionnaires, sur laquelle ils doivent agir, soit pour l'approprier à leur propre substance, soit pour repousser les élémens qui ne peuvent servir à leur composition ou à leur entretien; c'est cette propriété que l'on a confondue à tort avec la sensibilité organique, car elle n'émane point du centre sensible de la vie intérieure organique ou viscérale (le grand sympathique). *Voyez* plus loin.

glionnaire, de nerf grand sympathique ou tri-splanchnique (1).

(1) Les investigations des anatomistes et des physiologistes modernes ont jeté un grand jour sur les fonctions des nerfs et sur l'influence dont ils jouissent dans la manifestation de la vie. Il n'y a pas long-temps que la plus grande obscurité régnait encore sur les attributs du système nerveux qui joue le plus grand rôle pour l'exercice des fonctions organiques. Nous voulons parler du nerf tri-splanchnique ou grand sympathique. Il n'est donc pas étonnant que le développement des idées des observateurs ait été entravé par les données fausses qui ont régné jusqu'alors, et que les causes des maladies nerveuses des viscères, et le traitement propre à les combattre, aient été si long-temps méconnus. En 1832, M. Magendie disait dans la dernière édition de son *Précis de Physiologie* : « Les physiologistes de l'époque actuelle semblent accorder une » très grande part, pour la transmission des *sensations internes*, » à ce qu'ils nomment le nerf grand sympathique : *peut-être ont-* » *ils rencontré juste* ; mais il est impossible d'admettre cette opi- » nion, elle n'est fondée sur aucun fait, sur aucune expérience po- » sitive. » Il y a dix ans, M. Magendie pouvait s'exprimer ainsi ; aujourd'hui il ne le ferait plus : des observations multipliées ont fixé les idées à cet égard. Il n'y a que des praticiens qui ont négligé de suivre les progrès de l'anatomie physiologique auxquels nous parlerons un langage inintelligible, en avançant que tous les phénomènes qui caractérisent la vie intérieure ou organique sont sous l'influence d'un centre nerveux qui répartit à notre insu, et sans la participation de la volonté, la sensibilité nécessaire à tous les viscères pour l'exercice de la vie. Ce centre nerveux est le système ganglionnaire situé de chaque côté de la colonne vertébrale, et dont les nombreuses ramifications se distribuent exclusivement aux appareils viscéraux, bien qu'il ait des relations avec le cerveau et les nerfs de la vie extérieure, par des anastomoses fréquentes.

L'influence du système nerveux ganglionnaire devait être toute spéciale et bien différente de celle du système nerveux de la vie de relation, puisque son action n'a jamais lieu sur des muscles qui l'attachent aux os, et qu'il entre exclusivement dans la composition des organes intérieurs ou des viscères proprement dits.

Lorsque les systèmes nerveux de la vie de relation et de la vie organique régissent conjointement les fonctions d'un viscère, parce qu'il reçoit des nerfs de l'un et de l'autre système, ce viscère a une double propriété, en ce qu'il participe de l'une et de

·Ce qui distingue plus spécialement les deux vies, c'est que les actes de la vie extérieure, comme nous l'avons déjà dit, sont toujours, et sans exception, soumis à l'empire de la volonté ; au lieu que ceux de la vie intérieure ne le sont aucunement, et qu'ils peuvent même se manifester dans quelques circonstances, indépendamment de la vie extérieure qui, par exemple, est suspendue pendant le sommeil, tandis que la vie organique s'exerce dans toute sa plénitude, ainsi que toutes les fonctions nutritives et sécrétives.

Nous allons maintenant tracer brièvement les caractères particuliers des deux vies.

La vie extérieure ou de relation se manifeste en établissant les rapports de l'individu avec tout ce qui l'entoure, par l'intermédiaire des nombreux cordons (les nerfs) qui se répandent dans toutes les parties du corps et communiquent avec le centre percevant ou ses dépendances, et lui transmettent les impressions. Le cerveau les perçoit, les juge et transmet à son tour, au moyen des mêmes nerfs, des ordres aux organes soumis à son influence, pour agir dans tel ou tel but. Rien de plus précis, rien de plus rapide : la sensation, l'ordre et l'exécution semblent être simultanés. Mais cette action si ad-

l'autre vie. Cela étant bien établi et incontestable, il est bien facile de comprendre les effets de certaines lésions de la sensibilité qui échappaient aux explications physiologiques, et l'on voit que les traitemens de ces lésions, qu'un hasard heureux pouvait seul rendre efficaces, doivent maintenant être basés sur des indications rationnelles.

mirable du centre intelligent n'entre en exercice qu'avec le consentement de la volonté, faculté de ce même centre, et à laquelle sont subordonnés tous ses actes. Par exemple, si un corps vient à se trouver en contact avec quelque partie, et que l'impression en soit jugée fâcheuse, aussitôt le cerveau transmet à certains muscles l'ordre de se contracter et d'éloigner la partie de l'objet malfaisant. Toutefois il faut que la volonté ait permis que l'ordre soit donné et exécuté, malgré la nécessité qu'il le soit; car si elle s'y oppose, la partie sera détruite au milieu des angoisses de la douleur, avant que les contractions nécessaires pour lui faire fuir le danger se soient opérées. Témoin Mucius Scœvola, cet illustre Romain qui condamna sa main aux flammes, et qui l'y laissa dévorer pour la punir d'avoir mal exécuté les ordres que son cerveau lui avait imposés. Il n'en est pas ainsi quand la volonté ne s'oppose pas à l'action intelligente et conservatrice du centre sensible. On sait avec quelle promptitude les organes agissent pour repousser les agens nuisibles, ou se soustraire aux lésions qu'ils peuvent occasionner.

Les choses se passent tout différemment dans l'exercice de la vie intérieure, organique ou viscérale. Ici, le centre sensible (les ganglions du grand sympathique) a bien des communications avec le centre intelligent, mais il n'est soumis en aucune manière à la volonté; les impressions qu'il perçoit ne sont point rapportées au cerveau, et rien ne nous donne la conscience de son action. L'expérience seule nous démontre son influence et celle des nerfs qui émanent de lui.

Il suffit de jeter un regard sur les fonctions des organes de la vie intérieure pour reconnaître l'impuissance de la volonté sur leur exercice.

Le cœur se contracte sur le sang qu'il reçoit, et le pousse avec une force immense dans de nombreux canaux qui le répandent dans toutes les parties du corps, sans que ses mouvemens réguliers puissent être augmentés ou ralentis par aucune action volontaire.

Les alimens parvenus dans l'estomac sont soumis à l'action digestive qu'il n'est pas en notre pouvoir d'activer ou de suspendre ; non plus que l'absorption, dans les intestins, des parties nutritives élaborées.

Le foie combine à notre insu les matériaux destinés à composer la bile, comme le rein sécrète l'urine.

L'air introduit dans les poumons concourt à revivifier le sang et au développement de la chaleur, sans que nous en ayons la conscience, ni que nous puissions entraver ni modifier volontairement ces admirables opérations physico-chimiques.

Enfin, nous pourrions citer une foule d'autres phénomènes de la vie organique ; mais ceux-ci suffisent pour établir la non participation de la volonté sur son exercice.

Il y a quelques appareils, et particulièrement

ceux de la respiration et de la digestion, qui sont composés d'organes qui participent de la vie extérieure et de la vie intérieure, parce qu'ils reçoivent simultanément des nerfs du cerveau et du système ganglionnaire. Leurs fonctions s'exercent en conséquence sous l'influence des deux vies, et il fallait que cela fût ainsi : nous allons le démontrer.

La vie organique, comme nous l'avons dit, préside seule, sans l'intervention des facultés cérébrales, à la revivification du sang par la combinaison qui s'opère, dans les poumons, des élémens constitutifs de l'air avec ce liquide. Mais il était indispensable que l'acte de la respiration et son mécanisme fussent soumis jusqu'à un certain point à la volonté, faculté du centre intelligent chargé d'apprécier les circonstances les plus favorables à l'exercice de la fonction. Sans cette merveilleuse combinaison de l'action cérébrale et de l'action organique, la respiration se serait opérée constamment et aveuglément, sans que les organes qui l'exécutent eussent jamais pu être garantis contre l'atteinte des agens nuisibles dont l'air est souvent le véhicule, et la vie générale eût été compromise à chaque instant. Au contraire, le cerveau, averti par les sens que des corps malfaisans sont renfermés dans l'air, et jugeant que leur introduction dans les voies respiratoires peut nuire à l'exercice de la fonction, ou même devenir une cause de destruction de l'existence, donne des ordres aux muscles destinés à mettre en jeu le mécanisme de la respiration, pour

qu'elle soit instantanément suspendue. Accessoirement les organes de la vie de relation sont activement appelés à porter secours à l'organe menacé ; la
bouche fermée hermétiquement, les narines pincées
par les doigts, ne permettent plus l'introduction de
l'air : et si le danger se prolonge pendant un temps
plus long que la respiration ne peut être interrompue sans inconvénient, les muscles de la locomotion se contractent et transportent le corps dans des
lieux où l'atmosphère n'est plus imprégnée de principes délétères. Si le danger est moins grand, parce
que les principes constituans de l'air ne sont pas
viciés, mais parce que celui-ci est seulement chargé
de corps étrangers qui pourraient agir mécanique-
ment sur les organes, le centre intelligent n'ordonne
que l'emploi de moyens nécessaires pour remédier
à l'accident : un mouchoir porté devant la bouche
et les fosses nasales permet à l'air, tamisé à travers
son tissu, de servir à la respiration, et cette fonction continue d'être effectuée sans péril.

Mais ce qui prouve que la respiration n'est pas
absolument sous l'influence de la vie extérieure,
c'est qu'elle s'exécute pleinement pendant le sommeil, où l'action cérébrale est entièrement suspendue ; et que si, par malheur alors, des agens nuisibles sont mêlés à l'air ambiant, les accidens les
plus graves en sont la suite ; le danger n'est plus
reconnu, aucune disposition n'est prise pour l'é-
carter, et la vie est anéantie par l'exercice même de
la fonction destinée à l'entretenir. C'est ainsi que

tant d'individus ont succombé à des asphyxies par la vapeur du charbon ou le dégagement de gaz méphitiques pendant leur sommeil.

Des considérations analogues à celles qui ont déterminé la nécessité de l'influence des deux vies dans l'appareil pulmonaire, justifient la part qu'elles prennent aussi à l'exercice des fonctions digestives. L'estomac n'ayant pas la faculté d'apprécier les qualités bonnes ou mauvaises des alimens, il fallait que la vie extérieure présidât à leur choix au moyen des sens ; il est superflu de faire ressortir l'urgence de cette disposition. D'un autre côté, l'estomac n'ayant aucun moyen direct de se procurer les substances propres à la nutrition, avait besoin de la participation du cerveau pour exercer utilement la fonction digestive dont il est chargé. Le centre intelligent, averti de l'opportunité de fournir les matériaux de réparation, par le sentiment de la faim que lui transmet l'estomac, donne des ordres aux organes de la vie de relation pour qu'ils entrent en action, cherchent, choisissent, appréhendent et préparent ceux les mieux appropriés aux besoins de l'individu.

Si le cerveau est trop préoccupé par des travaux soutenus de l'intellect, il est sourd à l'appel de l'estomac ; et celui-ci, las de crier en vain, tombe dans le spasme qui dénature l'excitation agréable qu'il éprouvait et la change en douleur, trouble son action normale et le rend incapable de fonctionner.

On sait avec quelle facilité les travaux prolongés de l'esprit font taire le sentiment de la faim, et

quelles sont les suites fâcheuses de la répétition de
ces infractions aux lois de la nature.

Nous pourrions faire des remarques semblables à
l'occasion de l'exercice de certaines autres fonctions moins importantes, mais qu'on ne peut entraver long-temps impunément, particulièrement l'excrétion des urines et des matières fécales, presque
entièrement soumise à l'influence de la volonté.

Nous ne pouvons résister au désir de reproduire
ici, à l'appui de nos vues sur l'action nerveuse interne, la description si pittoresque des propriétés
physiologiques des nerfs sympathiques, et qui est
due à la plume élégante de feu le professeur baron
Richerand. (*Nouv. Élém. de Physiologie,* 2ᵉ édit.,
Paris, 1833.)

« Les nerfs grands sympathiques doivent être regardés comme le lien destiné à unir plus intimement
les organes des fonctions nutritives par l'action desquelles l'homme s'accroît, se développe et répare
sans cesse les pertes continuelles qu'entraîne le
mouvement vital. Ils forment un système nerveux
bien distinct du système des nerfs cérébraux, quoique unis par de nombreuses communications, soit
au cerveau, soit à la moelle de l'épine; et de même
que les nerfs cérébraux sont les instrumens des
fonctions par lesquelles nous nous mettons en rapport avec les objets du dehors, les grands sympathiques donnent le mouvement et la vie aux organes
des fonctions intérieures, assimilatrices ou nutritives. En leur transmettant la puissance nerveuse, les

nerfs grands sympathiques les mettent dans des rapports plus intimes, des connexions plus étroites avec la totalité de cette puissance; *en sorte que de leur affection la plus légère naît un trouble profond bientôt ressenti dans toute l'économie.*

» Le système nerveux des animaux invertébrés, flottant dans les grandes cavités avec les viscères qu'elles renferment, n'est-il pas entièrement réduit aux grands sympathiques? Il se distribue principalement aux organes de la vie intérieure, dont l'activité semble croître dans ces animaux à proportion de l'affaiblissement des sens extérieurs et de la faculté locomotrice. Si les grands sympathiques existent dans tous les animaux qui ont un système nerveux distinct, ne contiennent-ils point spécialement le principe de cette vie végétative, essentielle à l'existence de tout être organisé, à laquelle appartiennent les phénomènes de la digestion, de l'absorption, de la circulation, des sécrétions et de la nutrition? Enfin, n'est-il pas vraisemblable que, chez l'homme, *le système des nerfs grands sympathiques joue le plus grand rôle dans la production d'un grand nombre de maladies,* et que c'est à ses nombreux ganglions que se rapportent les impressions affectives, tandis que le cerveau est exclusivement le siége de l'intelligence et de la pensée?

» On n'hésitera point à résoudre ces questions par l'affirmative, si l'on fait attention à l'origine, à la distribution, à la structure particulière de ces nerfs, à la vive sensibilité dont jouissent leurs rameaux, ainsi qu'aux désordres que leur lésion occasionne. Les ganglions nombreux qui se trouvent répandus le long de leur trajet semblent les partager en autant de petits systèmes particuliers, desquels émanent les nerfs des organes qui en sont le plus rapprochés. Parmi ces renflemens, regardés par plusieurs physiologistes comme autant de petits cerveaux dans lesquels se fait l'élaboration *du fluide qu'ils admettent dans les nerfs*, aucun n'est plus important que le ganglion semi-lunaire placé derrière les organes qui remplissent l'épigastre, et duquel partent les nerfs qui se répandent dans la plupart des viscères de l'abdomen. C'est dans la région qu'occupe ce ganglion, auquel se réunissent les nerfs grands sympathiques, et qui peut être regardé comme le centre du système formé par leur ensemble, que se rapportent toutes les sensations agréables : on y ressent, dans la tristesse, une constriction que le vulgaire attribue au cœur. C'est de là que, dans les affections tristes de l'âme, semblent partir ces irradiations pénibles qui portent le trouble et le désordre dans l'exercice de toutes les fonctions.

» . . . .

. . . La douleur que produit l'affection des grands sympathiques est d'une nature toute particulière ; elle ne se manifeste pas par une sensation pareille à la sensation que produit la lésion d'un nerf cérébral ; elle va plus directement à éteindre l'action vitale. On sait que la pression des testicules,

qui reçoivent les sentimens de ces nerfs, brise tout-
à-coup les forces de l'homme le plus robuste. Personne n'ignore que les malades qui meurent d'une
hernie étranglée, d'un volvulus ou de toute autre affection de ce genre, périssent au milieu des angoisses les plus cruelles, se sentant le cœur défaillir...
Les coliques intestinales et néphrétiques présen-
tent des douleurs absolument semblables..... J'ai,
dans trois occasions, et seulement par le genre de
douleurs auxquelles étaient en proie les malades,
pronostiqué la pénétration dans des plaies au bas-
ventre, et l'événement a trois fois confirmé mon
pronostic. Dans toutes ces lésions des grands sympathiques, le pouls est fréquent, vif et serré ; une
sueur froide mouille le visage, les traits de la figure
se décomposent, tous les symptômes sont alarmans
et rapidement funestes (1).

» Le système des nerfs grands sympathiques a
non seulement pour usage d'établir une connexion
plus intime, une liaison plus étroite entre tous les
organes qui remplissent des fonctions nutritives, il
soustrait encore ces actions importantes à l'empire
de la volonté, faculté de l'âme si mobile, et tellement variable, que la vie courrait à chaque instant

(1) On a révoqué en doute la sensibilité des nerfs grands sympathiques ; on ne conçoit pas une erreur aussi grossière ; c'est pourquoi nous avons cité ces faits à l'appui de notre opinion, qui nous
fait considérer le système ganglionnaire comme l'appareil nerveux
le plus éminemment impressionnable, à tel point même que des
désordres considérables peuvent résulter de l'action de causes
dont l'influence est inappréciable.

de grands dangers s'il était en notre pouvoir d'arrêter ou de suspendre l'exercice des fonctions auxquelles l'existence est essentiellement liée. Enfin,
et ce dernier usage n'est pas le moins important de
tous, les organes de la vie intérieure, soustraits à
l'empire de la volonté par les nerfs grands sympathiques, sont mis par eux en rapport plus intime
et plus nécessaire avec la totalité du cerveau et de
la moelle de l'épine; ce qui rend parfaitement raison du trouble profond que portent dans toute l'é-
conomie animale les douleurs qui ont leur siége
dans les parties qu'animent ces nerfs. »

Il faut déduire de ces vérités physiologiques, sur
lesquelles nous avons tant soit peu insisté parce
qu'elles offrent un intérêt qu'on ne peut méconnaître, que les organes qui concourent à l'exercice de
toutes les fonctions doivent être divisés en trois
classes, division fort importante pour parvenir à apprécier d'une manière exacte les affections nerveuses
dont ils peuvent être atteints.

Les organes de la première classe sont tous ceux
de la vie extérieure ou de relation ; ils ne reçoivent
des nerfs que du cerveau et de ses dépendances ;
leur action est en conséquence toujours soumise à
l'empire de la volonté : ce sont les muscles du tronc,
des membres et des appareils des sens.

Les organes de la deuxième classe président à
l'exercice de la vie viscérale, intérieure ou organique; ils ne reçoivent des nerfs que du système ganglionnaire, nerf grand sympathique ou tri-splan-

chnique ; leur action n'est en aucune manière soumise à l'influence de la volonté. Le cœur, le tissu pulmonaire, le foie, la vésicule biliaire, les intestins grêles, le pancréas, les reins et la rate font partie de cette classe.

Les organes de la troisième classe sont ceux qui participent de la vie extérieure et de la vie intérieure, parce qu'ils reçoivent des nerfs du cerveau et du système ganglionnaire ; ils sont dans de certaines limites sous la dépendance de la volonté : ce sont les voies aériennes, le canal alimentaire, l'estomac, les gros intestins et la vessie.

Il résulte de ces divisions que le diagnostic des maladies nerveuses dont sont atteints les viscères devient plus facile. Les affections des organes de la première classe ne peuvent jamais être méconnues, puisque les impressions morbides sont transmises au cerveau. Au contraire, les affections des organes de la deuxième classe seront presque toujours latentes et sans douleur, puisque le cerveau n'en a pas la conscience et qu'il ne peut même apprécier le trouble de la fonction qu'exercent ces organes.

Mais les organes de la troisième classe ne peuvent être malades sans que le cerveau perçoive cet état, soit par le trouble de la fonction, soit par la transmission de la sensation morbide.

D'après les accidens qui se manifesteront, quelque peu apparens qu'ils soient, le médecin, guidé par les considérations physiologiques que nous avons exposées, sera toujours à même de reconnaître le siége et la nature de la lésion, et de diriger en conséquence un traitement rationnel, sans attendre le développement des accidens graves pour établir son diagnostic.

DES CAUSES ET DES SYMPTOMES

COMMUNS AUX AFFECTIONS NERVEUSES DES VISCÈRES.

DES CAUSES DES VISCÉRALGIES.

Les *viscéralgies* ou maladies nerveuses des viscères se manifestent généralement dans la période
de seize à soixante ans, plus tôt chez les femmes,
plus tard chez les hommes ; mais ces derniers y
sont plus prédisposés et en sont plus fréquemment
atteints, quoique l'opinion contraire soit assez généralement accréditée. Cette erreur tient à ce que l'on
confond ordinairement la susceptibilité nerveuse
avec l'état nerveux maladif. Certainement on ne
peut nier que la sensibilité ne soit éminemment développée chez la plupart des femmes ; mais si ce
sexe est plus facilement impressionnable, les affections nerveuses sont chez lui beaucoup plus fugaces
que chez les hommes, et les désordres qu'elles occasionnent chez ces derniers sont plus profonds et
plus persistans. Si l'on considère en outre que la
suractivité des organes, sollicitée par les excès de
tous genres et les passions, est une des causes les
plus actives du développement des maladies nerveuses, on concevra que notre observation est

exacte, et que les hommes devront être plus fréquemment atteints de viscéralgies que les femmes,
qui, néanmoins, lorsqu'elles arrivent à l'époque de
puberté, ou qu'elles entrent dans la période dite
temps critique, sont pour la plupart en proie à des
affections nerveuses, d'autant plus redoutables,
qu'elles jettent dans l'économie le germe de maux
qui obscurcissent l'existence et la rendent souvent
insupportable.

La constitution naturelle ou acquise des sujets
doit être comptée parmi les *causes prédisposantes*
des maladies nerveuses. Par exemple, ceux dont le
développement des organes a été entravé dès l'en-
fance, ou dont l'éducation physique et morale n'a
pas été convenablement dirigée, se trouvent dans
des circonstances plus propices à la manifestation
des accidens nerveux. Il en est de même des individus qui, habituellement privés d'une nourriture
suffisamment substantielle, sont dans un état de débilité générale qui ne permet pas aux organes de
réagir contre les agens excitans.

L'influence du climat peut être rangée, dans certains cas, parmi les *causes occasionnelles* des affections nerveuses. Les pays où la température est fort
élevée, ainsi que les contrées froides et humides,
sont dans des conditions tout-à-fait défavorables aux
individus prédisposés aux maladies dans lesquelles
le système nerveux paraît le plus spécialement en
jeu. Quoi qu'il en soit, les affections nerveuses se
développent peut-être en plus grand nombre, et sous

des formes plus variées, dans les régions tempérées, parce que, dans ces régions, les variations de la température atmosphérique sont plus fréquentes et plus subites, et que les alternatives brusques de chaleur et de froid, jointes à l'humidité qui règne habituellement dans ces contrées, sont des causes essentiellement occasionnelles des lésions de la sensibilité. Toutefois les affections nerveuses sont, toutes choses égales d'ailleurs, beaucoup moins funestes dans les climats tempérés que dans ceux contraires ; mais elles sont persistantes et rebelles aux moyens employés pour les combattre.

Certaines habitudes peuvent être aussi considérées comme causes occasionnelles des maladies nerveuses ; les plus fâcheuses sont : l'onanisme, les excès vénériens, les travaux habituels et prolongés de l'esprit, la lecture des romans qui font naître des émotions répétées, enfin tout ce qui peut accroître la sensibilité, en la mettant trop fréquemment ou trop activement en exercice : c'est ainsi que la fréquentation habituelle des bals et des spectacles, en privant les organes d'un repos régulier, et en excitant, sans les satisfaire, des désirs voluptueux, engendre le cortége de maux connus sous le nom de vapeurs et de spasmes, auxquels les jeunes gens des deux sexes sont en proie dans les plus belles années de leur vie.

Nous ne rangeons pas parmi les causes occasionnelles des affections nerveuses, comme quelques auteurs l'ont indiqué, l'usage habituel des alimens

succulens et des boissons stimulantes, telles que le
vin, le café, le thé et même les liqueurs alcooliques.
Nous avons au contraire déjà signalé la privation
d'une alimentation suffisante comme une des principales causes prochaines de ces maladies, et nous
opposerions, s'il le fallait, à ceux qui sont d'un avis
contraire à celui que nous émettons, la rareté des
maladies nerveuses dans les classes inférieures du
peuple, et chez tous ceux qui se livrent, même sans
ménagement, à des orgies et à des excès de boisson.
L'action nerveuse semble anéantie chez les ivro-
gnes, et il est d'observation qu'il n'y a pas de gens
moins impressionnables que ceux qui font habituellement leurs délices de la table. Cette remarque
n'est pas moins vraie pour les animaux que pour
l'espèce humaine.

Au contraire, le régime auquel s'imposent les
petits-maîtres et nos femmes à la mode, ainsi que
la diète trop rigoureuse dans la convalescence des
maladies aiguës ou pendant le cours des affections
chroniques ; l'usage des boissons débilitantes, des
évacuations sanguines et des purgations intempes-
tives, déterminent l'apparition d'accidens nerveux
d'autant plus rebelles, qu'il n'est pas toujours possible de les combattre directement par les moyens
les plus convenables, en considération des lésions
qui les accompagnent, et dont le médecin doit tenir
compte.

Toutes les causes occasionnelles peuvent, par leur
persistance, devenir *causes déterminantes* des af-

fections nerveuses ; mais il faut principalement regarder comme telles les violentes commotions impri-
mées à la sensibilité générale, soit par la rétention
ou la suppression d'un flux habituel (les règles, les
hémorrhagies périodiques, etc., etc.), soit par l'influence des passions fortes et déréglées, telles que
la colère, l'ambition démesurée et souvent déçue,
l'orgueil humilié, le désespoir, les chagrins profonds, l'envie, la jalousie, la haine qu'on ne peut
assouvir, la vengeance non satisfaite, la peur, et
surtout celle de la mort, l'amour effréné, l'exaltation religieuse, etc., etc.

Il y a des *causes sympathiques* et *antipathiques*
qui dérivent de celles que nous venons d'énumérer.
Les premières nous portent particulièrement à con-
voiter avec ardeur des choses qu'il n'est pas en notre pouvoir de posséder ; les secondes excitent en
nous l'aversion d'objets qu'il ne dépend pas toujours
de nous d'écarter de notre usage et de nos relations
habituelles : d'où résultent des impressions fâcheuses sur le système sensible.

L'imitation est un acte sympathique auquel le
plus grand nombre des individus sont instinctivement enclins, et qui n'a pas été assez noté parmi
les causes déterminantes des affections nerveuses.
Cependant il est constant, et l'expérience le prouve
chaque jour, que ces maladies sont *contagieuses par
imitation*. Il faut avoir une grande puissance de volonté pour pouvoir se soustraire à l'influence fâcheuse qu'exerce sur la sensibilité la contemplation

habituelle des maux que les autres endurent, et à la crainte, que tous les hommes sont disposés à éprouver, d'être atteints des mêmes affections qu'ils voient se manifester chez ceux avec lesquels ils sont constamment en contact. Il n'est pas rare de voir, des familles dont tous les membres sont successivement en proie à des convulsions (1). C'est ce qui a porté certains auteurs à considérer les maladies nerveuses comme pouvant être, dans certain cas, *héréditaires*. Nous sommes loin de partager cet avis, qui laisserait supposer qu'un vice particulier, inhérent au système nerveux, un agent matériel enfin, long-temps caché et inoffensif, se développerait tout-à-coup à certaine époque de la vie, pour donner naissance aux maladies nerveuses. Il est facile de réfuter une telle opinion, puisque, si elle était exacte, il y aurait dans ces maladies lésion matérielle et appréciable des nerfs, ce qui n'existe jamais. Ce n'est pas que nous voulions dénier que l'organisation primitive, transmise des parens aux enfans, ne puisse être, dans bien des circonstances, favorable au développement des maladies nerveuses ; au contraire, cette disposition organique originaire est la base fondamentale de notre théorie ; mais nous attri-

(1) Lorry, *de Melancholia et morbis Melancholis*, en cite un exemple remarquable : une nombreuse famille, le père, la mère et tous les enfans des deux sexes, tombaient simultanément en convulsions par la cause la plus légère, ce que Lorry attribue à l'*imitation* ; car il était impossible de croire qu'ils fussent tous soumis à l'action de la cause qui avait déterminé les convulsions chez le premier qui les avait éprouvées.

buons seulement à l'imitation, résultant d'une action sympathique, les effets qu'on impute à la transmission morbide héréditaire. Nous croyons à l'hérédité de viscères qui se trouvent dans des conditions d'organisation qui les prédisposent à des affections nerveuses, qui se manifestent plus facilement que chez les sujets nés de parens qui ne leur ont point transmis des organes aussi impressionnables ; mais nous ne croyons rien au delà de la condition matérielle organique, qui favorise le développement des maladies nerveuses.

Si l'on nous demande quel est l'agent actif dans les phénomènes sympathiques, nous répondrons franchement qu'il nous est impossible de l'apprécier, quoique les effets sympathiques nous soient parfaitement connus ; et nous ajouterons qu'il est tout aussi difficile d'en contester l'existence que de la prouver. Mais, de même que les hommes sont en général disposés à contracter les habitudes de ceux avec lesquels ils vivent, à tel point que les gestes, l'expression de la physionomie et l'accent de la voix sont imités sans la participation de la volonté de l'imitateur ; de même des mouvemens convulsifs sont déterminés chez certains sujets très impressionnables, aussitôt qu'ils en voient se manifester chez d'autres individus. Des vomissemens abondans et spontanés ont été observés chez des personnes bien portantes, et ces vomissemens n'avaient été sollicités que par la vue de vomissemens éprouvés par d'autres personnes. Ces phénomènes spasmodiques ne peuvent s'expliquer physiologiquement que par l'action nerveuse sympathique.

On ne peut nier les effets de certains agens dont l'action est cependant tout-à-fait inappréciable. Qui ne sait qu'un grand nombre de personnes ne peuvent supporter le grattement des ongles sur les tissus, le cri résultant du frottement d'une porte sur ses gonds, ou de la section d'un morceau de liége sec au moyen d'un couteau mal aiguisé. Combien d'impressions diverses qui, transmises à des individus très excitables, occasionnent chez eux des phénomènes extraordinaires, et qu'on ne peut pas attribuer à une répugnance réfléchie, car l'effet est fréquemment produit avant que l'intelligence ait réagi ; et même le plus souvent, lorsqu'elle est mise en action, elle se trouve impuissante pour conjurer les accidens nerveux. Gavard, médecin grave et peu impressionnable, était atteint de convulsions lorsqu'il mangeait de la pomme, et le vomissement seul mettait fin aux accès. Nous pourrions citer un grand nombre d'exemples de désordres nerveux par antipathie.

Les hémorrhagies abondantes ou répétées, les flux sanguins, salivaires, intestinaux, lorsqu'ils sont dans des proportions anormales, deviennent, selon les circonstances, des causes prédisposantes, occasionnelles ou déterminantes des affections nerveuses ; il en est de même de l'exercice de certaines professions ; il serait trop long d'en décrire l'action, et ce n'est pas ici le lieu.

DES SYMPTOMES DES VISCÉRALGIES.

Les symptômes ou signes caractéristiques des viscéralgies sont aussi variés que disparates ; ils se manifestent et se succèdent d'une manière trop irrégulière pour qu'il soit possible de les énumérer dans un ordre basé sur celui de leur apparition. Nous allons seulement rassembler ici les phénomènes qui surgissent des lésions de la sensibilité dans les divers appareils viscéraux.

Aucun auteur, jusqu'à présent, n'a eu l'idée de considérer la lésion de la sensibilité dans les viscères, déterminant le trouble de leur fonction, comme une affection spéciale des nerfs qui donnent la vie aux divers organes qui concourent à la formation des appareils fonctionnaires. C'est pourquoi l'on a constamment cherché à localiser les lésions nerveuses dans certains organes, en les considérant comme dépendantes d'une cause qui n'agissait que dans le lieu où elle était présumée exister.

Cependant les viscéralgies s'annoncent par des symptômes généraux tellement variables, qu'il n'est guère possible de les attribuer à l'inflammation, dont les effets sont ordinairement appréciables, calculés, et les résultats prévus ; nous allons les présenter et les grouper en diverses séries.

L'invasion des viscéralgies est rarement subite ; elles se manifestent pour la plupart graduellement, et la lésion nerveuse n'est apparente que lorsque le trouble des fonctions des appareils qui en sont le siége vient déceler son existence. Un sentiment de malaise existe depuis plusieurs semaines, souvent depuis plusieurs mois, avant qu'aucun accident local ou sympathique se déclare.

De la gêne dans les mouvemens du tronc et des membres, du dégoût pour l'exercice, et de la répugnance même pour les actes qui ont pour objet de délasser le corps et de récréer l'esprit, se manifestent d'abord ; puis l'appétit est moins vif, et après les repas même légers, les malades éprouvent de la plénitude, de la tension et du gonflement à la région de l'estomac, de la propension au sommeil, de la difficulté à respirer et des bâillemens répétés. La langue devient sèche ou la bouche pâteuse ; il y a soif vive dans le premier cas, répugnance pour les boissons dans le second, et le hoquet, des éructations avec régurgitation de matières alimentaires non digérées, précèdent des vomissemens qui ont lieu ordinairement peu de temps après l'ingestion des alimens. Ces symptômes précurseurs ne se montrent pas chez tous les individus atteints de viscéralgies ; ils sont plus ou moins prononcés, en raison de la sensibilité particulière des sujets. Souvent il y a alternative de l'abolition de l'appétit et d'une faim très vive qui se fait sentir subitement, même la nuit, avec une telle intensité que le sommeil en est interrompu, et ne peut revenir que lorsque l'estomac a été satisfait. Dans le dernier cas, les digestions peuvent être actives, mais ne réparent aucu-

nement les forces, d'autant moins que le dégoût
pour les alimens revient ordinairement aussitôt que
les malades ont commencé à manger. Quelquefois il
y a désir impérieux de substances qui ne sont point
alimentaires, surtout chez les femmes, et les malades se repaissent avec délice, soit de charbon, de
plâtre, de cendre, de débris d'animaux crus, de matières les plus dégoûtantes, etc. Un appétit fort vif
pour les boissons fortes et les liquides acides, le vinaigre en particulier, précède ordinairement des accidens plus graves, tels que l'altération de l'haleine
qui est aigre ou fétide, un développement considérable de gaz dans les intestins et l'estomac; d'où
des borborygmes perpétuels et la tension de la peau
du ventre qui résonne comme un tambour lorsque
l'on frappe dessus légèrement avec les doigts. Si
l'expulsion de ces gaz n'a pas lieu, soit par la bouche, soit par l'anus, des douleurs résultant de la
compression et du tiraillement des filets nerveux se
font ressentir avec une telle violence qu'elles déterminent la syncope et souvent des mouvemens convulsifs. Le développement des gaz, sans être porté
au point de déterminer les accidens que nous décri-
vons, est tellement fréquent, que beaucoup de personnes attribuent leur maladie aux vents qui les in-
commodent; et, prenant ainsi l'effet pour la cause,
elles attendent leur guérison de moyens impuissans
qui, s'ils soulagent momentanément, ont le grave
inconvénient de laisser la cause agir sans obstacle
et augmenter le désordre.

Des battemens très remarquables et des pulsations
se manifestent au creux de l'estomac et dans toutes
les parties qui renferment des vaisseaux sanguins
artériels; l'épigastre et les hypocondres sont sensibles à la pression, même légère; des douleurs lancinantes aiguës se font sentir instantanément dans
la tête, la poitrine, le ventre et les membres. Dans
la plupart des cas les selles sont rares et les excré-
mens durs, moulés, noirs et extrêmement fétides;
cependant il peut y avoir diarrhée habituelle. Les
urines sont ordinairement abondantes, limpides et
pâles, quelquefois claires comme de l'eau distillée,
surtout dans le premier degré des viscéralgies.

Dans la deuxième période des viscéralgies, le plus
grand nombre des accidens que nous venons d'énumérer, et qui caractérisent une lésion nerveuse au
premier degré, se manifestent avec plus d'intensité :
la gêne de la respiration augmente, surtout lorsque
le malade se livre au moindre exercice; il ne peut
courir, monter ou simplement accélérer sa marche,
sans éprouver de l'essoufflement et de violens et tumultueux battemens de cœur, en même temps
qu'un sentiment de constriction fort pénible se fait
ressentir dans la poitrine et à la gorge. Dans ces
instans de spasme, la déglutition, particulièrement
des liquides, est difficile ou même impossible; il y
a de la toux sèche, et tellement continue, que le
malade semble menacé de suffocation. Des palpitations se manifestent d'une manière fort incommode
et même douloureuse; la circulation du sang n'est

13

plus régulière, et il en résulte divers troubles passagers. Des bouffées de chaleur semblent être jetées au visage qui se colore subitement, et est bientôt le siége d'une pâleur remarquable et habituelle, principalement autour des ailes du nez et des lèvres. Par moment, le malade éprouve des frissons qui se propagent des lombes aux diverses autres régions de la partie postérieure du tronc, et auxquels succède une chaleur assez prolongée, accompagnée de sueur qui se refroidit très vite et est très incommode. Les pieds et les mains sont constamment au dessous de la température générale du corps et de l'atmosphère, imprégnés d'une sueur visqueuse qu'il est fort difficile de tarir. Ce n'est pas non plus sans difficulté que l'on parvient à rappeler la chaleur dans les parties qui en sont privées, de sorte que les malades éprouvent une sensation pénible du froid qu'ils y ressentent habituellement.

Des défaillances plus ou moins prolongées, quelquefois incomplètes et instantanées, ont fréquemment lieu, et, dans ces accidens, qui inquiètent beaucoup les personnes qui les éprouvent, le pouls est concentré, insensible; le malade conserve cependant toute sa connaissance; une sueur froide couvre son front, il est dans une anxiété indéfinissable. Il est rare que ces accidens soient suivis d'une réaction fébrile; généralement le mouvement circulatoire n'est pas augmenté, le pouls est peu développé, profond, intermittent ou irrégulier. Un sentiment de constriction fort pénible se fait ressentir au larynx

pendant les exacerbations spasmodiques ; les malades se plaignent d'une sorte d'étranglement, et
particulièrement d'éprouver la sensation d'une boule
qui de l'estomac remonterait au gosier. Ce phénomène nerveux, résultant d'un état convulsif de l'œsophage, est plus fréquent et plus caractéristique chez
les femmes que chez les hommes. Le plus souvent
les traits de la face expriment l'inquiétude et la
souffrance ; le teint est pâle, légèrement jaune ;
d'autres fois, sans que la maladie soit moins prononcée, il n'existe aucun trouble appréciable de la
physionomie, et l'inspection du visage ne fournit
aucun indice de l'altération de la santé, que l'on
découvre seulement par l'examen minutieux des
fonctions des organes sur lesquels l'attention du
médecin doit être appelée par les plaintes du malade.

Des douleurs de tête, permanentes ou vagues,
lancinantes ou gravatives, sont quelquefois ressenties avec une telle intensité, que les fonctions intellectuelles peuvent en être troublées et le sommeil
tout-à-fait impossible. Des étourdissemens passagers
succèdent à des bourdonnemens et à des tintemens
d'oreilles. Un bruit de sifflement semblable à celui
du vent, ou un effet analogue au murmure de satisfaction du chat (*frémissement cataire* de LAENNEC),
importune les malades qui font des efforts impuissans pour s'y soustraire. Ce bruit est le plus souvent
semblable à celui que l'on occasionne en soufflant
doucement et d'une manière prolongée sur le con-

duit auditif; il paraît augmenter le soir et devient insupportable dans le silence de la nuit, si le malade est privé du sommeil.

Des élancemens douloureux, qu'on pourrait comparer à des commotions électriques, se font ressentir dans diverses parties du corps, dans les membres comme dans la profondeur des organes renfermés dans les diverses cavités, la tête, la poitrine et le ventre. Les intestins en sont fréquemment le siége, surtout le rectum chez les hommes. Chez les femmes, la matrice et les seins en sont plus particulièrement atteints. La peau de la tête est quelquefois sensible, au point que le nettoiement des cheveux, lors même qu'on l'opère avec beaucoup de précaution, est impossible à supporter. Il y a des fourmillemens dans les membres et principalement à la plante des pieds; quelques malades croient sentir un insecte, un reptile, ou les ondulations d'un liquide se mouvoir sous la peau; ils éprouvent de l'engourdissement, des tremblemens, des crampes, des mouvemens subits et involontaires des membres.

En général, l'irritabilité des viscéralgiques est très grande, l'impression du froid est fort pénible pour eux, et le plus léger abaissement de la température atmosphérique leur excite un vif malaise. Ils ne sont pas moins susceptibles au moral qu'au physique, la plus légère contrariété les exaspère, ils ne sont jamais satisfaits de rien ; ils trouvent insupportables les soins minutieux que leurs amis et leurs parens s'empressent de leur prodiguer. Il règne dans

leurs actions une incertitude, une versatilité, un découragement indéfinissables. Capricieux à l'excès,
ils s'irritent contre tout ce qui n'est pas entièrement soumis à leur mobile volonté. Les viscéralgiques se plaignent amèrement de leur sort, et attribuent leur état à des causes qui y sont entièrement
étrangères. Aussi rien de plus irrégulier et de plus
contradictoire que les moyens qu'ils emploient pour
recouvrer la santé ; ils n'ont de confiance en personne, et suivent aveuglément les conseils de tout
le monde, même des gens les plus étrangers à l'art
de guérir. Ils veulent un nouveau remède pour chaque nouvel accident qui se développe ; le désir chez
eux naît et expire à l'instant. Ils causent longuement
de leurs souffrances et n'écoutent presque jamais
les réponses qu'on leur fait. Ils répondent incom-
plètement et sans suite aux questions qui leur sont
adressées, préoccupés qu'ils sont d'énumérer et
d'expliquer verbeusement les accidens qu'ils ont
remarqués, tout en négligeant de les décrire avec
exactitude. Dans la plupart des cas ils exagèrent le
récit de leurs maux. Néanmoins les personnes atteintes de viscéralgies, lorsqu'elles sont livrées à
elles-mêmes, reconnaissent l'exaltation de leur sensibilité et l'abus qu'elles en font ; alors elles se dé-
sespèrent des chagrins qu'elles ont pu causer à leurs
parens, à leurs amis, à leurs domestiques ; elles en
témoignent un vif repentir et trouvent souvent dans
des pleurs versés en abondance un allègement momentané à leurs ennuis.

Le sommeil est généralement bon chez les malades affectés de viscéralgies, à moins que ces maladies ne soient arrivées à un degré d'intensité tel, que des fonctions importantes soient notablement entravées, ou que des douleurs erratiques ou fixes aocompagnent les accidens nerveux. Le sommeil, qui vient à la suite des accès ou crises spasmodiques, est très bienfaisant et répare promptement les forces épuisées ; mais lorsqu'il est déterminé par des médicamens narcotiques, ou qu'il n'est sollicité que par l'abattement, la solitude et le calme des ténèbres, il est souvent l'occasion de nouveaux tourmens. Des rêves bizarres et épouvantables viennent porter l'effroi dans l'âme des malades qui se réveillent en sursaut en appelant à leur secours, ou sont retenus dans leur lit, immobiles et glacés d'effroi par un horrible état convulsif connu sous la dénomination de *cauchemar*, qui paralyse leur volonté et les met dans l'impossibilité de se soustraire à leur terreur fantastique.

Lorsqu'une viscéralgie est parvenue au degré où se manifestent la plupart des symptômes ci-dessus décrits, une irritation nerveuse cérébrale complique, dans le plus grand nombre des cas, la lésion des nerfs viscéraux ; et pour l'appréciation exacte de la maladie, il faut tenir compte de cette complication, qui n'est qu'accidentelle et qui ne peut être aucunement considérée comme une preuve de la gravité de l'affection principale. Les troubles nerveux cérébraux sont en proportion de la susceptibilité, de l'éducation et des forces morales du sujet ; ils ne peuvent qu'accessoirement aggraver l'état du malade, en rendant nulle l'influence personnelle du médecin, au moyen de laquelle ce dernier doit toujours chercher à modifier l'exaltation désordonnée du cerveau ; mais ces phénomènes sympathiques ne s'opposent aucunement à l'action favorable de la médication employée, si elle est basée sur des données exactes et suivie sans interruption : seulement la guérison de la maladie se fera beaucoup plus attendre.

Les accidens cérébraux peuvent augmenter ou se métamorphoser sans cesse et être même portés à un très haut degré, sans que la lésion nerveuse viscérale soit, comme nous venons de le dire, aucunement exaspérée ou dans des conditions plus défavorables à sa guérison. C'est pourquoi il nous paraît utile de tracer avec quelques détails le tableau de ces phénomènes multiformes qui font le désespoir des malades, et contre lesquels l'influence morale du médecin aura d'autant plus d'efficacité que le traitement de la maladie qui les occasionne sera plus activement suivi. Toutefois il n'est pas rare de voir des accidens cérébraux se montrer encore après la guérison complète d'une viscéralgie qui leur avait donné naissance ; mais ils ne persistent pas longtemps, et la régularité des fonctions des organes qui avaient été lésés, ramène bientôt le calme chez les malades.

Les symptômes cérébraux peuvent se manifester dans le début des viscéralgies chez les individus méticuleux, chez ceux surtout qui s'occupent habituellement de leur santé et qui redoutent de voir arriver la fin de leur existence ou en exagèrent la fragilité ; mais ils ont plus d'intensité et sont moins fugaces dans le second degré ; dans le troisième, ils dominent tous les autres accidens résultant de la lésion de la sensibilité des nerfs viscéraux.

Les malades deviennent impressionnables à l'excès ; la vue est troublée et son exercice fatigant, quelquefois même douloureux ; la lumière vive est surtout incommode et occasionne des douleurs de tête fixées dans la région sus-orbitaire ; il y a aussi des illusions d'optique, des visions, une berlue permanente, enfin des hallucinations de toutes sortes. Les uns se voient constamment entourés de précipices, de fantômes, de nuages, de feux follets, etc. D'autres voient jaillir des éclairs ou sortir de longues traînées de feu du terrain qu'ils doivent parcourir ; ils croient apercevoir des mouches, des araignées, des filets, des taches de toutes couleurs, des étincelles ou des étoiles lumineuses différemment coloriées, et toutes sortes de figures voltigeant dans l'atmosphère ou errant sur les objets sur lesquels la vue est dirigée. Ceux-ci voient briller d'un grand éclat les corps plongés dans l'obscurité la plus profonde ; ceux-là ne distinguent pas les objets les mieux éclairés dont ils n'apprécient la présence que par le toucher.

Il y a aussi des hallucinations de l'ouïe, du goût, de l'odorat, du toucher. L'halluciné croit entendre

une voix qui l'appelle au milieu du silence le plus
absolu, les accords d'un instrument harmonieux,
ou le bruit d'une forte détonation, de l'écroule-
ment d'un édifice, sans qu'aucune cause puisse
donner lieu à une semblable perception. Il trouve
l'odeur la plus suave dans les émanations les plus
fétides ; il croit éprouver l'impression d'un parfum
qui lui occasionne des maux de tête, dans des lieux
qui en sont totalement dépourvus et dont l'atmosphère est tout-à-fait inodore. Le goût n'est pas moins
trompeur : les substances d'une saveur repoussante
sont recherchées avec avidité ; on rejette, au contraire, celles qui flattent ordinairement le palais.
Le toucher peut être perverti de telle sorte, que les
corps les plus lisses et polis semblent âpres et raboteux ; la sensation du tact est abolie ; les corps froids
paraissent chauds ; ceux qui sont à une température élevée ne donnent qu'une impression nulle ou
de froid.

Dans cet état d'aberration des fonctions des sens
et de l'intellect, le caractère des malades change
entièrement : les personnes ordinairement gaies et
bienveillantes deviennent moroses et contrariantes ;
la confiance se tourne en défiance ; les actions les
plus innocentes sont l'objet de soupçons, de reproches et d'interprétations les plus mal fondés ; le viscéralgique accuse tout le monde d'injustice et de
trahison ; il est envieux, jaloux, dissimulé, ou fait
parade d'une franchise importune et malveillante ;
il se plaint à tout propos du sort affreux qu'on lui

fait éprouver ; des menées, des calomnies dont il est victime ; il ne veut plus croire aux sentimens exprimés par l'amour et l'amitié. Au milieu de tant de désordre, les facultés intellectuelles exaltées ne sont pas à ce point compromises que le malade soit sans inquiétude sur son état mental, et il témoigne sans cesse de la crainte qu'il éprouve de perdre la raison ; il redoute de devenir fou, imbécile, de perdre la mémoire.

Les craintes des viscéralgiques pour ce qui concerne l'altération de certains organes de leur corps, sont aussi nombreuses que variées, fugitives et toujours renaissantes. Ils se consolent assez facilement et l'espérance les ranime pendant quelques instans : mais ils retombent non moins vite dans l'anxiété et le désespoir. Toujours l'esprit tendu sur les maux de toutes sortes dont ils ont trouvé la nomenclature et d'informes descriptions dans des livres de médecine, de la lecture desquels les viscéralgiques sont fort avides, ils se croient en proie à un cancer du pylore, à un *ulcère rongeur,* à une *fistule interne.* Ils redoutent de tomber en apoplexie, en paralysie ; d'avoir une gastrite, un engorgement du foie, des obstructions, une *gale rentrée* ou mal guérie ; d'avoir le *sang gâté, décomposé, tourné, brûlé ;* d'avoir *la bile passée dans le sang ;* d'être victimes de traitemens actifs qu'ils ont dû subir, ou de la maladie elle-même qui n'a pu guérir. Au moindre trouble dans les battemens du cœur, lorsque l'accès de toux le plus léger se manifeste, le viscéralgique se dé-

sespère d'être menacé dans son existence par un anévrisme du cœur, ou de succomber bientôt au développement de la phthisie pulmonaire ; heureux encore
s'il ne s'occupe pas des nombreux germes de maux
que lui ont légués ses ancêtres, et qui, *tôt ou tard,*
dit-il, doivent mettre fin à une vie si remplie d'a-
mertume.

Les individus atteints d'affections nerveuses par-
lent longuement, et avec une logique souvent em-
barrassante pour le médecin qu'ils consultent, des
causes et des effets des maladies dont ils se supposent affectés. Ils interrogent tout le monde pour savoir si on ne connaît pas quelque personne atteinte
d'un mal semblable au leur ; mais ils ne s'occupent
de la santé des autres que pour s'entretenir d'eux-
mêmes ; ils questionnent tous ceux qu'ils rencon-
trent sur l'expression de leur physionomie, et sont
vivement et péniblement frappés si on les croit malades.

Les viscéralgiques passent la plus grande partie de
leur temps plutôt à consulter des médecins qu'à faire
des remèdes, car leur incrédulité égale leur inconstance, et ils ne mettent guère en pratique les avis
que leur donnent les praticiens sages et dépourvus
de charlatanisme. Les empiriques, les commères,
les gens étrangers à l'art de guérir, et qui se mêlent
de traiter les malades, sont, au contraire, leur pro-
vidence, parce qu'ils flattent leurs caprices ; de
sorte qu'ils emploient simultanément des moyens
dont l'action est le plus opposée, et risquent ainsi

de compliquer gravement les accidens qu'ils cherchent tant à éloigner.

Par suite de cette disposition à rechercher les
causes de leur maladie et les moyens d'y remédier,
les personnes atteintes de viscéralgies étudient avec
attention tous les phénomènes vitaux, se tâtent habituellement le pouls, écoutent battre leur cœur,
observent le mécanisme de la respiration, explorent
leur ventre et en palpent toutes les régions ; exami-
nent scrupuleusement toutes les matières excrétées ;
recherchent, par la contemplation dans une glace
de l'aspect de leur visage et de celui de leur langue
et par l'inspection des urines, des garde-robes et
des crachats, soigneusement conservés, si elles ne
trouveront pas quelque indication utile à la connaissance de l'affection dont elles sont atteintes.

Nous n'en finirions pas si nous voulions retracer
tous les motifs de tourment que se créent les viscéralgiques : nous avons rassemblé un assez grand
nombre des accidens auxquels ces malades sont en
proie, pour caractériser l'état des personnes atteintes d'affections nerveuses des viscères ; mais il est
surtout important de noter le penchant qu'ont ces
malades à s'occuper constamment d'eux-mêmes.
Chez un grand nombre d'individus où d'autres signes particuliers des lésions viscéralgiques manquent, ceux tirés de la sollicitude des malades pour
eux-mêmes, sont une indication suffisante pour faire
caractériser la nature ou au moins la complication
de la maladie existante.

Tels sont, en général, les symptômes qui accompagnent les viscéralgies dont le siége est dans les appareils digestif, nutritif, de la circulation sanguine et des fluides blancs, de la respiration, de la génération, des sécrétions et des excrétions. Mais de ce que nous avons présenté l'ensemble des phénomènes qui peuvent se manifester pendant le cours des affections nerveuses, il ne faudrait pas induire que l'on doit rencontrer tous ces phénomènes, ou la plupart d'entre eux, chez tous les individus atteints de viscéralgie. Au contraire, il est rare que les symptômes d'une même viscéralgie soient identiques chez divers malades, surtout de sexe différent, attendu que ces symptômes ne sont que l'expression de lésions de la sensibilité qui n'est pas la même chez tous les sujets.

TRAITEMENT DES VISCÉRALGIES

EN GÉNÉRAL.

Ainsi que nous l'avons fait observer, notre intention n'ayant été, quant à présent, que de publier des considérations physiologiques et pratiques sur les viscéralgies, on ne doit pas s'étonner si nous donnons les généralités du traitement propre à ces affections, sans les avoir décrites séparément, en raison des organes qui peuvent en être le siége et des accidens qui les caractérisent spécialement. Ce travail immense trouvera mieux sa place dans un traité didactique que nous nous proposons de publier : il serait d'une utilité douteuse pour les viscéralgiques, auxquels nous avons seulement voulu apporter la bienfaisante consolation qui résultera, maintenant pour eux, de la certitude qu'ils auront acquise, en lisant cet exposé, que leurs maux ne sont pas, comme on le dit depuis si long-temps, *imaginaires*, et qu'ils peuvent être appréciés matériellement et guéris comme toutes les autres lésions physiques.

Le principal but que l'on doit se proposer d'atteindre, dans le traitement des viscéralgies, est de régulariser la répartition du fluide nerveux, de manière à ce qu'il ne se trouve pas en excès, ni en moins (*éréthisme* ou *atonie*), dans aucun des divers appareils organiques, c'est à dire que la sensibilité d'un viscère ne soit ni exaltée ni diminuée au détriment de ses fonctions propres, et qu'il y ait harmonie d'action entre tous les organes, comme cela existe dans l'état normal ou de santé parfaite.

Les moyens à employer seront autant que possible *externes*. Généralement les remèdes *internes* sont plus nuisibles, à quelques rares exceptions près, que favorables, parce qu'ils troublent d'abord et anéantissent à la longue les fonctions digestives et nutritives, qu'il convient au contraire de faciliter pour les activer graduellement, et les faire prédominer sur les fonctions intellectuelles, afin de voir la complication hypocondriaque se dissiper promptement. Ce n'est pas à dire pour cela qu'il faille nourrir les malades contrairement aux préceptes de l'hygiène ; et nous nous empressons de faire remarquer que ce n'est pas dans l'abondance des alimens qu'il faudrait espérer rencontrer l'avantage que nous venons de signaler et qu'il faut s'efforcer d'obtenir. Pour que la prédominance de la faculté digestive vienne utilement concourir à la guérison du malade, il faut que les organes auxquels cette faculté est dévolue soient dans des conditions tout-à-fait physiologiques; et lorsqu'ils ne sont pas, comme cela existe le plus souvent, dans une intégrité complète, c'est vers eux qu'il faut premièrement diriger la médication, pour les ramener à l'état normal qui, seul, procure le bénéfice de leur exercice.

Le régime que les malades doivent observer ne peut être indiqué d'une manière absolue; il faut le varier selon les circonstances, les indications et surtout le goût et les habitudes; en général il doit être confortant sans être excitant : s'il convient toujours de proscrire les boissons alcooliques, le café à l'eau, les salaisons, les mets de haut goût, les épices et les condimens stimulans; dans la plupart des cas, une alimentation substantielle et l'usage du bon vin vieux, celui de Bordeaux, pris dans des proportions modérées, ne peuvent être que favorables. C'est surtout par le mélange bien entendu, c'est à dire par l'usage de diverses substances alimentaires que l'on parvient à solliciter heureusement l'exercice des fonctions digestives et nutritives. Rien n'est plus mauvais que d'astreindre les malades à un régime exclusivement végétal ou animal; au contraire, en composant les repas d'alimens végétaux et animaux, l'on met l'estomac dans les conditions les plus favorables à l'exercice de sa fonction, et les organes de la nutrition trouvent dans la masse alimentaire tous les matériaux nécessaires à la réparation des pertes que l'économie a éprouvées.

Il faut considérer, comme faisant partie intégrante du régime, l'exercice en plein air et au soleil, qu'il faut recommander aux malades comme un remède auxiliaire très utile, mais dont il ne faut pas abuser. Si l'exercice est poussé jusqu'à la fatigue, il produit un effet contraire à celui que l'on en doit retirer. Il n'est pas moins important de se soustraire aux variations brusques de la température dont l'influence est très fâcheuse; mais il est très préjudiciable de se charger de vêtemens lourds et épais qui entretiennent le corps dans un état de moiteur et même de transpiration continuelle, dont le moindre inconvénient est d'énerver les forces et de plonger les malades dans une indolence et un découragement qui résultent de leurs précautions hygiéniques exagérées. Enfin il faut se prémunir contre le froid humide, qui est très redoutable, surtout aux pieds.

En ayant soin d'entretenir la liberté du ventre, soit par l'usage des lavemens, de quelques laxatifs doux ou même d'un purgatif approprié aux habitudes et à la constitution du sujet, on aura rempli toutes les nécessités du régime, et l'on se trouvera dans les circonstances les plus favorables au succès de la médication spéciale. C'est surtout dans les troubles fonctionnels des viscères abdominaux qu'il convient de substituer, aux préparations laxatives et purgatives ordinaires, l'usage de la *poudre anti-viscéralgique* que nous avons déjà indiquée (voir le GUIDE PRATIQUE, page 23). Ce remède ne contrarie en rien les effets de la médication externe et remplit certaines indications particulières dont il est important de tenir compte dans les affections nerveuses viscérales.

Rien n'est plus facile que de diriger avec fruit la *médication externe* contre les accidens qui se manifestent dans les viscères, la plupart contenus dans

14

la cavité abdominale (1). Aux parties antérieures et latérales du corps, ces organes ne sont recouverts que d'une couche de muscles assez minces et de la peau, qui, dans la plupart des cas, contient fort peu de graisse et ne se trouve pas d'une épaisseur qui puisse mettre obstacle à l'introduction des agens médicamenteux. Mais si l'on nous objecte que les organes abdominaux sont superposés de telle sorte, que les plus volumineux recouvrent ceux qui sont profondément situés, et qu'en raison de cette disposition il doit être impossible de les atteindre, nous repousserons l'objection en faisant remarquer que toutes les parties enfermées dans le ventre, dont l'enveloppe est très extensible, sont extrêmement mobiles les unes sur les autres; qu'il est aisé, en changeant la position du malade, de déterminer le déplacement des organes et de les mettre dans une situation qui favorise la pénétration des agens thérapeutiques à tel point, qu'avec un peu d'habileté il n'est aucun organe sur lequel on ne puisse agir.

Nous nous hâtons d'aller au devant d'une autre objection, non moins spécieuse, qu'on ne manquerait pas de nous faire : c'est qu'il y a sans doute des inconvéniens à opérer le déplacement des viscères abdominaux, soit par la pression, soit par l'écartement des organes qui les constituent, et surtout par cette sorte de pétrissage qui nous est familier et auquel les malades devront être soumis d'après nos

(1) Voyez les notes ci-après.

indications. Bien loin de là, nous trouvons, dans les manœuvres que nous sommes obligé de répéter pour atteindre les plus grandes profondeurs de la cavité abdominale, un très puissant moyen curatif auxiliaire de ces lésions indolentes qu'instinctivement on a désignées sous la dénomination de *paresse de l'estomac, des intestins*, etc.; mot trivial, qui néanmoins caractérise assez juste ces accidens des fonctions digestives, contre lesquels les médecins prescrivent avec succès l'exercice à pied dans des chemins raboteux, en voiture mal suspendue, en charrette ou à cheval. Le *massage* des organes remplace d'autant plus avantageusement ces moyens, qu'il ne nécessite aucune dépense de forces de la part des malades, et ne les expose pas à des commotions brusques qui fatiguent le cerveau, secouent douloureusement les poumons et les entrailles.

Nous n'avons pas encore fait connaître en quoi consistait la médication externe qu'il faut diriger contre les affections nerveuses dites viscéralgies; mais on se doute bien qu'elle n'est autre que celle décrite au commencement de cet ouvrage sous le titre : *Méthode curative externe des douleurs*, etc., et que toutes les indications qui sont contenues dans l'exposé pratique, ne doivent pas moins être observées lorsqu'on entreprend le traitement d'une viscéralgie, que de toute autre lésion nerveuse. Nous renvoyons donc le lecteur à la description des procédés; nous allons seulement ajouter ici quelques renseignemens généraux sur la manière dont il faut agir, selon les diverses régions en rapport avec les organes affectés.

En général, pour combattre une lésion quelconque, il faut diriger la *médication externe* le plus près possible des organes qui sont le siége de cette lésion. Si ces organes sont contenus dans la poitrine (1) ou l'abdomen (2), on pratique successivement la va-

(1) La POITRINE ou le *thorax* est une grande cavité formée en arrière par la colonne vertébrale, en avant par le sternum et ses cartilages, et sur les régions latérales par les côtes ; toutes ces parties sont recouvertes par des muscles qui existent aussi dans l'intervalle des côtes. La poitrine renferme les voies aériennes, les bronches, les poumons, les plus gros vaisseaux sanguins, le cœur, le conduit alimentaire ou œsophage ; et au devant de la colonne vertébrale, une grande quantité de nerfs et le canal thoracique auquel viennent aboutir presque tous les vaisseaux lymphatiques du corps.

La base de la poitrine est séparée de l'abdomen par un très large muscle appelé diaphragme, qui est souvent le siége de lésions rhumatismales et nerveuses qui jettent un grand trouble dans l'économie.

(2) L'ABDOMEN est connu aussi sous le nom de *ventre* ou *bas-ventre*. Il est borné en haut par le diaphragme, muscle tendu horizontalement et qui le sépare de la poitrine (*voy.* la note précédente) ; en bas, par le bassin ; en arrière, par la région lombaire de la colonne vertébrale ; sur les côtés et en avant, par plusieurs muscles larges et minces. On divise les parois de l'abdomen en plusieurs régions. La paroi antérieure en offre trois : une supérieure ou *épigastrique*, c'est l'épigastre qui répond à l'estomac ; une moyenne ou *ombilicale*, et une inférieure dite *hypogastrique*. La paroi postérieure ne présente que deux régions : l'une supérieure ou *lombaire*, qui répond aux reins ; l'autre inférieure, qui répond à l'os *sacrum*. Les parois latérales de l'abdomen sont divisées en trois régions : l'une supérieure ou l'*hypocondre*, une moyenne ou le *flanc*, une inférieure dite *inguinale* ou de l'*aine*.

Les principaux appareils viscéraux renfermés dans l'abdomen sont : 1° ceux de la nutrition, ayant pour organes l'estomac, les in-

porisation, les frictions sèches, balsamiques et le massage sur toute l'étendue de la poitrine et du ventre, soit antérieurement, postérieurement ou latéralement d'une manière uniforme, en insinuant les agens thérapeutiques dans les intervalles des côtes, sous leur bord libre, dans les replis des intestins, etc., selon que l'on veut plus spécialement produire un effet superficiel ou profond, comme dans le traitement du plus grand nombre des affections nerveuses des viscères.

Si l'on a affaire à une lésion de l'appareil nerveux cérébral, on peut opérer sur toute la tête indistinctement sans qu'il y ait à en redouter le moindre inconvénient ; mais on agit plus activement vers l'occiput, les régions mastoïdiennes et la nuque, si l'on a des motifs de croire que l'affection que l'on veut combattre a son siége à la base du cerveau ou dans la moelle allongée.

Pour diriger la médication sur les parties qui sont

testins, la rate, le foie, la vésicule biliaire, le pancréas, l'épiploon, le mésentère et ses glandes, les vaisseaux et le réservoir de la lymphe.

2° Les appareils qui ont pour fonctions la sécrétion et l'excrétion des urines : les reins, les uretères et la vessie.

3° Enfin les organes internes de la génération.

Nous avons donné ces indications anatomiques pour faciliter l'examen de l'abdomen chez les malades. Pour explorer le ventre, il est nécessaire que le malade soit couché sur le dos, la tête soutenue, les cuisses et les jambes fléchies, les genoux légèrement écartés et dans le plus parfait repos. En palpant le ventre, la pression doit être en général lente et graduée, et n'occasionner aucune douleur. Lorsque la sensibilité du ventre est très vive, il faut s'abstenir de presser sur les organes qu'il contient.

le plus en rapport avec la colonne vertébrale (1), il faut pratiquer très activement la vaporisation et les frictions balsamiques tout le long et sur les côtés de la colonne vertébrale, depuis la nuque jusqu'au coccix, particulièrement dans les lésions de l'appareil nerveux des fonctions de relation.

Enfin on se conduit toujours en raison des effets que l'on veut produire. Il n'y a aucune région du corps, même la face, sur laquelle on ne puisse mettre en pratique notre Méthode curative externe, et toujours avec le même avantage.

Dans la plupart des cas, la *Méthode curative externe* modifiée dans son application, selon les circonstances et les indications, suffit seule pour obtenir la guérison des viscéralgies ; il est rare qu'il soit nécessaire de faire concourir au succès une *médica-*

(1) La COLONNE VERTÉBRALE porte aussi le nom de *rachis*, d'é-*pine*. Elle s'étend de la tête, qu'elle soutient, au bassin qui la supporte, et en est une véritable continuation. Elle est formée de vingt-quatre os nommés *vertèbres*, qui sont superposés et articulés entre eux. Ces nombreuses articulations sont souvent le siége d'affections rhumatismales et même goutteuses. Dans son intérieur, la colonne vertébrale renferme la moelle épinière, substance éminemment nerveuse, d'où naissent en avant tous les nerfs du mouvement, et en arrière ceux du sentiment, qui se répandent dans toutes les régions du corps et des membres, en passant par les trous de conjugaisons que les vertèbres laissent entre elles sur les parties latérales de la colonne vertébrale. Par cet exposé succinct, on conçoit l'importance des organes renfermés dans la colonne vertébrale, et quel avantage on doit retirer d'une médication heureusement dirigée sur le centre nerveux spinal, d'où émanent les principaux nerfs du mouvement et du sentiment.

On considère, dans la colonne vertébrale, trois régions principales : la supérieure ou *cervicale*, qui répond au cou ; la moyenne ou *dorsale* ; l'inférieure ou *lombaire*.

tion interne, et nous avons déjà dit qu'il fallait autant que possible s'en abstenir, à cause des inconvéniens graves que l'introduction de médicamens actifs dans les voies nutritives peut déterminer ; car on ne doit pas regarder comme moyens thérapeutiques internes l'emploi de quelques laxatifs ou purgatifs destinés à entretenir la liberté du ventre, et l'usage de certaines substances alimentaires qu'il convient souvent de conseiller pour que le régime vienne en aide au traitement.

Cependant il existe des viscéralgies contre lesquelles il faut diriger des remèdes internes ; c'est surtout lorsque la peau se trouve dans des conditions défavorables à l'application de la vaporisation et des frictions ; parce que la sensibilité est pervertie ou abolie, et que l'absorption ni l'exhalation ne peuvent s'effectuer. Il peut aussi arriver que les organes sous-cutanés se trouvent privés de leur sensibilité normale à un tel point, qu'il faille en quelque sorte la réveiller par une stimulation plus intime, avant de pouvoir mettre en usage la médication *externe*. Dans ces circonstances, comme il est de la plus haute importance d'apprécier avec exactitude l'action des agens médicamenteux qu'il convient d'administrer, ce ne doit être que sous la surveillance d'un médecin éclairé que l'on se soumettra à la médication qui sera reconnue indispensable, et qu'il n'est pas possible d'indiquer d'avance. C'est alors surtout qu'il faut se renfermer, tant pour la préparation que pour l'administration des remè-

des, dans les préceptes exposés plus loin sous le titre : *Diachirismos de médicamens simples*. On verra,
par la lecture de cette notice, à combien d'accidens
on soustraira les malades en ne s'écartant point des
données pratiques qui y sont rassemblées, et avec
quelle sécurité ils pourront attendre, ainsi que le
medecin, les avantages d'une médication énergique.

Nous allons préalablement rapporter quelques
observations de guérisons obtenues dans des cas de
viscéralgies profondes et rebelles.

OBSERVATIONS ET DÉVELOPPEMENS PRATIQUES

SUR DIVERS CAS DE VISCÉRALGIES.

Quand on se sera rendu un compte exact de ma manière
d'envisager les maladies nerveuses, on admettra sans peine
que la Méthode curative, que je dirige contre ces maladies,
est non seulement appropriée à ces troubles généraux de l'é-
conomie qui s'expriment par des souffrances, auxquelles
prennent part plusieurs systèmes ou appareils organiques ;
mais qu'elle est encore applicable aux cas malheureusement
très fréquens où l'exaltation de la sensibilité se trouve con-
centrée sur un seul organe, sur un sens, dont la fonction
peut alors se trouver lésée ou suspendue.

Le point essentiel, dans ces circonstances, est de bien dis-
tinguer si cet organe ou ce sens a été primitivement lésé, ou
s'il ne l'est que consécutivement. Dans le premier cas, c'est
vers lui que toute médication doit être dirigée ; dans le second, c'est la sensibilité générale qui doit fixer l'attention,
car alors il s'agit de combattre une véritable *névrose*, une
VISCÉRALGIE, exprimée par des phénomènes morbides tout
aussi caractéristiques de la lésion nerveuse existante, que les
symptômes plus multipliés d'une gastralgie ou d'un état hypocondriaque, dont nous rapporterons tout-à-l'heure diverses observations. Je tiens essentiellement à établir cette
distinction, parce que si, dans le cours de ma pratique, il
m'arrive de conseiller l'emploi de la Méthode curative externe, pour des cas où la maladie nerveuse s'exprime par un
trouble de la vue, ou de l'ouïe par exemple, je ne voudrais
pas qu'on crût que je préconise cette médication comme un
moyen thérapeutique général, véritable panacée universelle,

aussi approprié aux maladies des yeux et de l'oreille qu'aux affections rhumatismales, nerveuses et lymphatiques.

Les observations suivantes développeront toute ma pensée et seront, pour les médecins, un moyen d'apprécier la coordination de mes vues thérapeutiques et de la Méthode curative qui en forme le résumé ; pour les malades, un guide propre à les conduire à la découverte de la véritable cause de leur mal.

Première observation. — Dans le courant d'octobre de l'année 1840, je fus consulté par madame la marquise de Ruffo la Fare, qui habite une terre des environs de Châtillon-sur-Seine, département de la Côte-d'Or. Cette dame, aussi remarquable par la justesse de son esprit et l'élévation de ses sentimens, qu'intéressante par la nature et l'intensité des souffrances physiques et morales auxquelles elle est restée plus de dix ans en proie, était parvenue à l'âge de cinquante-sept ans, sans avoir éprouvé d'autre incommodité que ces états passagers de malaise qui sont le triste apanage des constitutions nerveuses. Frappée à cet âge dans ce qu'une mère a de plus précieux au monde, la vie d'un fils chéri, elle tomba tout-à-coup dans un état d'excessive irritabilité, rechercha la solitude et ne dut un retour à la santé qu'à des occupations actives, qui firent sur son cerveau une heureuse diversion. Huit ans après son premier malheur, de nouveaux chagrins domestiques vinrent l'assaillir. Cette fois la secousse fut encore plus violente. Moins capable alors de se livrer aux occupations actives qui lui avaient réussi en d'autres temps, elle sentit sa tête s'embarrasser, ses idées devenir moins promptes et moins nettes, sa vue se couvrir d'un brouillard assez épais pour l'empêcher de trouver dans la lecture une distraction aux chagrins qui l'assiégeaient sans cesse.

Presque en même temps se déclarèrent des douleurs assez fortes et profondes dans la hanche droite, ressemblant un peu à des coliques qui s'étendaient du côté des reins, se terminaient par l'émission de quelques glaires sanguinolentes, et furent regardées comme le résultat d'une disposition à des calculs ou graviers néphrétiques. Ces douleurs cédèrent à un régime sévère et surtout à de fréquens lavemens d'eau de son légèrement nitrés. Mais la susceptibilité nerveuse ne perdit rien de son exaltation, et prit même quelquefois l'aspect d'une attaque d'hystérie. Madame de Ruffo la Fare, ayant eu l'idée d'introduire quelques parcelles de sulfate de quinine dans la pommade dont elle se servait pour ses cheveux, crut en éprouver un peu de soulagement; mais comme l'emploi de ce moyen coïncidait avec l'usage habituel de substances qu'on désigne généralement sous le nom d'antispasmodiques, rien n'autorise à croire à la vertu qu'elle pensa avoir rencontrée dans le sulfate de quinine. Ce qui devint au contraire bien évident pour elle, c'est que l'état de sa vue, qui s'affaiblissait de jour en jour, et les douleurs passagères qu'elle ressentait dans les reins, se liaient de la manière la plus intime à son état nerveux ; car, à chaque émotion morale un peu vive, tout ce qu'elle éprouvait s'aggravait.

Les douleurs ne restèrent bientôt plus fixées dans les reins, mais elles s'étendirent le long de la colonne vertébrale et s'accompagnèrent de violentes palpitations, de battemens au creux de l'estomac et d'un sentiment d'étouffement, de constriction à la gorge. Enfin le nuage qui semblait voiler la vue devint si épais, que toute lecture fut complètement impossible. La tête devint constamment douloureuse et chaude, tandis que le reste du corps était froid : à ce froid succédait une chaleur vive qui, après un moment de sommeil, se terminait par une sueur abondante, surtout au creux de l'estomac. Les facultés intellectuelles perdaient aussi sensiblement de leur énergie, et madame de Ruffo la Fare ne s'en apercevait que trop, car la lettre dans laquelle elle me transmettait l'exposé de son état, se terminait par cette phrase si

claire et si expressive : « Veuillez donc, Monsieur, m'aider à
sortir d'un état dont la prolongation me semble pouvoir devenir funeste, non pas que je puisse craindre la mort, mon
organisation physique pourrait peut-être me donner long-
temps encore la force de résister à de violentes attaques ;
mais vivre sans capacité, être à charge aux autres et n'être
plus rien pour soi-même, faut-il désirer la vie à ce prix ! »

En présence d'un ensemble de phénomènes nerveux aussi
manifestes, devais-je ne voir, dans l'état habituel de souffrances de madame de Ruffo, qu'un commencement d'amaurose,
de *congestion oculaire*, ou qu'un acheminement vers une
formation de calculs dans les reins ou dans la vessie ; et,
partant, m'en tenir à conseiller une médication spécialement
dirigée contre les yeux ou les organes urinaires? Non assurément ; aussi n'hésitai-je pas à regarder tout ce qu'éprouvait cette dame comme un trouble profond de l'innervation,
et à conseiller une médication propre, comme ma Méthode
curative externe, à modifier profondément les centres nerveux, en agissant sur la colonne vertébrale et la région épigastrique. La lettre suivante, que je reçus le 8 décembre
1840, c'est à dire moins d'un mois et demi après la première,
prouvera si je m'étais trompé dans mon jugement :

« Pothières, 6 décembre 1840.

» Je croirais, Docteur, manquer à la reconnaissance que je vous
dois, si je ne vous rendais pas un compte exact du succès déjà obtenu par votre traitement, que j'ai suivi avec une grande exactitude depuis l'arrivée des objets qui servent à le mettre en pratique.

» Dès les premières applications j'ai éprouvé de l'amélioration ;
mais au bout de quelques jours mes digestions m'ayant paru devenir lentes et pénibles, j'ai suspendu les vaporisations sur l'estomac
et les ai restreintes à l'épine dorsale, depuis la nuque jusqu'au bas
des reins. Par ce seul moyen, ma tête a bientôt perdu toute sa pesanteur, tout son embarras ; j'ai vu dissiper le voile qui obscurcis-
sait ma vue, et j'ai recouvré mon aptitude pour des occupations intellectuelles ; aussi puis-je lire maintenant sans aucune fatigue.
Tous les symptômes nerveux, si bien définis dans votre ouvrage, et
tels que je les éprouvais, ont disparu ; je me réveille le matin,
ayant quelquefois dormi sans interruption ; l'état de souffrance

que j'éprouvais jusque vers le soir s'est entièrement dissipé, et je me félicite chaque jour d'avoir eu l'heureuse idée de donner toute confiance à votre ouvrage, si capable d'en inspirer à ceux qui voudront le lire avec attention, etc., etc.

» Dans tous les cas, Docteur, soit que le succès soit complet, soit que je doive encore avoir recours à vos conseils, croyez, je vous prie, à ma bien sincère reconnaissance et à la considération distinguée de votre toute dévouée,

» Marquise DE RUFFO LA FARE. »

La guérison ou, si l'on veut, l'amélioration si notable que m'annonçait madame de Ruffo, persista-t-elle ? Tout le prouve, car la dernière lettre que j'ai reçue de cette dame est la suivante, qui en accompagnait une autre d'une amie de madame de Ruffo qu'elle m'adressait pour me consulter, et dont l'observation suit immédiatement.

« Pothières, 30 avril 1841.

» Je profite de l'occasion pour offrir mes complimens à M. le docteur Comet, et l'assurer que je continue à me trouver parfaitement rétablie et bien heureuse d'avoir eu recours à sa Méthode, dont je ne saurais trop faire l'éloge.

» La marquise DE RUFFO LA FARE. »

Comme nouvelle confirmation de ce succès, je ne crois pouvoir mieux faire que de citer textuellement la lettre suivante, qui m'est parvenue deux ans après le traitement de madame la marquise de Ruffo la Fare :

« Sainte-Croix par Louhans (Saône-et-Loire), 14 décembre 1842.

» Ayant vu, Monsieur, par la guérison de ma mère, la marquise de Ruffo la Fare, l'efficacité de votre traitement, je me trouve sans cesse dans le cas de citer son exemple aux personnes de ma connaissance que je vois souffrir sans trouver de soulagement ; mais j'éprouve chaque fois combien il est fâcheux de ne pas avoir votre ouvrage pour faire partager ma conviction : veuillez donc bien me l'adresser par la poste, etc.

» CÉLY, marquise DE SAINTE-CROIX. »

DEUXIÈME OBSERVATION. — Madame de Montmort, habitant Lantilly près Semur (Côte-d'Or), et âgée de quarante-cinq ans, ayant entendu parler de la guérison de madame de

Ruffo la Fare, me consulta, le 27 avril dernier, pour une affection à peu près semblable. Cette dame, à la suite d'une
opération douloureuse et d'une maladie qu'on avait traitée
pour une *gastrite*, avait vu sa santé profondément ébranlée.
Ses yeux surtout, ou pour mieux dire sa vue, avait acquis
une telle susceptibilité qu'elle avait été forcée de renoncer
à toute espèce d'occupation. Sa tête était en même temps
lourde, douloureuse, et des battemens dans les tempes et
des tiraillemens dans le front se faisaient ressentir au bout
de quelques instans du plus léger travail.

M. Sichel, consulté, ne trouvant aucun dérangement organique dans les parties constitutives des yeux, se contenta
d'ordonner les sangsues et des purgatifs. Ces moyens n'ayant
eu aucun résultat, madame de Montmort eut recours à des
bains de pieds, des lotions froides sur le front et des ventouses sèches appliquées le long de la colonne vertébrale.
Sous l'influence de cette médication, les douleurs dans la
tête et les battemens dans les tempes diminuèrent sensiblement, mais les yeux restèrent absolument dans le même
état. Aussi madame de Montmort resta-t-elle convaincue
que cet état était tout-à-fait nerveux, et ce qui la confirmait
dans cette persuasion, c'est que les odeurs fortes, la plus légère agitation et le moindre bruit augmentaient évidemment le trouble de sa vue. Partageant tout-à-fait son opinion,
d'après les détails les plus précis qu'elle me donnait sur sa
position actuelle et sur ses antécédens, je conseillai l'emploi
des moyens qui avaient si bien réussi à madame de Ruffo,
et j'insistai surtout sur les frictions et les vaporisations diri-
gées vers la nuque et la colonne vertébrale.

L'effet fut loin d'être aussi marqué et aussi prompt que
dans le cas précédent. D'abord madame de Montmort ne sut
pas faire faire convenablement les vaporisations; elle employa les boules chauffées trop fortement, ce qui, dans les
affections essentiellement nerveuses, est un grave inconvénient, parce qu'il en résulte chez quelques sujets une grande

irritabilité. Mieux renseignée, madame de Montmort reprit son traitement. Cette fois il eut un résultat assez sensiblement avantageux pour que sa suspension de cinq jours suffit pour faire renaître les douleurs de tête qui avaient disparu au moment de son emploi. Aussi cette dame m'écrivait-elle, sous la date du 26 juin :

« Je trouve qu'il y a du mieux, car si je lis quelques lignes, j'éprouve moins le besoin de me servir de lunettes ; aussi vais-je reprendre mon traitement avec un nouveau courage. »

Un mois plus tard, madame de Montmort m'écrivait ce qui suit :

« Maintenant je lis deux ou trois pages, et je puis le faire sans douleurs. Je n'éprouve plus le besoin de porter des lunettes ; au contraire, elles semblent me gêner, quoique je lise des caractères plus fins que je ne le faisais. »

Troisième observation. — Dans le courant de novembre de l'année 1840, M. Grandidier, ancien médecin militaire, mais qui exerce aujourd'hui les fonctions de juge de paix à Thionville, département de la Moselle, me pria de lui faire parvenir mon mémoire sur les affections nerveuses et rhumatismales. Dans la lettre qui exprimait sa demande il me rapportait que, depuis douze ans, il éprouvait dans la tête un bruit ou un mouvement nerveux qui revenait trois et même quatre fois par jour, mais constamment à des heures fixes. Dans l'invasion le mal a été si violent qu'il a occasionné une surdité complète. Depuis, les accès ont varié. Quand ils étaient violens, M. Grandidier ressentait une douleur vers le milieu de l'épine dorsale, à droite, et un gonflement notable de la joue de ce côté. Agé de soixante-trois ans, il faisait encore ses deux et même trois lieues à pied, lorsque ses fonctions l'exigeaient ; mais le lendemain et le surlendemain ses bruits vers la tête étaient plus violens, et il ressentait assez souvent une douleur aiguë entre les premières phalanges des pouces et les os du métacarpe.

M. Grandidier essaya, mais sans aucun succès, une foule de moyens, comme les saignées générales et locales, le sulfate de quinine, l'acétate de morphine, la belladone ; les eaux thermales lui ont aussi fait plus de mal que de bien, excepté toutefois celles de Niederbrunn, qui l'ont un peu soulagé, mais seulement d'une manière momentanée, puisqu'à son retour le mal a été plus terrible que jamais. Quoique ces renseignemens ne fussent pas aussi détaillés que j'aurais pu le désirer et manquassent même un peu de précision, je ne pus cependant méconnaître dans la maladie de M. Grandidier, le résultat d'un trouble de l'innervation générale, et n'hésitai pas à conseiller l'essai de ma Méthode curative, sans toutefois en assurer le succès. Voici la lettre que je reçus de lui six mois après :

« Thionville, le 14 avril 1841.

» Monsieur,

» Dans la lettre dont vous avez eu l'obligeance de faire accompagner l'envoi que vous me fîtes, au mois de novembre dernier, de votre *Traité sur les douleurs*, vous me dites que vous regardiez ma maladie comme curable par les moyens qui constituent votre Méthode. J'avais pleine confiance en elle ; mais la Faculté médicale de Thionville, qui, sous ce rapport, ressemble à toutes les autres, m'en détourna jusqu'à ce que, par le plus grand des hasards, j'aie été à même d'en faire usage. Huit frictions, tant sur les temporaux que vers les apophyses mastoïdes et sur la région supérieure de la colonne dorsale, ont suffi pour donner de bons effets, car sous leur influence le bruit que j'éprouvais dans la tête s'est affaibli et l'ouïe s'est infiniment améliorée. Voici à quelle occasion j'en vins à votre traitement :

» Dans une apposition de scellés que je fis à Ebauge, dans la maison du docteur Noël, ancien chirurgien militaire, et un de mes nombreux collègues de cette époque, je causais avec lui de la pénible position dans laquelle me plaçait depuis près de quinze ans le bruit que j'éprouvais dans la tête, ainsi que les autres incommodités dont je vous ai précédemment fait la description, et dont je cherchais vainement à m'expliquer la cause et la nature. Je lui parlai de votre ouvrage que je m'étais procuré, et comme il me montra le semblable, je lui dis qu'ayant déjà essayé tant de remèdes, j'avais perdu courage, et qu'on m'avait détourné de faire usage de votre médication. Cependant M. Noël me vanta l'efficacité de votre Méthode, dont il m'affirmait avoir retiré les plus heureux résultats sur plusieurs de ses malades. Alors j'acceptai de lui une

certaine quantité de vos remèdes, et je n'eus qu'à m'en féliciter.
La position fâcheuse dans laquelle je me trouvais ayant fait sensation dans le pays, tout le monde est aujourd'hui étonné de me voir
entendant et laissant de côté le cornet acoustique que j'avais fait
venir de Paris. Aussi nos médecins, que je prends plaisir à turlupi-
ner sur la défense qu'ils m'avaient faite de suivre votre traitement,
m'ont-ils redemandé de nouveau votre ouvrage, et je ne doute
nullement que, convaincus par mon exemple, ils ne recommandent
actuellement l'emploi de votre Méthode. Je puis vous affirmer que
ma guérison vous fera des prosélytes. Recevez l'assurance de la
considération distinguée avec laquelle j'ai l'honneur d'être, etc.

» GRANDIDIER,
» Juge de paix, à Thionville. »

Le docteur Noël, à la recommandation duquel M. Grandidier doit l'amélioration qu'il vient de signaler dans son état,
est un ancien médecin des hôpitaux militaires des armées de
la Moselle et d'Italie. En recommandant à M. Grandidier
de faire usage de ma Méthode curative, il en parlait avec
une parfaite connaissance de cause. Voici effectivement ce
qu'il m'écrivait sous la date du 25 janvier 1839 :

« Monsieur,

» Le baume névropathique, l'eau réactive et les divers autres objets dont se compose votre Méthode curative, que vous avez adressés, dans le courant de novembre dernier, à des malades auxquels
je les avais prescrits, ont produit des améliorations bien sensibles
pour des affections nerveuses chroniques qui s'étaient montrées
rebelles à beaucoup de traitemens antérieurs. En conséquence,
tant dans l'intérêt de mes malades que pour ma propre satisfaction,
je vous prie de me faire adresser le plus tôt possible, par la dili-
gence de Paris à Thionville, les objets ci-après détaillés, etc.

» J'ai l'honneur, etc.

» NOEL,
» Résidant à Florange (Moselle.) »

Et ce qui prouve que ma Méthode curative n'a pas fait
défaut à l'honorable confrère dont je viens de citer la lettre,
et a continué entre ses mains à donner les bons résultats
qu'il en avait obtenus dès le moment où, partageant mes
idées, il avait commencé à en pratiquer l'emploi, c'est qu'il
m'écrivait encore plus récemment :

15

« Ebauge, 26 juillet 1841.

» Monsieur,

» Comme mes malades se trouvent toujours bien des médicamens que je leur prescris, suivant votre Méthode curative externe, pour les viscéralgies et toutes les affections nerveuses, je vous prie de me faire adresser le plus tôt possible les objets suivans, etc.

» Votre tout dévoué.

» NOEL. »

Nouvelle lettre de l'année suivante, dans laquelle M. Noël m'annonce qu'il continue à mettre en pratique avec succès ma médication curative.

Il arrive très souvent aussi que ma Méthode curative, dirigée contre un groupe tout entier de phénomènes névralgiques, les modifie, non pas simultanément, mais successivement, et, dans bien des cas, c'est celui de ces phénomènes qui avait ouvert la marche qui cède le premier, au grand étonnement des malades, mais quelquefois aussi à leur grande satisfaction. J'en ai recueilli, l'an dernier même, un bien singulier exemple, que je rapporterai brièvement ici. Il s'agit d'une dame de Lyon qui, à la suite de douleurs épicraniennes, avait depuis long-temps perdu l'ouïe. A cette déplorable infirmité, que rien ne put prévenir, vinrent se joindre des douleurs articulaires que le développement de quelques nodosités sur plusieurs articulations ne permit pas d'attribuer à autre chose qu'à la goutte. Ayant entendu parler par plusieurs de ses compatriotes des succès qu'obtenait en pareil cas ma Méthode curative, madame Raymond se décida à faire le voyage de Paris, où elle arriva dans le courant de juin 1842, et descendit hôtel Valois, rue de Richelieu. Mandé le lendemain même de son arrivée, j'eus une grande peine à me faire comprendre de la malade ; la faculté d'entendre étant complètement abolie, il me fallut m'entretenir par écrit avec elle. Je parvins ainsi à lui faire partager l'espoir que je conçus, non de la guérir complètement, mais d'apporter un notable amendement à sa triste position, et cela non pas pour l'ouïe dont elle avait depuis long-temps fait le sacrifice, mais pour ce qu'elle appelait simplement ses douleurs. Cependant, comme ces douleurs se faisaient vivement ressentir dans les oreilles et derrière le cou, c'est vers ces parties que je dirigeai d'abord les vaporisations et frictions. Dès les premières applications, madame Raymond sembla entendre un peu, et ce qui ne fut d'abord qu'une espérance, devint en peu de jours une incontestable réalité. Je pouvais causer avec elle sans trop élever la voix, pendant les applications, et la maîtresse de l'hôtel put aussi tenir conversation avec cette dame, qui repartit pour Lyon après un court séjour à Paris, emportant avec elle tout ce que je lui indiquai pour continuer son traitement, et le 14 août elle m'écrivait :

« Monsieur,

» Ne me condamnez pas sans m'entendre : que de contrariétés j'ai éprouvées depuis mon retour ! Les personnes sur lesquelles je comptais étaient toutes parties pour les eaux, et elles en reviennent comme elles sont parties. N'ayant personne pour faire mes vaporisations, j'ai dû me contenter de me frictionner avec du baume. Aussi ma toux est revenue, de même que mes chaleurs, mais qui pourtant sont sans fatigue et ne durent que quelques minutes. Dans tout cela, j'ai beaucoup gagné : c'est d'entendre très bien ma sonnette. J'ai aussi peu de douleurs dans les pieds, et je marche sans rien ressentir, si ce n'est parfois de légers picotemens qui durent peu. Le genou, du côté affecté de varices, ayant considérablement enflé, me fatiguait beaucoup; mais l'ayant frictionné au baume, cela m'a beaucoup soulagée : il est maintenant dans son état naturel, etc.

» Votre affectionnée,

» E.-L. RAYMOND. »

Ayant, sur sa demande, fait envoyer à cette dame les objets nécessaires à la continuation de son traitement, j'eus la satisfaction d'apprendre que le succès vraiment extraordinaire obtenu du côté de l'ouïe se maintenait, et que l'amélioration relative aux douleurs goutteuses était loin de prendre une marche rétrograde, car madame Raymond m'écrivait trois mois plus tard :

« Lyon, le 11 novembre 1842.

» Monsieur,

» Je vous remercie de votre aimable lettre du 18 août, et vous donne quelques détails de ma santé. J'entends toujours ma sonnette ; mais, pour entendre parler, il faut encore que l'on soit assez près. Depuis les froids, les douleurs de goutte se font sentir ; mais elles ne durent pas ; le genou grossit parfois, je le frictionne, il survient une éruption et l'enflure diminue, etc., etc. Je regrette de ne pouvoir vous faire autant de prosélytes que je le voudrais, etc.

» Votre très dévouée,

» E.-L. RAYMOND. »

On peut rapprocher des observations qu'on vient de lire celles que j'ai cru devoir placer avant les considérations générales sur les viscéralgies, et qui ont pour sujets des malades affectés de troubles nerveux qui pourraient réellement rentrer dans la classe des viscéralgies proprement dites ; ce sont les cas de M. Plantevignes, Servais, Groves, atteints de *Névroses-cérébro-spinales* (pages 91 et suiv.).

Voici maintenant un cas de *viscéralgie gastrique* qui a cédé à ma Méthode curative, quoiqu'il fût très ancien, puisqu'il datait de plus de huit ans, et qu'il fût accompagné d'un état très marqué d'hypocondrie.

Le 14 juin 1839, M. V., directeur des usines du fourneau de Saint-Loup, près Gray, dans le département de la Haute-Saône, m'écrivait qu'ayant lu mon Mémoire sur les viscéralgies, et ayant parfaitement reconnu sa position dans la description que j'y donnais de ces maladies, il était décidé à avoir recours à mes moyens, pour lesquels il avait conçu la plus grande confiance, malgré l'avis de son médecin qui lui conseillait de s'abandonner aux seuls efforts de la nature. L'affection débuta, il y avait une huitaine d'années, par une chaleur d'estomac, de fréquentes palpitations, et un ennui

insupportable. Le malade resta quatre mois environ sans
consulter de médecin, et celui qu'il consulta le premier, ne
manqua pas, suivant les erremens de l'époque, de lui déclarer qu'il était affecté d'une *gastrite chronique* : de là, sangsues à l'épigastre et au fondement, régime débilitant. Ce
traitement, suivi pendant deux et même trois ans, non seulement ne modifia aucunement les accidens morbides, mais
au contraire les aggrava, et l'estomac ne fut ramené à son
état à peu près normal que par l'emploi de quelques purgatifs et par une nourriture plus substantielle que M. V. prit à
l'insu de son médecin. Le trouble profond de l'innervation,
qui était la cause essentielle de la maladie de M. V. et qui
était complètement méconnue, persistait donc, car ce monsieur m'écrivait :

« Si mon physique n'annonce pas un état maladif bien prononcé,
je suis loin d'être dans ma position ordinaire ; j'éprouve toujours
de l'ennui et suis toujours disposé à m'occuper de ma santé. Les
douleurs que j'éprouvais dans les pieds et dans les mains, et
qui ne disparaissaient que sous l'influence d'une légère transpiration, n'existent plus il est vrai ; mais il me semble encore aujour-
d'hui que j'ai de l'embarras vers la région ombilicale ; car quand
je suis couché sur le dos, je crois avoir dans cette partie, qui est
indubitablement plus sensible, comme un poids, et j'y ressens un
battement qui fait l'effet d'un pouls. Quelquefois ce battement augmente et remonte jusqu'au creux de l'estomac ; dans ce cas mon
anxiété augmente, et alors ma tête s'embarrasse, mon ouïe devient
moins claire, etc., etc. »

A une description aussi nette il était impossible de méconnaître une viscéralgie dont le siége avait d'abord été l'estomac, et qui s'était aggravée sous l'influence d'un traitement débilitant, si contraire à un homme de quarante-trois
ans, dont la vie se passait dans les travaux soutenus qu'exige
la direction d'une grande administration. Aussi n'hésitai-je
pas à promettre la guérison, sans toutefois me faire illusion
sur la difficulté de calmer le moral, que tout m'annonçait
avoir reçu une violente atteinte. Je conseillai en conséquence d'ajouter aux moyens qui constituent ma Méthode
curative, une médication propre à activer les fonctions di-

gestives et à les faire prédominer sur les fonctions intellectuelles ; dès le 5 août je reçus de M. V. la lettre suivante :

« Monsieur,

» Depuis quelques jours j'éprouve moins de pesanteur et il me semble que le succès marche, quoiqu'assez lentement ; j'ai remarqué le matin, en me levant, que la pesanteur était plutôt fixée au creux de l'estomac qu'ailleurs. J'éprouve toujours un peu de chaleur dans les pieds ; mais vos frictions me la font disparaître. L'appétit est toujours bon, et c'est surtout après le repas que je vas bien. Enfin j'espère bien, en suivant votre traitement, me débarrasser de cette maudite maladie qui me tracasse plus qu'elle ne me fait souffrir. Je vous serais en conséquence obligé de vouloir bien me faire parvenir le plus tôt possible, etc., etc. »

Quelques circonstances indépendantes de ma volonté ayant retardé l'envoi et la réception des remèdes demandés, M. V., content d'avoir une occasion de m'entretenir de sa maladie, me donna de nouveaux détails, desquels je crus pouvoir conclure que les battemens qui se manifestaient souvent la nuit dans la région épigastrique, et l'engourdissement qui leur succédait, n'étaient que des effets produits par la stase du sang dans la position horizontale. Aussi augurai-je que cet état se dissiperait lorsque l'innervation se régulariserait, et conseillai-je l'usage de la poudre anti-viscéralgique. Le 24 septembre, M. V. m'écrivait ce qui suit :

« Monsieur le Docteur,

» Je vous prie d'excuser la négligence que j'ai mise à vous rendre compte du résultat que j'ai obtenu de l'emploi de votre traitement.

» J'ai d'abord à vous dire, qu'au lieu d'en suivre les prescriptions matin et soir, pendant quinze jours, comme vous l'ordonniez, je n'ai pu, à cause des courses que j'ai eu à faire le matin, l'employer que le soir. Les effets en ont été nécessairement plus longs à se faire sentir. Pendant près de trois semaines je n'apercevais presque aucune amélioration ; puis tout-à-coup, et le lendemain même d'un jour où j'avais été passablement ennuyé, j'ai remarqué un changement subit en mieux : on eût dit que c'était un adieu que l'ennui avait voulu me faire. Cet état si satisfaisant se soutenait depuis une huitaine de jours, lorsqu'il m'est survenu un violent mal de gorge que j'attribue à des refroidissemens que j'ai éprouvés dans mes courses. L'irritation locale qui en a été la suite, mais qui n'est plus rien aujourd'hui, m'a forcé, depuis cinq ou six jours, à suivre un régime adoucissant et conséquemment débilitant. Dès lors j'ai été à même de juger que vous aviez parfaitement apprécié ma maladie, puisque la cause toute accidentelle qui m'a fait m'écarter du régime que vous m'aviez prescrit, m'a mis à même de m'apercevoir que le succès était non seulement paralysé, mais encore qu'elle avait nui à l'effet déjà obtenu.

» Il s'agit donc maintenant de réparer le tort qu'a pu me causer cette légère indisposition; et à cet effet, je viens vous prier, Monsieur, de vouloir bien me faire adresser le plus tôt possible ce qui sera nécessaire pour prolonger votre traitement assez long-temps pour obtenir cette fois une complète guérison, que je serais heureux de pouvoir vous annoncer, etc. »

A cette lettre, qui motiva de ma part de nouveaux conseils, succéda la suivante qui m'arriva le 23 novembre :

« Monsieur,

» Je viens vous annoncer que j'ai épuisé les médicamens que vous m'avez fait expédier, et que, malgré ma persévérance dans l'emploi de votre traitement, je ne suis pas encore totalement guéri. Je dois cependant reconnaître que j'en ai obtenu une amélioration très sensible, et que mon état est infiniment plus supportable, comme j'ai déjà eu l'honneur de vous l'écrire ; mais j'éprouve encore de temps à autre, et surtout le matin, à dater de mon premier réveil, après un sommeil de quatre à cinq heures, plus ou moins d'ennui, c'est à dire que je suis encore disposé à m'occuper de ma santé, et que je suis obligé de faire des efforts pour reporter mes idées sur d'autres objets. Voilà à présent tout mon mal ; car, à part cela, j'ai bon appétit ; je prends autant d'alimens qu'une personne qui jouit d'une bonne santé ; je remarque même que, loin de m'être nuisibles, c'est au contraire après le dîner que je vas le mieux : l'ennui, si j'en ai, disparaît immédiatement, le courage et l'énergie reprennent le dessus.

» Quant au physique, il est bon et loin d'annoncer une mauvaise santé ; en effet, je ne manque plus de forces, car il m'arrive assez souvent de faire des exercices à pied, de six, sept et huit heures, soit pour mes occupations, soit pour des parties de chasse, et j'en reviens toujours avec un bon appétit... Ainsi, il est constant que votre traitement m'a fait beaucoup de bien ; qu'il a surtout la propriété de calmer ; car j'ai remarqué que lorsque j'avais des battemens dans l'estomac, ils cédaient de suite à vos vaporisations, etc. »

Il était donc bien évident pour moi que M. V. était, malgré ses hésitations à l'avouer, complètement guéri de la névrose viscérale qui avait fait le fond de sa maladie, et qu'il ne lui restait plus que cette vague inquiétude et cette crainte de retomber malade qui assiégent quelquefois si long-temps les hypocondriaques, même après la disparition complète des symptômes par lesquels se trahissait leur affection ; aussi ne balançai-je pas à engager M. V. à suspendre tout traitement. Il suivit ce conseil et m'écrivit, sous la date du 8 décembre, que son appétit continuait à être excellent, et que sans doute, comme je le lui faisais espérer, les choses ne tarderaient pas à aller encore mieux. Il profita même de cette occasion pour me témoigner et me prouver sa reconnaissance.

La lettre suivante, que je reçus plus de six mois après, me prouva que mon opinion était fondée, et qu'il ne restait au malade qu'une susceptibilité nerveuse dont quelques applications à distance ont fait justice.

« Fourneau de Saint-Loup, le 19 juin 1840.

» Monsieur,

» Vous m'avez conseillé, l'année dernière, de suspendre votre traitement, pour le reprendre ensuite si j'éprouvais de nouveaux accidens. Pour vous mettre à même de juger de l'utilité de son emploi, je dois vous faire connaître mon état actuel.

» D'abord, comme j'ai eu l'honneur de vous l'annoncer, votre traitement a rendu à mon estomac toute sa souplesse, et je n'y éprouve plus aucun embarras. Seulement je ressens encore quelquefois le matin, après mon lever, un peu de pesanteur accompagnée d'un léger battement ; puis il m'est toujours un peu resté de cette susceptibilité nerveuse qui me rend craintif. C'est en quoi aujourd'hui consiste tout mon mal ; car j'ai du reste de l'appétit, et mon estomac fonctionne bien. J'ajoute qu'il m'arrive encore des fois, mais rarement, de transpirer ; je ne m'en trouve que mieux après. En résumé, je trouve une grande amélioration à mon état. Ne penseriez-vous pas cependant, Monsieur, que ce serait le cas de faire usage de votre traitement, pendant un mois environ ; j'ai l'espoir qu'il pourrait détruire totalement cette susceptibilité nerveuse que j'éprouve encore. Je vous prie d'agréer l'assurance de mes sentimens, etc., etc.

» V....... »

Toutes les viscéralgies ne se fixent pas dans leur début

r les organes qu'elles doivent affecter ; elles sont souvent précédées de phénomènes erratiques, qui se montrent le plus ordinairement sous la forme de rhumatismes ; cela confirme pleinement ma théorie sur la nature des affections rhumatismales, que je considère uniquement, ainsi que je l'ai dit, comme de simples lésions de l'innervation. L'observation suivante démontre toute la vérité de cette assertion.

Dans les premiers jours du mois de mai 1838, je fus consulté par M. le docteur Jouenne-Lonchamps, résidant à Eu. Cet honorable confrère ressentait depuis long-temps des douleurs vagues dans les cuisses, les hanches et les lombes. Ces douleurs se concentrèrent bientôt sur la région épigastrique, et furent accompagnées d'un état de malaise général, qui plongeait le malade dans le plus grand abattement moral, et lui suscitait sur sa santé des craintes que la nature même de son mal ne justifiait pas. Convaincu, par expérience, que cet état pathologique était un de ceux contre lesquels ma Méthode curative est presque toujours opposée avec succès, j'en conseillai sans hésiter l'emploi à M. Jouenne, qui accepta avec empressement mes conseils, et se procura les objets nécessaires au traitement. M. Jouenne ne put pas commencer son traitement avant le 12 ou même le 15 juin, puisqu'aucun médicament ne lui fut expédié de Paris avant le 7, et cependant, dès le 1er juillet, je reçus de lui la lettre suivante :

« Monsieur et honoré Confrère,

» Je ne vous ai pas encore donné de détails sur les effets de votre Méthode curative, car je voulais être à même de bien apprécier mon état pour vous en rendre un compte plus exact. Je dois vous dire que j'ai favorisé les effets du traitement par la continence et un régime approprié. Je suis à peu près débarrassé des douleurs vagues que je ressentais, principalement dans les cuisses et dans les hanches, surtout quand l'atmosphère offre peu de variations ; il me semble aussi que je suis moins frileux. Du côté de l'estomac, je n'ai point encore remarqué d'amélioration sensible : il m'arrive parfois, lorsque le temps est mauvais, de souffrir de ce viscère, ce qui a principalement lieu lorsque le vent est fort et le temps humide ; aussi la chaleur sèche m'est extrêmement favorable. Dans le premier cas, ma langue est blanchâtre, un peu pointillée et légèrement rouge à sa pointe. Néanmoins pas de soif ni de vomissemens, ni même de dégoût pour les alimens qui me semblent toujours bons.

» Quand je souffre de l'estomac, ma digestion est pénible; j'ai des éructations gazeuses, je suis triste, je bâille et j'éprouve une paresse inaccoutumée. La nuit qui suit une semblable journée est souvent bonne, et si le lendemain le temps devient plus beau, je me trouve beaucoup mieux, etc. Voici ma situation actuelle. N'y a-t-il pas un engorgement chronique du côté de la valvule pylorique ou des membranes de l'estomac? N'y a-t-il pas à la fois élément nerveux et élément inflammatoire, ou l'inflammation est-elle la seule cause du mal? Je me suis pratiqué dix vaporisations sur l'abdomen et la poitrine, quatre sur la colonne vertébrale, et six sur les articulations coxo-fémorales. Si vous pensez qu'il soit utile de persévérer, veuillez, etc., etc. »

A ces détails si clairs, mais si minutieux, il devint évident pour moi que l'affection toute nerveuse qu'éprouvait M. Jouenne, avait réagi sur la sensibilité générale, et avait déterminé un état assez voisin de l'hypocondrie; je m'empressai donc de corroborer la confiance du malade et son espoir de guérison, en lui faisant pratiquer, *loco dolenti*, la vaporisation simple et balsamique. Le 26 août je reçus de lui cette lettre :

« Monsieur et honoré Confrère,

» Depuis long-temps je désirais vous écrire, mais le temps m'a manqué. Ma santé s'est améliorée; j'ai suivi le conseil que vous m'aviez donné dans votre lettre, et j'en ai encore éprouvé beaucoup de soulagement. Les douleurs ne reviennent plus du tout dans la région lombaire et dans les cuisses; j'y ressens parfois seulement un simple embarras. Du côté de l'estomac j'éprouve encore de temps en temps quelques secousses; mais, en résumé, je me trouve mieux, quoique je ne puisse me dire entièrement guéri. »

Près de trois mois se passèrent sans que je reçusse de nouvelles de M. Jouenne, qui, enfin, m'écrivit sous la date du 10 novembre :

« Mon cher Confrère,

» Mes occupations m'ont encore empêché de vous écrire comme je le désirais depuis long-temps. Je vous dirai que je vas de mieux en mieux, surtout depuis que je porte habituellement des gilets de flanelle imprégnée de votre préparation; je ne suis cependant pas encore un homme bien robuste, et je ne le serai jamais, car un mauvais arbre ne peut produire de bons fruits (physiquement parlant); mais cependant il y a un mieux bien réel, quoique j'aie cessé les frictions depuis trois mois. J'éprouve rarement les douleurs dont je vous ai donné la description : elles se bornent à un point limité de la région lombaire du côté droit et sont faibles. Quant à l'aspect extérieur, je suis un peu plus coloré et je me sens plus de vigueur; cependant j'éprouve encore parfois des agacemens nerveux, quelques attaques de gastralgie, d'hypocondrie, etc.; mais ne demandons pas l'impossible... La mauvaise saison avance, et je désire me mettre en mesure d'en combattre les effets. Je pense donc à recommencer les vaporisations, et vous prie en conséquence de vouloir bien, etc. »

Cette fois la guérison fut aussi complète que possible, et ce qui me le prouva, c'est la lettre suivante que je reçus du docteur Jouenne, plus d'un an après celle qui précède :

« Eu, le 1er décembre 1839.

» Monsieur,

» Il y a près de deux ans que je vous ai consulté pour des douleurs rhumatismales et que j'ai fait usage de votre traitement. Depuis cette époque, j'ai rarement souffert de grandes douleurs; mais depuis quelque temps le mauvais état de l'atmosphère a donné lieu à quelques légères atteintes; ayant peur qu'elles ne deviennent plus fortes, je désire recommencer les applications pendant quelque temps : étant sur le point de partir pour aller en Italie, je crois qu'il est prudent de prendre le parti que j'adopte. »

M. Jouenne m'écrivit encore une fois avant son départ pour l'Italie; mais il ne se plaignait plus alors que de corysas et de maux de gorge qui lui survenaient dans les froids humides, et ne parlait de sa maladie principale que par une sorte d'habitude, qu'il est difficile de détruire chez les personnes qui ont été affectées de troubles nerveux.

Dans les cas de viscéralgies hypocondriaques très intenses, je suis loin de penser que le traitement physique seul puisse toujours guérir; je reconnais au contraire la nécessité d'aider dans bien des cas les effets de ce traitement par des soins moraux. Ces soins consistent surtout à ne pas heurter les malades en voulant, comme le font à tort un si grand nombre de médecins, leur persuader que leurs souffrances ne sont qu'imaginaires ; à compatir à leurs maux en soutenant leurs espérances ; à s'emparer de toute leur confiance, en ne refusant d'entrer avec eux dans aucun détail propre à les convaincre que leur mal vous est parfaitement connu ; car telle est souvent leur susceptibilité, que la plus légère marque d'impatience de la part du médecin les irrite, que la moindre hésitation les effraie.

Voici un exemple qui prouve combien ces malades sont impressionnables, et qui démontre le besoin de seconder les effets du traitement médical par une bonne direction imprimée à leurs facultés intellectuelles.

Dons le courant du mois d'août 1837, je fus consulté par M. Levavasseur, âgé de trente-quatre ans, maître de poste à Breteuil (Oise), qui ressentait depuis long-temps les terribles atteintes d'une viscéralgie hypocondriaque des plus caractérisées. Ce malade, ayant déjà réclamé et reçu sans succès les conseils de plusieurs médecins, n'avait plus, dans les ressources de la science, une foi assez grande pour se livrer sans hésitation aux conseils d'un homme qui n'aurait rien fait pour mériter toute sa confiance. Aussi vint-il à Paris dans l'intention de mieux apprécier la valeur de mes avis. Après avoir maudit, c'est le mot, les médecins auxquels il avait eu jusque là recours, il m'exprimait ainsi ses souffrances :

« Je n'apporterai aucune dissimulation, et puisque vous me permettez de m'ouvrir amicalement à vous, je dois vous dire que, sans m'en inquiéter beaucoup, j'éprouve néanmoins des choses réellement pénibles : je veux parler de ces serremens et de ces gonflemens habituels qui occupent tout mon corps, le fatiguent et le tourmentent sans cesse, et qui, quand ils se portent à la tête, jettent le trouble dans tout mon organisme, au point de m'empêcher de me tenir debout et de me courber, comme par l'effet d'un travail morbide. Ces sensations sont souvent si fortes, que je ne puis rester boutonné, bien que mes vêtemens aient beaucoup d'ampleur. Je quitte la société, y reviens l'instant d'après et recommence continuellement ce manége. Si je reste à table plus long-temps que de coutume, je me lève sans cesse pour satisfaire à quelques besoins, tandis que nul autre convive ne le fait....

» Tout cela ne constitue certainement pas un état normal ; aussi, sans être bien fâcheux, cela suffit cependant pour me donner le désir de vivre sinon dans la solitude, du moins sans la moindre étiquette. Je fais souvent des efforts réitérés sur moi-même pour me remettre dans les habitudes du monde, dont les goûts diffèrent tant des miens... Vous saisissez trop bien ma position, mon cher Monsieur, pour ne pas être convaincu de ce que j'avance. Si je voulais, je pourrais vous accuser bien d'autres symptômes, mais cela ne servirait à rien, j'éprouve tout ce que vous avez décrit dans votre ouvrage. »

Il est rare, comme on le voit, de porter plus loin cet état de susceptibilité nerveuse et de sombre impressionnabilité qui constitue l'hypocondrie ; mais il était difficile en même temps d'avoir affaire à un homme d'un cœur meilleur et à un malade plus docile. Je craignis cependant que, soigné par correspondance, M. Levavasseur n'eût cela de commun avec tous les hypocondriaques, qu'il s'occupât plus activement à raisonner avec son mal qu'à user de tous les moyens que je mettais à sa disposition pour le combattre. Aussi l'engageai-je à recevoir directement mes soins à Paris, ce à quoi il s'empressa d'acquiescer. Ne voulant pas le laisser trop livré à lui-même, je le plaçai, pour ainsi dire, sous ma main, dans une maison fréquentée par des membres de ma famille et par quelques amis ; en moins de deux mois, dans le cours desquels je lui fis moi-même chaque jour des applications, tant sur l'abdomen que le long de la colonne vertébrale, il obtint, non pas une simple amélioration de santé, mais un complet rétablissement. La lettre suivante, qu'il m'écrivit plus de trois mois après son départ de Paris, en est une preuve incontestable :

« Breteuil, ce 24 novembre 1837.

» Mon cher monsieur Comet,

« Ne me taxez ni d'indifférence, ni d'oubli si je ne vous ai pas écrit plus tôt, car l'éloignement ne m'empêche pas d'avoir toujours présent à l'esprit celui auquel je suis redevable du plus précieux des biens, de la santé : santé que j'ai le bonheur de voir s'améliorer de jour en jour, et que, par une activité incessante, je ne laisserai pas retomber. Oui, je me plais à le proclamer, mon moral et mon physique ont été métamorphosés et régénérés, l'un par vos excellens conseils sur la manière de régler ma vie intellectuelle et de modérer son action prédominante; l'autre par la supériorité incontestable de votre admirable traitement, que la prévention ou l'inconstance de ceux qui en usent peuvent seules faire échouer.

» Oui, Monsieur, vous avez droit à ma reconnaissance, et la plus vive et la plus douce satisfaction pour moi est de vous l'exprimer. Mais il faut être moi-même pour apprécier toute la distance du sentiment à l'expression. Depuis que la plus heureuse des inspirations m'a conduit vers vous, j'ai vu se dissiper chaque jour, par vos soins bienveillans et comme par enchantement, cette affreuse maladie qui me dévorait et à laquelle je n'opposai sans cesse que des efforts impuissans..... Ma santé étonne bien du monde, et j'en reçois des complimens que je vous renvoie de bien bon cœur, car c'est à vous que tout est dû. Soutenu désormais par la conscience de ma position, je ne laisserai pas perdre le fruit d'un traitement qui tient presque du miracle, et ne cesserai de continuer les relations de vive amitié que vous m'avez permis d'établir avec vous. »

Sans doute cette lettre porte encore le cachet d'une excessive impressionnabilité et autorise à croire qu'il n'aurait fallu qu'un léger accident du côté des organes primitivement malades, ou qu'une affection morale trop vive pour troubler l'harmonie que j'étais si bien parvenu à rétablir. C'est donc à éviter toute secousse physique et morale qu'il faut s'étudier après le traitement même le plus fructueux. Comme le moral chez M. Levavasseur pouvait seul donner quelques craintes, je m'empressai de raffermir son courage par la lettre suivante :

« Paris, 27 novembre 1837.

» Monsieur et ami,

» Vous êtes très certainement un excellent homme, mais ne vous en glorifiez pas trop, car il ne dépend pas de vous d'être autrement. Si à votre heureuse organisation vous joigniez un peu de fermeté, si vous vous étudiiez enfin à être bon comme un homme et non comme une femme, vous seriez parfait. Il faut que l'homme soit fort au moral comme au physique pour remplir la tâche que la nature lui a imposée. Si je n'étais bien sûr que vous pouvez acquérir ce qui vous manque, je ne vous ferais pas remarquer par où vous péchez, et comme il suffira que vous veuilliez fermement, il importe qu'on vous rappelle souvent que vous devez vouloir;

vous êtes dans des conditions si favorables, que tous vos efforts doivent tendre à ce but...

» Oubliez votre santé, ne craignez rien autant que de vous en occuper. Eh quoi! souffrir, qu'est-ce donc quand on n'est pas cloué dans un lit avec la fièvre qui nous prive de nos forces et de toutes nos facultés? Mais c'est assez, mon bon ami, car si je voulais me monter à votre ton, je vous ferais un cours de métaphysique sentimentale, et rien n'est plus ridicule, je vous l'ai souvent dit, que de disserter au lieu d'agir. Je vous remercie de vos témoignages de reconnaissance, qui me fourniront une belle page pour mes observations de guérisons ; mais actuellement vivez comme un homme guéri : vous ne devez plus dire que vous l'êtes, il faut le prouver par vos actes, etc..... »

M. Levavasseur suivit mes avis et m'écrivit, pour le premier de l'an, la lettre affectueuse, mais simple, qui suit :

« Breteuil, 1ᵉʳ janvier 1838.

» Mon cher monsieur Comet,

» Vous êtes toujours présent à mon esprit et je vous porte toujours dans mon cœur. Sans cesse pénétré des mêmes sentimens pour vous, je n'oublierai jamais les heureux instans que votre bienveillance pour moi vous a permis de me consacrer. J'ai donc la conviction que vous accueillerez l'expression sincère des vœux que je joins à ceux de vos meilleurs amis à l'occasion du jour de l'an. Recevez, etc.

» LEVAVASSEUR. »

Tous les cas de viscéralgie hypocondriaque ne se manifestent pas par des symptômes dont il soit bien facile de déterminer la cause précise. Il en est un grand nombre qui ne se trahissent que par des troubles généraux, un état habituel de malaise physique et d'abattement moral, auxquels viennent presque toujours, il est vrai, se joindre quelques dérangemens dans les fonctions digestives. Le fait suivant en est une preuve et démontre que mes moyens curatifs ne sont pas moins efficaces contre les viscéralgies de ce genre que contre celles qui ont un siége appréciable.

Dans les premiers jours d'août 1839, M. Guyot, directeur de l'école supérieure à Moulins, père de famille, d'une forte constitution et doué d'une activité remarquable, me demanda des conseils pour une maladie qui lui donnait de grandes inquiétudes.

« J'ai quarante ans, me disait-il ; depuis de longues années je suis atteint d'une affection nommée par les uns *gastro-entérite*, par d'autres *hypocondrie*. Je suis ou très constipé, ou atteint d'une forte diarrhée. Souvent mes alimens sortent sans presque être digérés. De violens maux de tête, une irritation continuelle, des spasmes nerveux, un malaise général, voilà mon état presque continuel. L'hiver, ou lorsque le temps est chargé d'électricité, mon état s'empire : une humeur noire, une envie d'être seul, une idée fixe, celle de la mort, sont encore une de mes plus grandes afflictions. J'ai employé, pour moyens curatifs, les sangsues, les purgatifs, les lavemens, les tisanes rafraîchissantes, les bains, et tout cela inutilement. Mon médecin m'assure que mon état n'a rien de bien inquiétant, que cette hypocondrie cessera par un régime sévère, etc. »

Ces renseignemens ne me paraissant pas suffisamment détaillés, j'en demandai de nouveaux. Ces derniers m'apprirent, quant aux antécédens de M. Guyot, qu'à vingt-deux ans il avait eu des palpitations qu'on avait traitées comme un anévrisme et combattues par des sangsues et des vésicatoires ; et à vingt-cinq ans une affection contre laquelle on avait mis en usage des remèdes énergiques qui avaient pu agir d'une manière fâcheuse sur l'organisme. Quant à l'état actuel de M. Guyot, aux symptômes primitivement énoncés, se joignaient les suivans : étourdissemens presque continuels et scintillement des yeux qui lui faisaient craindre l'apoplexie ; sommeil interrompu et rêves fatigans ; respiration assez facile, mais de temps à autre de fortes douleurs dans la poitrine, se répandant de là dans les reins ; battemens de cœur assez prononcés et défaillance qui se renouvelait assez souvent, deux et même trois fois par jour ; appétit déréglé, appétence pour les mets épicés, digestion pénible et accompagnée de pesanteur.

Cette affection était donc bien évidemment une *viscéralgie hypocondriaque*. Tous les accidens qui viennent d'être énumérés confirment cette opinion, et rien n'indique une lésion de tissu d'un organe quelconque, ni même une irritation phlegmasique de l'appareil digestif. Convaincu de cette vérité, je ne pus hésiter à regarder la maladie de M. Guyot comme curable, et même assez promptement, si, ne lui demandant que de la résignation et de la persévérance, il consentait à suivre mes conseils avec la régularité nécessaire.

Et d'abord je ne vis pas, comme on l'avait conseillé, qu'il fût d'aucune utilité pour M. Guyot de changer d'occupations, car celles qu'exige sa profession n'ont rien de contraire à l'hygiène; bien plus, leur abandon, au lieu de lui procurer les avantages qu'on croyait pouvoir en retirer, comme la distraction et l'activité musculaire, ne pouvait que le plonger dans des regrets et des soucis qui rendraient cet abandon plus nuisible qu'utile. Il était bien certain d'ailleurs qu'aussitôt qu'il obtiendrait le plus léger changement favorable dans son état, l'espérance fondée de guérison que ce changement ferait naître en lui, aurait sur le moral une influence bien autrement puissante que la distraction, remède impossible. J'engageai donc M. Guyot à se livrer sans crainte à ses occupations habituelles et à éviter l'oisiveté qui, le livrant trop à l'observation et à l'étude de ses maux, les multiplierait en les entretenant.

Quant au traitement qu'il fallait suivre avec ponctualité, il consistait à faire pratiquer le matin, sur toute l'étendue du ventre, depuis le bas de la poitrine jusqu'au pubis en avant, et sur les côtés jusqu'à la colonne vertébrale, une application de la vaporisation, suivie de frictions et de massages, d'abord secs, puis balsamiques. Le soir on devait procéder à une semblable application sur toute la partie postérieure du tronc, depuis la nuque jusqu'au bas des reins, en insistant particulièrement dans les gouttières naturelles placées sur les côtés de l'épine. On devait continuer ainsi pendant une huitaine de jours, en suivant exactement les indications contenues dans l'exposé de ma Méthode et le Guide pratique, mais je demandais qu'on me tînt au courant de la manière dont on procèderait et des effets qui se manifesteraient; car j'augurai qu'une modification ne tarderait pas à se faire sentir et que la médication externe aurait besoin d'être aidée de l'emploi de la poudre anti-viscéralgique à l'intérieur.

Pour le moment il ne devait rien être changé à la nourriture habituelle, car il n'était pas possible de désigner encore celle qui pourrait le mieux convenir, les voies digestives n'étant pas actuellement dans l'état où elles devaient se trouver après quelques applications. Je fus d'avis qu'on se laissât, en attendant, guider d'après les goûts et les habitudes, en faisant toutefois observer que le régime devait être confortant sans être excitant, c'est à dire qu'il fallait s'abstenir de café à l'eau, de boissons spiritueuses, de mets de haut goût; de même que de légumes aqueux et surtout de laitage ou de tous autres alimens qui tendent à exalter ou à diminuer l'action des organes digestifs. Au contraire, les viandes, surtout rôties ou grillées, le gibier, les farineux convenablement assaisonnés, le vin rouge vieux, pris tantôt pur, mais modérément, tantôt mélangé d'eau, étaient indiqués comme ce qu'il y avait de plus convenable. Enfin, j'engageai à ne négliger ni l'exercice physique ni le travail intellectuel, en ne les portant pas jusqu'à la fatigue; à prendre de temps à autre un bain de propreté pour favoriser la propriété absorbante de la peau, et à porter en tout temps des vêtemens de flanelle, renouvelés tous les huit ou dix jours, et imprégnés de la préparation indiquée dans la Méthode.

Ma consultation fut envoyée le 10 août, et j'ignorais complètement si M. Guyot en avait suivi les indications, lorsque je reçus de lui, le 15 octobre, une lettre dans laquelle il me disait que, s'il avait gardé si long-temps le silence à mon égard, ce n'était ni parce qu'il manquait de confiance en mes conseils, ni parce qu'il était guéri, mais uniquement parce qu'il en avait été absolument empêché par des occupations impérieuses et multipliées. Il m'annonçait en même temps qu'il était toujours dans le même état, seulement un peu moins triste, ce qu'il déclarait devoir en partie aux espérances que lui avait données ma lettre. Il était d'ailleurs toujours constipé et ressentait depuis quelque temps d'assez fréquentes palpitations. Sa lettre se terminait par ces mots :

« Je suis toujours prêt à suivre votre traitement, et je vous assure que je le ferai avec une si grande confiance, qu'il doit nécessairement changer mon état. Comptez sur mon exactitude et sur ma persévérance. »

L'état de M. Guyot allait toujours en empirant, car, n'ayant pas reçu immédiatement les objets nécessaires à son traitement, il m'en témoignait ses regrets, sous la date du 24 octobre, et s'exprimait en ces termes :

« Depuis plus de huit jours je vous ai écrit, et suis bien inquiet de ne pas avoir encore reçu de réponse. Mes souffrances sont assez grandes dans ce moment pour que je tienne à faire usage de votre traitement au plus tôt. Mes palpitations ont redoublé, ma constipation est extrême, et j'ai continuellement de grands tiraillemens dans l'estomac. Veuillez me donner de vos nouvelles au plus vite en m'adressant aussi un exemplaire de votre ouvrage, ayant été forcé de donner celui que vous m'aviez envoyé. »

Je m'empressai donc de répondre à M. Guyot, en lui donnant toutes les instructions nécessaires, et dès le 24 novembre je reçus de lui cette lettre :

« Moulins, 12 novembre 1839.

» Monsieur,

» J'ai commencé votre traitement depuis samedi soir, et je m'aperçois déjà que quelques accidens qui se multipliaient à l'infini, ont presque entièrement cessé. Ainsi les palpitations qui me faisaient beaucoup souffrir, paraissent ne plus exister ; seulement j'ai toujours des élancemens au foie et à la rate ; je crois qu'ils proviennent en partie de vents, puisque la douleur n'est plus la même. Les maux de tête, les sifflemens d'oreilles continuent ; la constipation est toujours très prononcée, et les hémorroïdes, qui ne fluent que par intervalle, me font beaucoup souffrir.

» En somme, il y a un mieux sensible dans ma position. Si j'avais le ventre plus libre, je suis persuadé que ma santé se rétablirait bien vite. Voilà de quelle manière j'ai fait marcher mon traitement jusqu'à ce jour..... (Suivent les détails). Tâchez, je vous prie, de faire cesser cette malheureuse constipation ; lorsqu'elle est trop forte, mon caractère n'est plus le même, je deviens marose, irrascible; j'ai des douleurs plus grandes à la rate et au foie, et j'éprouve un malaise considérable, etc., etc.

» Recevez, Monsieur, tous mes remercîmens pour le bien que m'a déjà fait et que me fera certainement encore votre précieuse découverte, et croyez, etc., etc.

» GUYOT. »

Les aveux contenus dans cette lettre étaient pour moi d'un augure favorable. Aussi, sans espérer que la guérison marcherait toujours régulièrement, j'engageai M. Guyot à persévérer dans l'emploi des moyens externes que je lui avais conseillés, et de les aider en faisant usage, matin et soir, d'une prise de poudre anti-viscéralgique; du reste, je l'engageai, au besoin, à prendre les avis de son médecin ordinaire, s'il survenait accidentellement quelque signe de maladie aiguë. Enfin, après plusieurs alternatives de bien et de mal qui se prolongèrent jusque vers la fin de 1840, les choses prirent, tant au physique qu'au moral, l'aspect le plus favorable, et j'acquis la certitude de la guérison complète par M. Guyot lui-même, qui vint à Paris m'offrir un témoignage de sa reconnaissance, et me déclarer, dans les termes les plus expressifs, que je lui avais rendu la vie, comme le bonheur à sa famille.

Voici un autre cas de viscéralgie, qui montre que la Méthode curative externe a une action que des interruptions multipliées dans le cours de son emploi peuvent suspendre, mais non pas en empêcher les bons effets, lorsqu'on les reprend avec régularité, même tardivement.

A M. le Docteur Comet.

« Moulins, 3 août 1840.

» Monsieur,

» Depuis plus de seize ans je suis tourmenté par une *gastro-entérite chronique*, pour la guérison de laquelle je croyais avoir épuisé toutes les ressources de la médecine, lorsque j'eus connaissance de votre Méthode curative externe. Je me suis hâté de faire venir votre ouvrage et je l'ai lu avec avidité. Vous dépeignez avec un rare talent d'observation, à l'article des viscéralgies, tous les symptômes de l'infernale affection qui fait le désespoir de ma vie, et vous me donnez le désir d'essayer si votre procédé curatif est aussi efficace que vos explications sont intelligentes et profondément senties. Je vais rapidement vous exposer le tableau de ma santé avant et depuis les premières atteintes de la maladie qui me mine lentement.

» A quinze ans j'éprouvai une légère irritation d'estomac, accompagnée de diarrhée. Cette indisposition cessa ; néanmoins, depuis cette époque, j'ai toujours conservé de la tendance à l'enrouement et à l'irritation gastrique. Je quittai le collége à dix-huit ans et devins un chasseur intrépide et infatigable. Je me mariai à vingt-trois ans. Mes habitudes devinrent alors aussi sédentaires qu'elles avaient été actives ; j'acquis un embonpoint prodigieux. C'est de cette époque que date ma sérieuse maladie. L'irritation gastrique augmenta ; j'éprouvai des nausées chaque matin, et je consultai le médecin de ma localité, qui me fit prendre deux grains d'émétique dans trois verres de petit-lait clarifié : j'éprouvai des spasmes et des crampes d'estomac épouvantables, et rien de plus ; puis il me survint une diarrhée très abondante. Le même médecin me prescrivit aussi les eaux gazeuses et ferrugineuses de Saint-Pardoux ; mais ma maladie ne fit qu'accroître, et les accidens devinrent si graves que je me décidai, en 1824 (j'avais alors vingt-sept ans), à consulter M. Broussais.

» MM. Broussais et Sarlandière m'ordonnèrent un traitement complètement anti-phlogistique, que j'ai strictement observé jusqu'en 1829. Etonné alors du peu de succès de ma consciencieuse obéissance, je consultai M. Chomel, qui me conseilla un vésicatoire au bras gauche, un séton à la nuque, me ramena progressivement à un régime plus fortifiant, m'ordonna un exercice modéré au soleil, les bains et boissons sulfureuses. Ma soumission à cette consultation a été aussi complète qu'elle l'avait été à la précédente. Ma situation s'est peut-être améliorée ; la gorge et la poitrine sont devenues libres ; l'estomac lui-même est plus rarement engagé ; mais l'abdomen, particulièrement vers le flanc droit et au dessous du nombril, est toujours plus ou moins affecté. Pendant les beaux jours, avec un régime bien observé, malgré des chaleurs et des malaises fréquens aux intestins, je passe ma vie sans trop de souffrances, mais dès les premiers froids mon sang abandonne la superficie, et se porte en masse à l'estomac et surtout aux intestins. Alors apparaissent tous les symptômes que vous indiquez à l'article des viscéralgies. Je perds totalement l'appétit, mon estomac remplit péniblement ses fonctions ; mes intestins se paralysent, j'éprouve une constipation cruelle ; le peu de boissons gommées simples ou coupées avec du lait, que je prends par cuillerées pour m'empêcher de mourir d'inanition, séjournent long-temps un peu au dessous du nombril. Ma tête, mon estomac et mon abdomen sont brûlans, et, malgré la flanelle dont je suis couvert, j'ai les extrémités glacées.

» Malgré l'ancienneté de ma maladie, le médecin, qui est actuellement mon conseil et mon ami, m'a assuré, après percussion et auscultation, et après avoir palpé attentivement la rate, le foie, l'épigastre, l'abdomen et le thorax, qu'il n'y avait désorganisation ni engorgement nulle part, mais seulement désordre fonctionnel. J'ai recours à vous, Monsieur, comme à une dernière ancre de salut. Je vous prie, en conséquence, de me faire adresser tous les médicamens que vous croirez pouvoir assurer ma guérison, ou au moins améliorer ma position.

» Recevez, etc.

»¸L. BILLAUD,
» Premier adjoint au maire de Moulins. »

Je répondis immédiatement à M. Billaud, par la lettre suivante :

« Monsieur,

» J'accepte avec empressement la confiance que vous voulez bien m'accorder, parce que j'ai la conscience que je pourrai la justifier. Les détails que vous me transmettez sur les accidens qui troublent votre santé me donnent la conviction que vous n'êtes aucunement atteint d'une lésion organique. Il ne s'agit donc que de modifier et régulariser l'action nerveuse dont la perturbation engendre les maux que vous éprouvez. J'ai eu l'occasion de donner des soins à M. Guyot, directeur de l'Ecole supérieure de votre ville, dont l'affection avait beaucoup d'analogie avec celle dont vous êtes atteint. Le succès que j'ai obtenu chez ce monsieur par ma médication, et qui m'a valu de sa part des marques réitérées et surabondantes de reconnaissance, m'engage à vous faire espérer un résultat non moins avantageux.

» Oui, Monsieur, j'ai la ferme conviction que vous recouvrerez une bonne santé, si vous voulez mettre en usage, *mais exclusivement à tous autres, et avec une persévérance suffisante,* les moyens que je vous indique ici. » (Suivait le détail de la médication conseillée.)

M. Billaud commença son traitement le 15 août, c'est à dire aussitôt ma consultation reçue. Malheureusement, huit jours s'étaient à peine écoulés, qu'il éprouva une indisposition tout-à-fait accidentelle, et dont il me donna avis en ces termes :

« Moulins, 8 septembre 1840.

» Monsieur,

» Un échec que je viens d'éprouver, et que je crois pouvoir n'attribuer qu'à la grande chaleur, a retardé ma réponse et m'a fait penser qu'il était prudent de suspendre mon traitement de quelques jours. Le 27 août il fit extrêmement chaud, je me levai sans malaise, je déjeûnai avec plaisir, je vaquai à mes affaires et à celles de la ville comme d'ordinaire ; à quatre heures je rentrai chez moi très fatigué, je me couchai la gorge embarrassée, la tête douloureuse et brûlante, les pieds froids et un léger frisson fébrile ; je passai une nuit sans sommeil. Le lendemain l'inflammation de la gorge augmenta, la chaleur de la tête et le froid des pieds persistèrent ; la nuit suivante fut encore très agitée. Cet état dura cinq jours et fut suivi d'une grande irritation à la peau ; mes mains et mes pieds devinrent gonflés et brûlans ; mes épaules, mes genoux, mes cuisses et mes jambes se couvrirent de plaques rouges faisant relief et s'accompagnant de démangeaisons insupportables, etc.

» Aujourd'hui mon état s'est beaucoup amélioré, mais je suis encore très faible ; le plus léger exercice, la plus légère agitation physique ou morale me rend très impressionnable aux plus légères variations de la température. J'ai recommencé mon traitement depuis deux jours et je n'en ai pas été fatigué.

» Veuillez régler ma conduite, etc. »

Je conseillai de suite à M. Billaud de suspendre le traitement jusqu'à ce que la convalescence de l'affection éruptive, dont il venait d'être accidentellement atteint, fût complète, puis de le reprendre ensuite ; et dès le 18 septembre il m'écrivait :

« J'ai recommencé les vaporisations : je ne vous dirai pas que je m'en trouve mal ; j'ajouterai même que mon estomac paraît avoir plus d'énergie ; il me demande davantage, et il digère avec plus de facilité certains alimens, tels que le pain, la viande ; je bois même un peu de vin coupé avec de l'eau, ce que je n'osais pas me permettre depuis bien des années. Quoique les désappointemens aient détruit chez moi les illusions et l'enthousiasme, j'agis cependant comme si j'étais sûr du succès... Je compte sur votre traitement spécial pour maintenir la circulation du sang à la peau, l'empêcher d'être refoulé et fixé à l'intérieur par le froid, et enfin pour parer aux graves accidens auxquels j'ai échappé miraculeusement depuis tant d'années, et qu'une fausse manœuvre, une légère imprudence de régime, commise au moment de la guérison, pouvait tôt ou tard rendre mortels... »

Ce que je craignais le plus pour M. Billaud, c'était l'approche de l'hiver, saison pendant laquelle son état s'aggravait toujours ; mais je fus rassuré par une lettre de lui, datée du 6 novembre, et qui contenait ces passages :

« Vous voyez, Monsieur, que je suis avec persévérance votre

traitement : trois fois de légères indispositions m'ont obligé de le suspendre, mais j'ai peu tardé à le recommencer, et depuis plus d'un mois je l'exécute sans interruption..... Les approches de l'hiver ne me paraissent pas aussi dures que les années précédentes, et il me semble que mes intestins subissent moins les influences du changement de saison. Je mange avec assez d'appétit, et malgré quelques digestions pénibles, toujours aux intestins, j'y ressens moins de chaleur que d'ordinaire à cette époque. Si mon état se maintenait ainsi pendant les froids, il y aurait alors grande amélioration. »

L'hiver, sans trouver M. Billaud complètement exempt de souffrances, se passa cependant assez bien, et fut, dans tous les cas, moins pénible que ceux qui l'avaient depuis long-temps précédé. Un nouvel accident vint encore malheureusement troubler le traitement au commencement du printemps, car M. Billaud m'écrivait le 9 mars 1841 :

« L'amélioration que j'avais apportée à ma triste santé, en suivant scrupuleusement votre traitement, vient encore d'être renversée..... (Suit la description de l'accident.) Quoi qu'il arrive, je veux cependant recommencer les frictions ; je viens même d'en essayer deux qui ne m'ont pas incommodé. Je vous prie en conséquence de me faire parvenir le plus tôt possible, avec vos bons conseils, etc., etc. »

Quelque confiance qu'eût M. Billaud dans ma médication, il n'est pas moins vrai qu'il manquait de persévérance dans son emploi, puisqu'il la suspendait au moindre incident, et qu'il en compromettait ainsi chaque fois les résultats. C'est en vain que je lui donnai comme garantie du bien à venir celui qu'il éprouvait en commençant les applications, il avait de la peine à maîtriser ses craintes, et se laissait décourager par le plus léger motif. En voici encore une preuve. Après avoir passé ce dernier été assez favorablement, M. Billaud recommença son traitement vers la fin d'août, pour se prémunir contre les atteintes du froid qui lui étaient ordinairement si funestes, puis tout-à-coup il m'écrivit sous la date du 11 septembre :

« Monsieur,

» J'ai encore été obligé de suspendre votre traitement. J'avais obtenu une amélioration bien notable dans mon état, lorsque j'ai éprouvé une ophthalmie, légère d'abord, mais ensuite très sérieuse. J'ai cru remarquer que, chaque fois que je me faisais vaporiser, mes yeux devenaient plus malades.

» L'état de mes yeux s'est un peu amélioré ; mais, comme j'éprouve depuis quelques jours de l'embarras et de l'irritation aux intestins, je désire me soumettre de nouveau à votre traitement ; j'ai la conviction qu'il me soulagera en ramenant à la peau cette irritation qui tend de nouveau à se fixer à l'intérieur. Veuillez, je vous prie, m'indiquer le moyen de préserver mes yeux d'une excitation qui leur est aussi fâcheuse qu'elle est favorable sur toutes les autres parties, etc., etc. »

Il me fut aussi facile de démontrer à M. Billaud que les vaporisations étaient entièrement étrangères à l'ophthalmie dont il venait d'être atteint, qu'il était incontestable pour moi qu'il serait déjà guéri de sa viscéralgie intestinale s'il n'avait pas si souvent suspendu mon traitement, et qu'il s'en débarrasserait encore complètement s'il le suivait avec la persévérance convenable. C'est ce qu'il fit enfin, et M. Billaud a depuis lors recouvré une bonne santé. M. Meilheurat, député de Moulins, que j'eus occasion de voir, me fit part de ce résultat lors de son retour à Paris, après les élections ; et tout récemment j'ai reçu, de M. Billaud même, la confirmation du succès qu'il a obtenu. Voici le début de sa dernière lettre :

« Moulins, le 26 mars 1843.

» Mon cher Docteur,

» Je vous dois le retour à une meilleure santé ; je viens vous demander le même bienfait pour ma sœur : depuis long-temps elle désirait vous consulter, elle hésitait cependant toujours ; mais, encouragée par l'heureux succès que j'ai obtenu de votre traitement, elle me prie de la mettre en rapport avec vous, etc.

» Recevez, Monsieur, l'assurance de ma reconnaissance et de ma considération.

» L. BILLAUD. »

Je n'avais, dans la précédente édition de cet ouvrage, fait que mentionner ce cas ; et si j'ai retardé jusqu'à présent de publier cette observation intéressante, c'est que je voulais que le temps vînt sanctionner le résultat et le rendre plus authentique.

J'ai dit que des viscéralgies, proprement dites, succédaient très souvent à des affections rhumatismales ou goutteuses ; on en trouvera encore une preuve dans l'observation suivante, et j'ajouterai que l'emploi de ma médication, dans des cas de rhumatisme ou de goutte, s'oppose puissamment à l'invasion des viscéralgies.

M. N., capitaine du génie en retraite, avait joui jusqu'à quarante-trois ans d'une assez bonne santé, lorsqu'à cet âge, c'était au printemps de l'année 1828, il ressentit au gros orteil du pied gauche une attaque de goutte qui céda par une application de sangsues, des cataplasmes et quelques purgatifs. Cette maladie reparut en 1832, et passa du pied gauche dans le droit, puis disparut pour revenir en 1834. M. N. vint à cette époque habiter Versailles, dont l'air vif le disposa à quelques mouvemens fluxionnaires vers la tête, qu'on fut obligé de combattre par de fréquentes applications de sangsues. La goutte ne reparut pas ; mais M. N. commença alors à ressentir de fortes douleurs dans le bas-ventre et l'estomac, et un état de malaise général qu'accompagnaient un mouvement fébrile très prononcé et des vomissemens qui se renouvelaient fréquemment. Il y avait, comme on dit vulgairement, *goutte remontée*.

M. N., fatigué de ce que son médecin ne le guérissait pas, et surtout de ce qu'il ne définissait pas sa maladie, se confia aux soins d'un autre homme de l'art, qui considéra la maladie comme dépendante d'un vice lymphatique, et prescrivit des bains de Barége, et à l'intérieur des jus d'herbes et l'eau d'Enghien coupée avec le vin de Bordeaux, le tout secondé par de l'exercice, des frictions sèches et même aromatiques faites sur toutes les parties du corps. Ce traitement, tout incomplet qu'il était, apporta une légère amélioration dans la position de M. N., mais il lui resta un etat de malaise qu'il définissait en disant :

« Je sens mes reins ou mes hypocondres enfler, et j'éprouve une douleur sensible au dessus des hanches, dans les côtés, surtout en y appuyant un peu la main. Cette douleur augmente quand je suis assis ; aussi ne puis-je m'asseoir que sur le bord et non sur le milieu d'une chaise. Il se joint quelquefois à cela un tremblement, ou plutôt un tressaillement nerveux dans les membres inférieurs. Je me promène tous les jours, mais j'ai toujours un fond de tristesse et d'inquiétude ; je crains que cette maladie ne devienne plus sérieuse : est-ce un principe dartreux qui me tourmente, ou bien une viscéralgie ? Ce qu'il y a de certain, c'est que mes reins ou mes hypocondres sont malades. »

M. N. était dans cette position lorsqu'il me consulta. Comme aux détails qu'il me donnait dans sa première lettre datée de Versailles, du 21 mars 1837, je ne doutai pas de l'existence d'une *viscéralgie gastro-intestinale*, je conseillai l'emploi de ma Méthode curative, appliquée sur l'abdomen et sur les hypocondres. Ce traitement ne fut commencé que vers la fin du mois d'avril, et dès le 4 mai M. N. m'écrivait déjà :

« Je mets deux heures à chacune des vaporisations que je fais matin et soir. Je vais mieux, je me sens plus dispos et surtout beaucoup moins triste. Il me semble que mes reins et mon ventre sont moins enflés, que j'éprouve moins d'embarras, moins de gêne ; mes douleurs se calment évidemment ; seulement, quand je suis sur le flanc et que je me frotte avec les boules métalliques, en les dirigeant horizontalement du flanc opposé à l'ombilic, je sens, en appuyant un peu, une douleur dans le ventre. Mes urines sont meilleures et mes selles plus abondantes. »

Cette amélioration me donna l'espoir, mais non l'entière certitude de guérir M. N. ; aussi l'engageai-je à persévérer, afin de recueillir de ma médication les avantages qui lui sont propres. M. N. était d'ailleurs un malade aussi intelligent que docile et parfaitement capable de s'administrer lui-même le traitement dans ses moindres détails. Aussi m'écrivait-il le 23 mai :

« Je ne veux pas encore réduire mon traitement à une seule opération par jour. Quoique je me trouve beaucoup mieux, je préfère continuer deux fois encore pendant quelque temps. Je guérirai plus tôt, je pense, pourvu que cela ne puisse pas me nuire. Le gonflement de mes reins et de la ceinture est moins fort. Je me sens dans ces parties-là plus de force et plus d'agilité, moins de douleur. Celle que j'éprouvais sur le nombril est moins forte aussi, mais je la sens encore; elle se lie avec les hypocondres, à la hauteur de l'épigastre.,. Mon teint gagne, mes couleurs reviennent. La sensibilité dont je me plaignais aussi dans les cheveux se dissipe non seulement, mais j'éprouve maintenant une sorte de plaisir à me gratter et à y passer le peigne. Il me semble aussi que l'odorat et le goût gagnent beaucoup; je me sens tout autre que je n'étais il y a vingt jours... Nous avons donc du succès, puisque j'éprouve beaucoup de mieux. Par ces derniers temps de pluie, j'ai ressenti quelques malaises, comme le cœur un peu malade et prêt à vomir; mais aussitôt que j'avais déjeuné, le tout se passait: je n'en mangeais pas moins avec appétit. Je sens cependant encore un peu de lassitude et de fatigue dans les jambes et les cuisses, le matin quand je me lève, etc. »

M. N. marchait donc bien évidemment vers la guérison; mais il lui restait encore une grande partie de cette susceptibilité morale qui est le triste apanage de la maladie à laquelle il était en proie. Il était bien convaincu qu'il guérirait, mais le moindre incident survenu dans le cours de son traitement l'inquiétait. Il m'écrivait en effet sous la date du 5 juin :

« Mon cher Docteur,

» Je continue à aller de mieux en mieux; mais à mon réveil il paraît que le sang éprouve de la difficulté pour se répandre dans les petits vaisseaux; j'éprouve un malaise d'un moment et une fatigue dans les membres. Ne m'oubliez pas et recevez les salutations de votre affectionné et reconnaissant serviteur.

» N. »

Cette lettre fut presque immédiatement suivie de celle-ci :

« Mon cher Docteur,

» Je compte bien aller vous voir sur la fin du mois. Vous êtes consolant dans tout ce que vous me dites; je m'en rapporte entièrement à vous. Un fait certain, c'est que je me trouve beaucoup mieux, et que, quoique non encore complètement guéri, j'ai l'espoir de l'être bientôt. Mes humeurs moins noires et mes idées moins sombres, mon appétit plus marqué, la facilité que j'éprouve à satisfaire à tous mes besoins, mes reins moins gonflés, plus souples et beaucoup plus fermes, sont de grands avantages déjà obtenus, et j'espère encore mieux de l'avenir.

» Veuillez recevoir ici le témoignage de ma vive reconnaissance, etc. »

M. N. continua son traitement presque sans relâche, pendant les mois de juillet, août, et même une partie de septembre, et le mieux a été presque toujours croissant. Je dis presque toujours, parce qu'il est bien rare que, dans le cours d'une maladie aussi ancienne, il ne survienne pas quelques petits incidens qui entravent momentanément le succès ; et les hypocondriaques sont malheureusement si disposés à s'inquiéter, qu'ils ne reconnaissent d'amélioration à leur état que quand elle est bien manifeste, et encore, même dans ce cas, ils n'en font l'aveu qu'avec certaines réticences qui trahissent leurs craintes. M. N., quoique doué d'un esprit éclairé, ne fit point exception à cette règle commune. Aussi toutes les attestations de mieux qu'il me donna dans le cours de la correspondance la plus suivie que nous eûmes pendant tout le temps que dura son traitement, se résumaient en ces phrases : « Si je ne puis pas dire que je suis guéri, je puis du moins affirmer que je suis beaucoup mieux, etc.; mais j'éprouve quelquefois encore, etc. » Il arrive cependant un moment où toute dissimulation est impossible, et où, malgré toute la tendance, j'allais presque dire malgré tout le plaisir que ces malades ont à se plaindre, ils sont forcés de s'avouer guéris. Ce moment n'arriva pour M. N. que sur la fin de l'année 1837. Aussi m'écrivait-il au commencement de 1838 :

« Versailles, ce 29 janvier 1838.

» Mon cher Docteur,

» Je vous prie de vouloir bien m'excuser si je ne suis pas allé vous voir pendant le mois de janvier. Le temps était si froid et les jours si courts qu'ils m'ont inspiré une certaine dose de paresse que je n'ai pu vaincre. Grâce à Dieu et à vos bons soins, je passe et supporte assez bien cet hiver. Je n'ai pas rapproché mes vaporisations, comme j'en avais l'intention et ainsi que je vous l'avais écrit. Je n'en fais qu'une par semaine. Seulement, à mesure que je m'éloigne du moment où je l'ai faite, je sens moins de tranquillité et moins de sommeil, tandis que le lendemain du jour où elle est faite, je repose beaucoup mieux. Il est constant que j'engraisse et que mon teint est infiniment meilleur. Mon ancien médecin, le docteur Bataille, que j'ai vu dernièrement, crie au miracle et dit que j'en suis revenu de loin, s'imaginant que c'est lui qui m'a rendu la santé. Il m'en a fait compliment, et je ne lui ai rien dit qui pût lui ôter cette persuasion; il me paraît si heureux avec cette pensée, que je la lui laisse (1)... Lorsqu'on me masse le ventre, je sens bien dans la pression un peu de sensibilité sur les côtés de la vessie et du nombril. Du reste, les fonctions se font bien et régulièrement. Je suis beaucoup moins inquiet que je ne l'étais il y a un an. J'irai vous voir au beau temps; en attendant, veuillez, je vous prie, recevoir le témoignage de ma reconnaissance, etc.

» X..... »

Tous les cas de viscéralgies ne sont pas aussi tranchés que ceux dont je viens de tracer l'historique; en voici une preuve qui démontre aussi combien il est important de ne se prononcer qu'avec réserve et de s'entourer de tous les renseignemens nécessaires.

M. le docteur Beaussier, de Blois, m'écrivit ce qui suit sous la date du 26 janvier 1839 :

« Monsieur et très honoré confrère,

» Un de mes cliens, dont la résignation est épuisée, et qui s'abandonne aux tristes pensées d'un hypocondriaque, a lu votre brochure et me prie de vous soumettre l'état dans lequel il se trouve, afin que vous puissiez me dire ce que vous en pensez. Faire l'énu-

---

(1) La plupart des malades, par des considérations relatives à leur médecin ordinaire, dont ils veulent ménager la susceptibilité, exigent de moi une discrétion fâcheuse dans l'intérêt de l'art et de l'humanité. Malgré mes prières réitérées de me mettre en rapport avec leur médecin habituel, généralement les malades persistent à suivre mon traitement sans lui en faire part, et il en résulte qu'on me prive d'un témoignage de gratitude que j'estime par dessus tout et auquel j'ai véritablement droit, en même temps qu'on rend ridicule le praticien à qui on laisse croire que c'est par ses soins que la guérison a eu lieu. On met encore le médecin que l'on trompe ainsi, par politesse, dans le cas de persister auprès d'autres malades dans une médication au moins inutile, si elle n'est contraire, parce qu'il a d'autant plus de confiance dans ses effets, qu'il s'autorise des succès qu'il croit en avoir déjà obtenus.

mération de tous les moyens thérapeutiques qu'il a employés jusqu'ici serait passer en revue toutes les ressources de la matière médicale : je me borne à vous dire qu'il a été affecté d'une *fièvre lente nerveuse*, qui fut combattue par les préparations de fer, de quinquina, les bains, les boissons amères légèrement aromatiques, et surtout par l'exercice dont il s'est bien trouvé.

» Ce malade ressent actuellement des douleurs à l'épigastre ; ses garde-robes sont glaireuses, un peu sanguinolentes ; il y a douleur au toucher dans tout l'abdomen ; il ne peut marcher sans être excessivement fatigué, se livrer à aucun travail manuel et a toujours froid. Il est habituellement triste et persuadé de l'impossibilité de sa guérison. Veuillez donc, Monsieur, nous honorer d'une prompte réponse et croire à la parfaite considération de votre dévoué confrère.

» Beaussier, d. m. »

Quelque précis que puissent paraître au premier abord ces renseignemens, ils ne me semblèrent cependant pas suffisans pour autoriser de ma part une réponse catégorique ; car si la maladie dont il est ici question n'était qu'une lésion nerveuse abdominale, on pouvait craindre aussi l'existence d'une phlegmasie chronique de l'estomac et des intestins. Je crus donc prudent de ne conseiller ma médication que comme un moyen d'essai, convaincu d'ailleurs que, tous cas échéans, son emploi, surveillé par l'honorable confrère qui venait de me consulter, ne pourrait produire aucun effet nuisible. Le malade et son médecin ayant résolu de tenter cet essai, je fis expédier les objets nécessaires au traitement, et le 29 avril suivant, M. le docteur Beaussier m'adressa la lettre suivante :

« Monsieur et très honoré confrère,

» Notre malade va mieux. Son dégoût pour l'exercice a disparu, son appétit est bon. Après ses repas il n'éprouve plus de plénitude, il respire bien et dort de même. Sa bouche n'est plus pâteuse ; le hoquet a totalement cessé, ainsi que la diarrhée qui existait depuis plusieurs années. Il est survenu, en un mot, un amendement très remarquable dans les symptômes. Il me charge de vous prier de vouloir bien lui faire parvenir le plus promptement possible, et toujours à mon adresse, deux flacons, etc... Je reçois à l'instant une lettre de lui (c'est la soixante-sixième depuis trois mois) ; il me prie de vous dire que l'abdomen est encore sensible à la pression, que les pieds et les mains sont toujours froids.

» Veuillez donc encore une fois nous aider de vos bons conseils. Je ne doute pas que notre malade finira par surnager et pourra aller vous remercier lui-même, etc. »

Notre but était donc en grande partie atteint ; j'engageai à continuer avec régularité les applications, et si je parvenais à obtenir du malade un peu de persévérance dans l'emploi de la médication, il n'y avait pas à douter de la guérison ; mais il me tardait d'en recevoir l'assurance du malade lui-même, car on sait combien les affections de cette nature rendent versatile, exigeant et inquiet ; croire même qu'on n'est pas guéri, c'est encore être malade. La lettre suivante vint fixer mon incertitude à cet égard :

« Chaussée Saint-Victor, canton de Blois, 30 juin 1839.

» Monsieur le Docteur,

» Je m'empresse de vous donner moi-même connaissance du résultat du traitement que vous m'avez conseillé, et qui m'a été administré avec beaucoup d'exactitude et de régularité. J'ai été bien sensible à la vaporisation de l'eau réactive, et je ne pouvais supporter les boules que faiblement chauffées ; nous croyons d'ailleurs avoir bien rempli toutes les instructions de votre ordonnance, et si je ne suis pas encore entièrement guéri, je reconnais cependant qu'il y a en moi un mieux sensible. Je prends beaucoup plus de distraction, car j'ai assisté à plusieurs contrats et à plusieurs noces de mes parens et de mes amis depuis environ six semaines, ce qui ne m'était pas encore arrivé depuis plus de trois ans.

» Ce n'est pas que j'aie toute la satisfaction désirable ; mais au moins je m'aperçois de quelque chose de mieux et cela fait plaisir, puisqu'avant je ne pouvais voir personne chez moi sans que cela m'occasionnât une forte commotion. Actuellement, et surtout depuis le printemps, je m'aperçois que je vais de mieux en mieux, doucement il est vrai, mais j'ai moins d'inquiétude. Quoique je n'ignore pas que ma maladie est d'une nature difficile, puisqu'elle avait résisté jusqu'alors aux moyens employés pour la combattre ; je ne doute pas non plus maintenant qu'en persévérant dans votre traitement, nous arriverons bientôt à un résultat complètement satisfaisant... Je me soumettrai à tout ce que vous m'ordonnerez ; je me suis fait confectionner des vêtemens en flanelle, comme vous me le prescrivez dans votre dernière lettre ; j'en suis satisfait.

» Ainsi, Monsieur le Docteur, voilà ma position actuelle : si, comme je viens de le dire, elle n'est pas encore complètement satisfaisante, du moins, je le répète, il y a beaucoup de mieux, et du mieux, je dois en convenir, qui n'est dû qu'à votre traitement, car, de tous ceux que j'avais suivis avant, je n'avais éprouvé aucun avantage, Aussi je vous en remercie infiniment, et suis, etc.

» RAVENEAU OUDIN. »

Cette lettre me confirma dans mon opinion, que vint encore corroborer une lettre du docteur Beaussier, qui m'écrivit le 31 juillet suivant :

« Monsieur et très honoré confrère ,

» M. Raveneau Oudin est véritablement bien. Ses garde-robes ne sont plus du tout sanguinolentes, ni même glaireuses, et les coliques ont totalement cessé. Une très forte pression peut maintenant être exercée sans aucune douleur sur l'abdomen. Son sommeil est bon, tranquille ; il porte des gilets et des caleçons de flanelle qui le font transpirer. Son état s'améliore bien visiblement chaque jour.

» Veuillez recevoir, mon cher confrère, l'assurance de mon estime et de tout mon dévouement.

» BEAUSSIER, D. M. *à Blois.* »

Dans le courant du mois d'octobre de 1836, M. M., de Pont-Saint-Maxence, me fit consulter par M. Leclerc, son ami, pour une affection nerveuse à laquelle il était depuis long-temps en proie, et qui avait résisté à plusieurs traitemens. Les renseignemens qui me furent donnés sur son état ne me permettant pas d'avoir une opinion bien arrêtée sur les moyens curatifs qui pouvaient lui être appropriés, et M. M. ayant manifesté le désir que je m'assurasse par moi-même de sa position, j'acceptai la proposition qui me fut faite de me rendre auprès de lui.

L'examen minutieux que je fis par moi-même et sur l'indication du docteur Véry, son médecin habituel, des causes qui avaient pu déterminer les accidens qui troublaient la santé de M. M., l'état de malaise dans lequel se trouvait quelquefois chez lui toute l'économie, et les phénomènes qui se manifestaient ordinairement d'une manière subite, surtout sous l'influence d'une variation quelconque de la température, me firent de suite présumer que **M. M.** était seulement atteint d'une affection nerveuse abdominale.

L'exploration des organes pectoraux et abdominaux, que je trouvai dans un état d'intégrité parfaite, venait confirmer mon diagnostic. D'ailleurs, le tempérament de **M. M.**, sa constitution générale et certains symptômes accessoires, mais très caractéristiques pour le médecin exercé à l'étude de ces maladies, venaient encore le corroborer.

Comme il n'existait bien certainement aucune trace ni d'inflammation ni d'altération organique, j'estimai de suite que **M. M.** était dans les circonstances les plus favorables pour éprouver les effets d'un traitement qui aurait pour but de régulariser l'action nerveuse. Aussi affirmai-je qu'on arriverait infailliblement au but qu'on devait se proposer, par l'emploi soutenu et prolongé, en raison de la résistance morbide à vaincre, de la médication externe qui m'est particulière, aidée de l'usage intérieur de quelques préparations de médicamens simples, d'après les préceptes du diachirismos. (*Voyez plus loin.*)

Je conseillai en conséquence de pratiquer, d'une manière méthodique et pendant quelques jours, d'abord au moins matin et soir, une application de la vaporisation suivie de frictions sèches et balsamiques sur toute l'étendue de la colonne vertébrale, depuis la nuque jusqu'au bas des reins, et sur les diverses parties de l'abdomen ; puis, successivement, qu'on opérât sur les membres inférieurs et supérieurs, et sur toutes les régions du tronc. J'ordonnai en outre, pour combattre la disposition habituelle à la constipation, ou plutôt la difficulté d'excrétion des matières fécales, de prendre, dans une cuillerée ou deux d'eau ordinaire ou sucrée, huit ou dix fois chaque jour, dans l'intervalle des repas, une dose diachirismotique d'une solution péristaltique.

Là se bornait tout le traitement direct ou thérapeutique ; mais le régime journalier devait lui venir en aide. Pour la nourriture, **M. M.** s'écarterait progressivement des habitudes contractées, et la composerait d'alimens de nature variée, viandes rôties ou grillées, bouillies ou étuvées, volaille, poisson, légumes frais, surtout les légumes herbacés, les fruits cuits, le tout pris dans de justes rapports avec l'appétit. L'usage du vin de Bordeaux ne pouvait être que favorable. En un mot, je reconnus que M. M. ferait bien d'essayer de tous les mets qui flatteraient son appétit, à moins qu'ils ne fussent d'une nature reconnue mauvaise ou trop stimulante et âcre ; c'est à dire que les boissons spiritueuses, le café à l'eau, les condimens et les épices devaient être seulement proscrits.

Enfin l'exercice régulier ne devait être que profitable, soit à pied, soit en voiture, surtout s'il n'était pas poussé jusqu'à la fatigue ; mais ce que je conseillai surtout à M. M., c'était de se soustraire aux changemens subits de la température, et surtout à l'impression du froid humide. Pour activer les fonctions de la peau et la prémunir contre l'action variable de l'atmosphère, il devait être très important de porter habituellement non seulement des gilets, mais des caleçons ou des pantalons de flanelle préalablement imprégnée de la préparation que j'avais indiquée.

Ces conseils, suivis avec docilité et exactitude par M. M., et surveillés par l'honorable confrère habituellement chargé de sa santé, ne tardèrent pas à avoir un résultat avantageux ; la lettre suivante le prouve évidemment :

« Pont-Saint-Maxence, le 26 octobre 1836.

» Monsieur,

» La position dans laquelle je me trouve, par suite du traitement que vous m'avez prescrit, m'impose l'obligation de vous en communiquer le résultat. Jusqu'à présent il n'a rien eu de désavantageux ; au contraire, après votre départ plusieurs évacuations me firent bien augurer ; la journée se passa assez bien. M. Véry opéra le même soir comme nous en étions convenus, et il le fit avec toute l'exactitude et l'adresse désirables. Je fus pris d'un profond sommeil, etc.

» J'ai l'honneur d'être, etc., etc.

» M. »

Ce premier résultat fut confirmé par le docteur Véry, qui s'expliquait même d'une manière plus explicite et plus étendue. Voici sa lettre :

« Pont-Saint-Maxence, le 7 novembre 1836.

» Monsieur et Confrère,

» Vous n'apprendrez pas, j'en suis persuadé, sans satisfaction, l'état actuel de M. M., tant au moral qu'au physique. Il ne fallait rien moins que votre dernière lettre pour faire cesser son indécision. Actuellement il ne pense presque plus à ses maux, ce qui prouve que sa très grande tendance à l'hypocondrie se dissipe : voilà pour le moral. Pour ce qui est du physique, les digestions se font sans pesanteur à la région épigastrique, quoique la quantité des alimens soit à peu près double de ce qu'elle était avant, etc. En résumé, M. M. n'a éprouvé, depuis votre visite ici, qu'une journée et demie de malaise ; il peut maintenant manger le double ; il dort d'un bon sommeil ; il va régulièrement à la garde-robe ; il ne pense que peu et même souvent plus à ses maux, et il entrevoit la possibilité d'obtenir une existence moins pénible. »

Le traitement de M. M. fut interrompu par quelques accidens, mais n'en a pas moins eu en définitive un succès assez marqué. Sa suspension a même été parfois suivie de quelques rechutes qui ont toujours cédé à un nouvel emploi des moyens que j'avais conseillés. La lettre suivante en est une preuve :

« Pont-Saint-Maxence, le 11 mars 1837.

» Monsieur et honoré confrère,

» Depuis que M. M. a terminé son traitement par la vaporisation, il s'est parfaitement trouvé pendant un mois. Mais à ce mieux ont succédé quelques malaises et un peu moins de régularité, soit dans les digestions, soit dans les selles, etc. Aussi prend-il la résolution de vous prier de vous rendre au désir que j'ai que vous lui fassiez une visite ; de même que je vous prie de vouloir bien m'adresser un mot sur la conduite à tenir de ma part, dans le cas où vous ne viendriez pas d'ici à quelques jours.

» Recevez, Monsieur, etc., etc.

» VÉRY. »

M'étant rendu au désir de M. M., je reçus de son méde-

cin ordinaire quelque temps après une lettre qui se résume
dans les termes suivans :

« Depuis votre dernière visite à M. M., son état a constamment
marché vers l'amélioration. Le vin de rhubarbe que vous avez
ajouté à vos moyens habituels, a beaucoup contribué à ce changement: Digestions bonnes, de temps à autre promptes ; désir de manger qui fait quelquefois hâter le repas. Sommeil généralement bon.
Telle est la situation actuelle de M. M., etc. »

Je vais relater une guérison des plus remarquables, obtenue en quelques semaines, dans un cas très grave de *viscéralgie gastro-intestinale.* Le malade qui est le sujet de cette
observation avait été traité infructueusement pendant six années consécutives par les plus habiles praticiens, et son affection avait été en définitive considérée comme une lésion
organique des voies digestives avec rétrécissement, qui faisait redouter prochainement une oblitération complète du
canal intestinal. Les docteurs Broussais, Dupuytren et Marjolin, entre autres, avaient porté le pronostic le plus fâcheux
sur l'issue probable d'une maladie dont la cause paraissait
être, sans aucun doute, une altération des tissus, toujours
au dessus des ressources de l'art. Il n'était même venu à la
pensée d'aucun médecin que cette cause pût être essentiellement nerveuse, tant les symptômes du trouble de l'innervation viscérale étaient masqués. Le malade d'ailleurs endurait les souffrances auxquelles il était en proie avec une
résignation, je pourrais même dire avec un stoïcisme ex-
cluant toute idée de l'existence d'une lésion nerveuse ; car
généralement ces sortes d'affections se trahissent par une
propension à l'hypocondrie, et, dans ce cas, ce caractère ne
se montrait aucunement.

Lorsque je fus appelé auprès du malade, M. le docteur
Devergie aîné lui donnait des soins ; ce consciencieux confrère, voyant ses efforts impuissans, m'indiqua comme la
seule ancre de salut sur laquelle le pauvre patient pût fonder

des espérances. J'explorai avec soin toutes les régions de l'abdomen, et pris connaissance de l'état des viscères en général. Cet examen ne me laissa aucun doute sur la difficulté d'obtenir un résultat favorable ; mais si je refusais mes soins, c'était ravir à une nombreuse famille un espoir consolateur dont je ne voulus pas la priver, et je fus bien inspiré de tenter un essai, puisque le succès en a été la conséquence; d'ailleurs le malade était dans un état désespéré, et je ne pouvais aucunement aggraver sa position.

Je tiens de M. Devergie une note que je vais reproduire pour donner l'historique de la maladie.

« M. Prosper Vandenbroek avait joui d'une assez bonne santé jusqu'à dix-neuf ans. A dater de cette époque, les digestions se dérangèrent, l'estomac devint sensible, et une constipation d'abord modérée, puis opiniâtre, se fit remarquer. A ces accidens vinrent bientôt se joindre des nausées, des douleurs vives et crampoïdes de l'estomac, puis des coliques qui se manifestaient soit pendant la digestion, soit à d'autres momens non réguliers. Après une année de cet état morbide qui faisait perdre les forces, tenait M. Prosper dans une situation pénible, l'empêchait de se livrer même au travail de bureau le plus simple ; les vomissemens de matières alimentaires eurent lieu d'abord assez éloignés, mais peu à peu plus rapprochés, au point qu'après deux années de souffrances ils étaient presque habituels, quelle que soit la nature des alimens ingérés dans l'estomac. Tous les genres de traitement possibles ont été employés pour combattre cette affection. Les antiphlogistiques et un régime sévère n'eurent pas plus de succès que le régime tonique, les purgatifs, les eaux minérales, etc. L'homœopathie, par l'usage de la bryone, procura pendant quelque temps une amélioration et des garde-robes moins rares et moins difficiles ; mais rien ne réussit à calmer les douleurs viscérales et tous les accidens résultant des vomissemens fréquens. Les voyages cependant étaient pour le malade un moyen de soulagement ; il digérait un peu, ses souffrances étaient moins vives, plus éloignées et duraient moins long-temps ; la nutrition s'effectuait mieux et il reprenait des forces. Plusieurs fois il se rendit dans le nord de la France, dans les Pays-Bas, en Allemagne et en Algérie, toujours avec avantage. Mais, de retour à Paris, les accidens se reproduisaient aussi redoutables qu'auparavant. Vomissemens, douleurs, insomnies, inappétence, constipation opiniâtre, maigreur, faiblesse, teint blafard, etc., etc. — Il y avait six années que cet état durait lorsque j'engageai M. Prosper à réclamer vos soins.

» **Devergie** aîné, **d. m.** »

L'exposé qu'on vient de lire fait suffisamment comprendre la gravité de l'affection dont M. Prosper Vandenbroek était atteint. Le seul indice qui laisse entrevoir une chance de succès par l'emploi d'une *médication névro-pathique* spéciale, est l'avantage qui résultait constamment des voyages, et que l'on ne pouvait attribuer qu'à la secousse que l'exercice soutenu et prolongé imprimait à l'organisme, sorte de *massage passif* qui excitait la circulation des fluides en régularisant l'innervation. Je me décidai véritablement à entreprendre le traitement sur cette simple donnée, car ce n'était réellement pas l'influence du climat qui procurait le bénéfice obtenu, puisque M. Prosper Vandenbroek se trouvait également bien d'un voyage dans le nord ou le midi, dans les Pays-Bas, en Allemagne ou en Algérie.

Lorsque je commençai le traitement, il y avait plus de quinze jours que le malade n'avait eu une très légère évacuation alvine, et depuis plus d'un mois son estomac n'avait pu garder une cuillerée de bouillon ou même de la plus douce boisson. Il n'y avait donc rien à espérer de l'ingestion d'aucun médicament interne. Je mis immédiatement en usage la vaporisation, les frictions et massages secs, puis balsamiques, sur toute l'étendue de l'abdomen. Dès le troisième jour, une petite quantité de boisson, composée de bouillon de poulet, put être supportée à plusieurs reprises dans les vingt-quatre heures ; mais des lavemens n'amenant aucune garde-robe, j'administrai d'abord matin et soir la poudre anti-viscéralgique, dont les doses purent bientôt être rapprochées sans inconvénient. Au bout de huit jours, de copieuses selles de matières glutineuses et fétides eurent lieu : ces évacuations furent entretenues par l'usage quotidien de la poudre anti-viscéralgique ; la tonicité fibrillaire des tissus fut excitée par les applications externes ; le massage sollicitait et favorisait le mouvement péristaltique des intestins ; enfin des alimens purent être introduits dans l'estomac sans aucune réaction de cet organe ; ils furent digérés, la nutrition s'opéra, et, vers la troisième semaine du traitement, M. Prosper Vandenbroek avait recouvert des forces et de la vie ; la peau, sèche et aride, s'amollissait, perspirait. La chair de poulet rôti, une petite quantité de pain, de l'eau rougie, des crèmes de riz, des potages légers au beurre, composaient chaque jour les trois repas que j'avais prescrits, et, au bout de six semaines, M. Vandenbroek était en pleine convalescence. Encore quelques jours, et il fut en état d'entreprendre un voyage en Belgique, d'où il revint au bout de deux mois en parfaite santé. Le traitement avait été commencé dans le courant de mai 1839, et M. Vandenbrock, de retour à Paris, pouvait, au mois d'octobre suivant, passer la nuit au bal, dans une nombreuse réunion qui eut lieu chez moi, et où j'eus l'occasion de le présenter, de concert avec M. Devergie, à plusieurs confrères qui ne pouvaient qu'admirer une résurrection si complète. M. Vandenbroek dansa toute la nuit avec autant d'ardeur et sans plus d'inconvéniens que les autres jeunes gens. Depuis cette époque il n'a pas cessé de jouir d'une bonne santé, à tel point qu'il a pu se livrer à de grandes spéculations qui demandent une activité incessante ; et il est actuellement aux Indes, à la tête d'un établissement considérable. J'ai eu de ses nouvelles non seulement par ses parens qui habitent toujours Paris, mais par un de ses compatriotes auquel je donnais des soins en novembre 1841, et qui arrivait de Batavia.

Voici un cas dans lequel il s'agit d'une *viscéralgie cardiaque*, qu'on pourrait prendre pour une lésion organique du cœur, et que plusieurs médecins avaient même regardée comme un véritable anévrisme.

M. Gabriel de Gouë, propriétaire à la Chabotrie, commune de Saint-Sulpice, canton de Rocheservière, près Montaigu (Vendée), m'écrivait sous la date du 21 septembre 1839 :

« Monsieur le Docteur,

» La lecture de votre brochure m'a inspiré la plus grande confiance en votre Méthode curative externe. Mon médecin ordinaire, excellent praticien à qui je l'ai communiquée, n'a pu que m'encourager à en faire l'essai, m'assurant qu'elle ne pourrait me nuire. Aussi ai-je le vif désir d'avoir recours à vous. Permettez-moi donc de vous donner quelques détails sur les antécédens de ma maladie.

» Je suis né d'un père et d'une mère qui sont morts tous les deux d'une affection du cœur : l'un, il y a neuf mois, à soixante-cinq ans ; l'autre, il y a vingt ans, à trente-quatre ans ; et nous sommes six enfans qui avons tous apporté en naissant le germe de l'anévrisme. Il y a onze ans les médecins ont combattu en moi, par divers remèdes, entre autres par de nombreuses saignées locales et générales, cette maladie, dont ils craignaient alors le développement. Mais malheureusement ce développement n'a pas eu lieu ; seulement je suis resté soumis aux vicissitudes d'une espèce de maladie chronique que j'avais déjà auparavant, et me voilà parvenu à l'âge de vingt-huit ans. Sans avoir fait d'excès en aucun genre, depuis plus d'un an, depuis deux même, époque où j'ai eu la grippe, je sentais une espèce de faiblesse, de délabrement inaccoutumés que j'attribuais à différens sujets de chagrin.

» Cet état de langueur allait toujours croissant ; enfin, au commencement de juillet dernier (1839), je me suis vu tout-à-coup atteint d'une maladie de cœur où les nerfs paraissaient d'abord jouer un grand rôle ; mais à présent je suis menacé plus que jamais d'avoir un anévrisme, et voici quels sont les principaux symptômes qui semblent l'annoncer : j'ai les battemens du cœur très intenses, quelquefois tumultueux et irréguliers, même quand je suis dans une position tranquille. Souvent le moindre mouvement, la moindre nourriture, quoique prise avec une excessive sobriété, la moindre préoccupation, la plus légère application, surtout à écrire, provoquent une intermittence dans les battemens du cœur qui me fait éprouver une sensation bien désagréable. Maintenant ce n'est plus seulement, comme d'abord, un malaise insupportable et prêt à me faire défaillir ; ce sont des douleurs cruelles qui se font sentir dans toute la région du cœur ; ce sont des espèces de serremens, de déchiremens, d'élancemens, de picotemens qui me parcourent sous les côtes, dans la poitrine, dans les épaules, dans le dos, et proviennent sans doute d'un grand trouble dans les fonctions du cœur et la circulation du sang.

» Je fais quelquefois de grands efforts pour respirer, et cela me fait mal du côté gauche, près du creux de l'estomac ; cependant les voies de la respiration ne paraissent pas embarrassées. Avec cela j'ai froid aux extrémités, de l'insomnie ou des rêves fatigans, et quantité d'autres incommodités. Quelques bains, plusieurs applications de sangsues, des purgatifs, des antispasmodiques, et dernièrement une saignée, ont été mis en usage sans beaucoup de succès ou sans opérer de mieux durable, etc.

» Veuillez, monsieur le Docteur, me dire ce que vous pensez de mon état, et agréer l'assurance, etc. »

J'écrivis aussitôt à M. de Gouë que, sur le récit qu'il venait de me faire des symptômes de sa maladie, j'étais plus disposé à croire à une simple lésion vitale du cœur qu'à un anévrisme, et que ma médication pouvait être essayée non seulement sans inconvénient, mais même avec avantage. L'exactitude de mon diagnostic fut bientôt confirmée par la lettre suivante :

« 3 Octobre 1839.

» Monsieur le Docteur,

» A peine ma dernière lettre était-elle partie, que j'eus l'occasion de prendre une consultation de plusieurs médecins très distingués. Comme tous ceux que j'avais vus jusqu'alors, ils se sont accordés à regarder mon état comme nerveux, et, après un long et minutieux examen fait avec une scrupuleuse attention, ils ont jugé qu'il n'y avait rien à craindre du côté du cœur, dont les battemens extraordinaires avaient fait redouter quelque affection dangereuse. J'ai cru devoir vous communiquer la consultation qui vient à l'appui de cette opinion ; la voici :

» M. de G.... n'est point atteint d'anévrisme du cœur, comme il le croyait ; il ne présente même aucune prédisposition à cette maladie. L'affection qui donne lieu chez lui à des souffrances si variées, n'est autre chose qu'une névrose de la région précordiale. Le poumon, à droite et à gauche, est parfaitement perméable..... En un mot, le fond de la maladie tient à une prédominance exagérée de la sensibilité cardiaque, et il s'agit d'opérer une diversion fructueuse sur le système musculaire et sur les organes digestifs par l'exercice et par une alimentation substantielle, mais peu volumineuse.

» Viennent ensuite les prescriptions suivantes : vésicatoires sur la région précordiale, teinture éthérée de digitale, poudre de valériane, etc., dont l'emploi doit être subordonné aux circonstances et aux divers accidens ; enfin une grande réserve dans les émissions sanguines. Mais, Monsieur, je suspendrai l'exécution de ces diverses prescriptions jusqu'à la réception des vôtres ; car c'est à vous que je veux devoir mon entier rétablissement, que je me regarde comme certain d'obtenir bientôt par l'emploi de vos procédés curatifs, qui me paraissent spécialement destinés à combattre et à détruire ce genre de maladie.

» C'est dans cette persuasion que je vous prie, etc. »

Je me hâtai donc de faire adresser à M. de Gouë les objets nécessaires à son traitement. Le premier effet fut une action révulsive très marquée sur la peau, qui se manifesta, dès les premières vaporisations, par une éruption assez forte ; mais que je regardai plutôt comme un effet favorable que comme un accident. Sous ce rapport, M. de Gouë partageait mon opinion. Je crus cependant devoir lui conseiller de suspendre momentanément les applications, craignant que la réaction qui accompagne presque toujours ces sortes d'éruptions ne devînt trop intense pour un homme éminemment nerveux, et que je jugeai plus disposé à pécher par excès que par défaut de courage et de persévérance. Enfin, après plusieurs suspensions et plusieurs reprises du traitement, qui dura près de six mois, M. de Gouë m'écrivit ce qui suit :

« Saint-Sulpice-le-Verdun (Vendée), 9 mai 1840.

» Monsieur le Docteur,

» Vous serez sans doute surpris dé ce que j'ai tant tardé à vous donner de mes nouvelles. Aujourd'hui c'est plutôt une lettre de remercîmens qu'une lettre de consultation que j'ai l'honneur de vous adresser ; car, grâce à vos procédés et à quelques moyens accessoires, je me trouve à présent, à une grande sensibilité près, pour ainsi dire comme j'étais autrefois. J'ai recouvré une partie de mon énergie, et je puis faire d'assez longues promenades à pied et à cheval, avec encore un peu de gêne et de fatigue, il est vrai, mais les effets n'en sont pas fâcheux et durables comme auparavant. Je suis encore loin de jouir d'une santé parfaite. Je ne puis même guère espérer être mieux que je suis, car il paraît qu'il y a chez moi un vice préexistant héréditaire, qui fait sans doute que, même avant ma maladie, je n'étais pas dans un véritable état normal, quoique je parusse me porter assez bien.

» Mon désir, avant de me confier à vos soins, était, comme j'ai eu l'honneur de vous le dire dès le commencement, de devoir mon rétablissement exclusivement à vos soins, et si je les ai aidés de quelques moyens accessoires, toujours est-il que c'est votre traitement qui a principalement contribué à ma guérison, et surtout qui en a frayé le chemin. Cette idée, que je me plais à entretenir en vous assurant ma confiance pour l'avenir, dans le cas où j'aurais encore besoin de recourir à vous, vous assure ma reconnaissance.....

» C'est dans ces sentimens que je vous prie d'agréer, etc.

» G. DE GOUE. »

Je possède une foule d'autres cas tout aussi concluans que ceux qui précèdent, en faveur des moyens de traitement que j'oppose à ces troubles généraux de l'innervation, que je désigne sous le nom de *viscéralgies*. Mais on conçoit qu'il m'est impossible de les rapporter tous avec détails, d'abord parce que leur récit, confirmant les mêmes principes, deviendrait nécessairement fastidieux, ensuite parce que tous les malades ne veulent ou ne peuvent pas donner, sur les snites de leur traitement, tous les développemens qui permettraient d'en suivre les diverses phases. Par exemple, j'ai obtenu très souvent des guérisons sur des malades avec lesquels je n'ai correspondu que deux fois : la première, pour leur donner mes avis ; la seconde, pour apprendre quels eu avaient été les résultats. Il est même des personnes qui me consultent de vive voix ou me font consulter par quelques uns de leurs amis, et desquelles je ne possède qu'une seule lettre, quoiqu'elles aient tiré de mes avis le résultat le plus favorable. Tel est le cas de M. Math....., de Bordeaux, dont je ne possède que la lettre qui suit :

« Bordeaux, le 28 novembre 1836.

» Monsieur le Docteur,

» Affecté, depuis près de trois ans, de douleurs extrêmement vives dans la poitrine, le dos et surtout dans la région du cœur, avec des palpitations violentes, et ayant suivi, sans éprouver d'amélioration dans mon état, tous les conseils des médecins que j'avais consultés, je commençais à craindre que mes maux ne fussent incurables, et je me croyais tour à tour atteint soit d'un anévrisme, soit d'une hyperthropie du cœur. Je tâchai donc de prendre mon parti, quoiqu'âgé seulement de trente-sept ans, et cherchai à diminuer mes souffrances par des soins et un régime sévère, lorsque le hasard fit tomber dans mes mains une brochure où votre Méthode curative externe était exposée, et, après l'avoir lue, l'espoir me vint que mes souffrances n'étaient peut-être que l'effet d'un rhumatisme nerveux, et que les frictions amèneraient, sinon une guérison complète, du moins un soulagement. Ce qui me fit persister dans cette idée, c'est que je n'obtenais un peu de mieux dans mes douleurs qu'après m'être frictionné sur la région du cœur, avec vingt gouttes d'acide hydrocyanique étendues dans une once d'eau de fleurs d'oranger.

» Je vous fis donc prier de m'adresser les médicamens nécessaires pour mettre en pratique votre Méthode. Aujourd'hui j'ai employé le remède que vous m'avez adressé, et j'ai à vous en faire des remercîmens, car, depuis que je le mets en usage, je trouve dans ma position un mieux remarquable, qui, je n'en doute pas, se serait fait sentir plus promptement si je n'avais pas mis autant d'intervalle entre chaque application, croyant bien faire pour laisser au remède le temps d'agir : erreur que j'ai reconnue en relisant votre brochure. Il serait possible aussi que je n'aie pas fait les applications du remède selon toutes vos prescriptions. Cependant voici comment j'ai opéré : j'ai pratiqué la vaporisation sur la région du cœur, la poitrine et le dos, ainsi que les frictions, et j'ai obtenu de suite un soulagement très notable, car les douleurs aiguës et fixes que j'avais au cœur disparurent au bout de quelques jours (et pourtant remarquez bien que je mis un intervalle de huit jours entre la première et la deuxième application). J'ai continué ainsi, et, pour second résultat, j'ai obtenu plus de calme dans les fonctions du cœur.

» En définitive, je ne puis me dire guéri radicalement, car j'éprouve encore des douleurs, principalement dans le côté gauche, lorsque je me fatigue, soit par la marche, soit par un travail de cabinet trop assidu. Les palpitations ne se font sentir qu'après le repas, dans le moment de la digestion, puis elles disparaissent sensiblement. J'ai bon appétit; mais une chose qui me fatigue beaucoup et que je ne puis combattre qu'avec des lavemens ou de légers évacuans, c'est une constipation des plus fortes que j'ai depuis bien des années, et qui a beaucoup augmenté depuis un régime au lait qui a duré six mois, et des saignées qu'on a cru devoir me pratiquer. Le sommeil est assez bon, mais j'éprouve quelquefois une douleur vive au dessus du sein gauche, et une fatigue au lit qui me force à me lever; aussitôt debout elle se dissipe. Enfin, monsieur le Docteur, je demeure convaincu que votre Méthode est seule apte à calmer mes douleurs. Veuillez donc me faire connaître votre avis et me faire adresser, etc.

» Agréez, Monsieur, les salutations de votre, etc.

» MATH.....,
» Rue de l'Eglise-Saint-Seurin, n. 50. »

Je me suis empressé de répondre au désir de M. M., que je reconnus, par ces détails, atteint d'une viscéralgie thoracique (angine de poitrine), et le résultat de mes conseils et de l'emploi prolongé de ma médication a été si favorable pour lui, qu'il en prône maintenant partout les heureux effets, et que depuis six ans il ne rencontre jamais occasion de parler de ma Méthode sans en faire l'éloge. J'ai soigné et guéri plusieurs personnes que M. Math..... m'a adressées. (Voir l'observation de M. Plantevignes, page 91.)

Une des cures les plus extraordinaires que j'aie opérées par l'emploi exclusif de la médication externe, a eu lieu dans un cas très grave de *viscéralgie thoracique,* que l'on désigne généralement sous les dénominations assez impropres d'*angine de poitrine,* d'*asthme sec nerveux,* et que l'on confond surtout avec la *pleurodynie.* La guérison a été déterminée comme par enchantement dès la première application.

En juin 1838, je fus appelé un soir auprès de M. Gaulet, homme d'une forte constitution, âgé d'environ trente-cinq ans. Je trouvai ce monsieur dans un état d'agitation et d'anxiété extrêmes ; il ne pouvait rester ni levé, ni assis, ni couché ; aussi changeait-il sans cesse de place et de position en exprimant, par des plaintes entrecoupées, les angoisses qu'il endurait. Son médecin ordinaire était le docteur Bouneau, attaché au service de l'Hôpital des Enfans et des Prisons. M. Marjolin avait été appelé en consultation.

Le fâcheux état où se trouvait M. Gaulet, ne me permettait pas de prendre sur moi la responsabilité d'un nouveau traitement qui pouvait être inefficace, et auquel on n'aurait pas manqué d'attribuer les conséquences funestes que la gravité des accidens semblait devoir amener. Par ces considérations, et pour satisfaire aux égards qu'on doit observer entre confrères, je manifestai le désir qu'on rappelât les médecins qui m'avaient précédé. On m'objecta qu'il n'y avait pas deux heures qu'ils avaient quitté le malade, et que, probablement, ils n'auraient rien à ajouter à leurs prescriptions. Cependant j'insistai et refusai absolument d'intervenir autrement qu'en cas d'urgence, s'il y avait impossibilité de réunir mes confrères. Il était huit heures du soir ; je promis de revenir si l'on réclamait de nouveau mes soins spéciaux à une heure plus avancée de la nuit. Je m'échappai en quelque sorte de chez M. Gaulet, dont la famille éplorée voulait me retenir. N'étant pas sûr du résultat, non seulement les convenances, mais surtout la sagesse me commandaient

de ne pas céder à la compassion et à l'intérêt que m'inspirait la pénible position de M. Gaulet.

A onze heures je reçus le billet suivant :

« Veuillez, Monsieur, prendre la peine de venir comme vous
l'avez promis ; le malade vous attend, et nous n'espérons qu'en
vous.

» F^e DURONSSOY,
» Pour M. GAULET, boulevart Montmartre,
» au coin du passage des Panoramas. »

J'avais le pressentiment du succès que je devais obtenir ;
je me hâtai. Après avoir placé le malade sur une chaise et
l'avoir revêtu d'un grand et long gilet fermé, en flanelle préparée, je procédai à une active application des moyens qui
constituent ma médication externe, sur toute l'étendue de la
poitrine, en avant, en arrière et sur les côtés, depuis le cou
jusqu'au bas des reins et du ventre, en insistant particulièrement tout le long de la colonne vertébrale. Une demi-heure
s'était à peine écoulée, que M. Gaulet respirait assez aisément ; au bout d'une heure, il se trouvait si bien et si heureux, qu'il ne pouvait concevoir comment il avait été possible de le faire passer si promptement de l'état de suffocation
où il se trouvait avant l'application, au libre exercice des
fonctions respiratoires qu'il venait de recouvrer complètement, car il était tout-à-fait délivré des affreux tourmens
qu'il avait endurés ; il se coucha et passa une bonne nuit. Le
lendemain j'arrivai tard ; M. Gaulet était levé et s'occupait à
son bureau. Si je lui fis une seconde application, ce fut par
mesure de précaution, car il avait recouvré toute sa santé et
il n'y a pas eu de rechute.

C'est la première fois que le docteur Bouneau avait l'occasion de constater la puissante efficacité de ma médication ;
aussi désormais, bien convaincu de son importance, cet honorable et loyal confrère n'a jamais négligé depuis de me
faire appeler auprès de ceux de ses malades pour lesquels il
a pu reconnaître l'utilité de son emploi, et j'ai pu le rendre

témoin de plusieurs succès notables, entr'autres de celui obtenu sur M. Bénard. (Voyez page 125.)

Dans le courant du mois de novembre 1837, M. le docteur Gronnier, ancien chirurgien-major des armées et actuellement fixé à Douai, me consulta pour Mme M., épouse de l'architecte du département du Nord, et me donna sur cette dame les renseignemens suivans :

« Madame M..... est âgée de cinquante et un ans, d'un tempérament lymphatique, réglée fortement, mais régulièrement, vers l'âge de seize ans, sujette à des fluxions aux oreilles. Cette dame s'est mariée à vingt ans et a eu huit enfans; ses couches ont toujours éte heureuses, mais les suites en étaient longues et pénibles, et laissaient le ventre très douloureux. A l'époque de l'âge critique, qui fut quarante-cinq ans, de fortes hémorrhagies eurent lieu et de violentes douleurs se firent sentir dans la région épigastrique, vers l'ombilic et dans les hypocondres. Quand la malade les éprouvait, elle était obligée de se coucher. Les saignées générales et locales, les bains, les cataplasmes, les fomentations calmantes, les frictions narcotiques, un cautère à la jambe droite, n'ont produit que des soulagemens momentanés. Cet état dure depuis huit ans. L'appétit, sans être fort, se soutient; le *facies* ne présente rien de particulier; la promenade à pied et en voiture est assez facile hors le temps des douleurs; le moral est bon. L'utérus, exploré, ne présente rien d'anormal : les règles ont tout-à-fait cessé depuis vingt-huit mois. Maintenant, lorsque les douleurs sont vives, il y a des pertes en blanc assez fortes; la malade a des selles fort rares; elle ne peut faire usage de lavemens, parce qu'ils la font souffrir davantage, etc. »

A ces divers phénomènes, il était impossible de se méprendre sur l'existence non d'une phlegmasie chronique, mais d'une *viscéralgie utérine*, qui irradiait vers les autres viscères abdominaux. Le moral et les voies digestives qui s'étaient conservés dans un état assez satisfaisant, m'engagèrent cependant à être réservé, dans l'espoir que je donnai de guérir Mme M., par ma Méthode curative externe; aussi me contentai-je de conseiller cette Méthode sans rien promettre. Le résultat ne tarda pourtant pas à me prouver que ma réserve était mal fondée, car le 15 décembre M. Gronnier m'écrivait :

« Mon cher Confrère,

» Il y a huit jours seulement que madame M..... a commencé son traitement, et je vous annonce qu'il y a déjà amélioration dans sa position. Les douleurs abdominales se font à peine sentir : nous ne nous dissimulons pas que leur ancienneté rendra la tâche difficile pour une complète guérison. C'est pour cela aussi que nous voulons être persévérans. Maintenant nous prolongeons nos vaporisations; nous les faisons sur le ventre et sur la colonne vertébrale, et particulièrement sur les endroits douloureux. Les fonctions du ventre se rétablissent parfaitement, etc... Je vous promets que je ferai prospérer ici votre médication autant que je le pourrai.

» Agréez, etc.

» GRONNIER. »

Et ce qui prouve que l'amélioration qui, sous l'influence de ma médication, s'était si promptement déclarée dans la santé de Mme M., n'était pas moins apparente pour sa famille et pour elle-même que pour son médecin, c'est que son mari m'écrivait sous la date du 25 décembre, c'est à dire quinze jours après M. Gronnier, une lettre dans laquelle se trouvait cette phrase :

« Depuis que madame M..... a fait usage des remèdes que vous lui avez conseillés, ses souffrances, qui étaient journalières, ont presqu'entièrement disparu ; il ne lui reste plus que les sueurs qui, chaque fois, précédaient les douleurs, etc. »

Mme M. éprouva cependant une légère rechute, car son mari m'écrivait le 24 juillet de l'année suivante :

« Monsieur,

» Madame M..... qui, pendant trois à quatre mois, a éprouvé une guérison presque complète par suite de l'application de vos procédés curatifs, est depuis huit jours dans un état de souffrance voisin de celui qui l'avait abandonnée. Mais, confiante dans vos moyens, elle se promet bien de les continuer. Je vous prie, en conséquence, de lui faire expédier, etc., etc. »

Depuis cette époque, j'ai reçu des nouvelles de Mme M.,

par son fils, officier d'état-major à Paris, qui m'a plusieurs fois témoigné la satisfaction que cette dame éprouvait, de se voir ainsi guérie après tant d'années de souffrances qu'il avait été complètement impossible de suspendre, malgré tout ce qu'on avait pu faire pour cela.

Plus récemment encore M. M., lui-même, est venu à Paris me faire part de la persistance des heureux résultats obtenus par son épouse. Il m'annonça que cette dame pouvait actuellement fréquenter la société et les spectacles ; ce qu'elle n'avait pu faire pendant plus de dix ans. Il ajouta même que, parent de M. M..., ministre des travaux publics alors, il avait plusieurs fois entretenu ce haut fonctionnaire des avantages de ma médication éprouvés par sa femme, et rappelé que je demandais depuis long-temps à être autorisé à en introduire l'emploi dans les hôpitaux.

J'ai déjà fait remarquer qu'il y a des douleurs qui se manifestent dans les organes de l'appareil digestif et nutritif, et qui sont considérées et traitées comme étant le résultat d'une inflammation latente par le plus grand nombre de médecins. Je dis *douleurs*, pour exprimer d'une manière générique ce que les malades appellent, les uns : des *coliques*, des *crampes d'estomac*; d'autres disent éprouver des *pincemens* ou une sensation de chaleur, de cuisson ou même de brûlure, soit dans l'estomac, soit dans les intestins.

L'expérience m'a prouvé que l'inflammation n'est pour rien dans la manifestation de ces phénomènes morbides, qui sont purement nerveux et qui cèdent très promptement à quelques applications de la vaporisation, du massage et des frictions avec le baume névropathique. Ce qui établit d'une manière indubitable la nature nerveuse de ces accidens, c'est que d'abord ils sont intermittens, et que la pression, loin d'augmenter le mal, le fait presqu'entièrement disparaître. Il y a des personnes qui sont très sujettes à ces *névralgies abdominales*, et elles passent la plus grande partie de leur vie à se traiter par des moyens qui aggravent véritablement leur état au lieu de l'améliorer. Dans ces cas, rien n'est plus contraire que l'emploi des évacuations sanguines, soit par la lancette, soit par les sangsues, ainsi que les boissons adoucissantes, et surtout l'abstinence d'une alimentation substantielle, que l'on prescrit souvent sans relâche, dans la persuasion qu'il faut combattre une irritation inflammatoire.

Je pourrais citer un grand nombre d'exemples de l'avantage que l'on obtient de ma médication externe, employée exclusivement, sans rien changer au régime et aux habitudes des malades. Mais, parmi les personnes auxquelles j'ai donné des soins dans des cas de névralgies des organes digestifs, je ne citerai que M. Court, qui était venu en 1836 réclamer mes soins, se croyant atteint d'une *gastro-entérite chronique* qui, lui avait-on dit, pouvait avoir des suites fâcheuses. J'eus bientôt reconnu la nature des accideus, et, après quelques applications, il en fut débarrassé. Depuis lors M. Court, qui, sous l'influence des changemens de saisons est sujet à ressentir des douleurs gastriques et abdominales, se borne à recourir à ma médication, et, après quelques vaporisations et frictions, il ne lui reste plus aucune trace de son mal.

Dans une lettre que M. Court a adressée à un de ses amis à Paris, et qui m'a été remise, voici comment ce malade s'exprime sur ce qu'il éprouve et la manière dont il se traite :

« *A M. Ransson Capon, à Paris.*

» Je viens réclamer de votre obligeance un service, qui est d'aller chez M. le docteur Comet, pour lui demander une ceinture de flanelle préparée, une bouteille d'eau réactive et un flacon de baume névropathique. J'ai en ce moment des douleurs dans l'estomac qui me font vivement souffrir, et qui se renouvellent deux fois par an. Étant à Paris en 1856, j'ai consulté ce médecin qui m'a fait suivre le traitement auquel sont employés les articles que je vous demande. Je m'en suis toujours très bien trouvé et je veux en user de nouveau. Je n'ai pas besoin des boules en fer dont on se sert, ayant conservé celles qui m'ont servi à Paris. Le docteur Comet ne vend pas lui-même les objets que je vous prie d'acheter, mais il vous donnera l'adresse de son pharmacien et une autorisation pour les obtenir.

» J.-P. COURT,

» 37, Rue de Gand, à Lille.

» 15 Mai 1841. »

Voici un cas de névralgie rebelle qui s'annonçait comme un trouble de l'innervation cérébro-spinale :

M. Guitard, sellier, attaché à l'administration des Messageries Royales, éprouvait depuis deux ans des tremblemens dans tout le corps et des secousses dans la tête. Ces accidens avaient été précédés de faiblesses spontanées dans les jambes, et furent suivis de douleurs insupportables dans le côté droit de la tête et de la face, au point de troubler les facultés intellectuelles. Il y avait, pendant les accès, un écoulement continuel des larmes et de la salive. Au lit, les douleurs redoublaient et devenaient atroces ; rien ne pouvait les calmer. M. Guitard me fut adressé par un malade que j'avais traité, et me demandait, sinon de le guérir, au moins d'alléger ses souffrances qui le rendaient impropre à aucune espèce d'occupation. Je comptais peu sur le succès, et je déclarai que ce ne pouvait être que par l'emploi régulier et persévérant de ma médication qu'on pourrait espérer d'obtenir un résultat favorable. En effet, ce fut seulement après les quinze premières applications méthodiquement faites sur les divers points où les douleurs se manifestaient, qu'une amélioration put être appréciable, et ce n'est qu'au bout de deux mois que M. Guitard a été complètement guéri, et qu'il a pu reprendre ses travaux habituels.

Au moment où j'écris ces lignes, je reçois une lettre d'un médecin qui, ayant expérimenté avec succès ma Méthode curative, n'hésite pas à la mettre de nouveau en usage dans un cas très grave de *viscéralgie cérébro-spinale*, et qui compte , en désespoir de cause , en obtenir au moins une modification à l'état de souffrance du malade.

« Monsieur,

» Je me trouvai assez bien de l'emploi de votre médication pour un cas de *gravedo* des plus graves, contre lequel j'avais inutilement employé beaucoup d'autres moyens. Je veux en faire aujourd'hui l'essai contre une lésion essentiellement nerveuse qui, depuis 1835, *martyrise* un malade pour qui j'ai été appelé ces jours-ci seulement ; que plusieurs médecins ont successivement traité, notamment M. le professeur Lallemand. Le malade est dans un état général de marasme ; paralysie incomplète des extrémités inférieures , par atonie musculaire ; douleurs générales atroces et crampes aux extrémités pelviennes, dès que l'atmosphère varie dans sa température ; cécité complète par abolition de la sensibilité des nerfs optiques. C'est un cas qui, jusqu'ici, est considéré comme irrévocablement frappé du sceau de l'incurabilité. Je me propose de soumettre à l'action de votre remède, d'abord la région lombaire, tout le rachis, la tête et l'abdomen, attendu qu'il y a *viscéralgie générale* avec constipation très importune et borborygmes continuels dans les intestins.

» Faire cesser les douleurs et les crampes, c'est tout ce que nous pouvons espérer d'obtenir de l'application de votre précieux remède. A cet effet, je vous serai infiniment obligé de me faire expédier, etc.

» DUPRÉ,
» Médecin, à Cascatel (Aude). »

J'ai répondu à mon confrère que, malgré la gravité du cas, je l'engageais à ne pas renoncer trop promptement au traitement, car j'avais par devers moi des faits dont l'historique semblerait fabuleux, et qui m'ont convaincu qu'avec de la persévérance ou plutôt de l'opiniâtreté dans l'emploi méthodique, prolongé, et autant rapproché que possible des applications, on était parvenu à la guérison de lésions tellement profondes, qu'elles avaient semblé tout-à-fait au dessus des ressources de l'art.

SUPPLÉMENT

À LA

MÉTHODE CURATIVE EXTERNE.

TRAITEMENT DE LA DÉVIATION DE LA TAILLE, DE LA DÉFORMATION DES MEMBRES, ET DES MALADIES LYMPHATIQUES GÉNÉRALES.

Nous avons déjà relaté les succès inespérés obtenus par l'emploi de la *médication externe* pour la guérison des affections lymphatiques locales (1), mais nous avons eu aussi un assez grand nombre d'occasions de mettre en pratique les moyens qui constituent le traitement particulier que nous préconisons, pour remédier à des maladies lymphatiques constitutionnelles, au ramollissement des os et à la courbure qui en est la conséquence. Les résultats ont été tels depuis plusieurs années, que nous aurions cru manquer à un devoir d'humanité en négligeant de fixer sur eux, d'une manière expresse, l'attention des médecins et des malades. C'est pour-

(1) Voyez pages 116 et suivantes.

quoi nous avons réuni et publié séparément les principaux documens que nous possédions, afin de prouver l'heureuse influence d'un traitement simple et naturel, facile à mettre en usage, peu dispendieux, d'une inocuité parfaite, et dont la puissante efficacité est constatée par des succès dont le temps a sanctionné la réalité.

Mais comme il s'agissait de difformités dont, pour la plupart, des jeunes filles étaient atteintes, il ne nous a pas été permis de publier tous les cas de guérison que nous avons obtenus. Dans cette circonstance, nous nous sommes restreint à rapporter quelques faits des plus concluans, qui nous ont paru propres à justifier la préférence que nous accordons à notre Méthode curative sur toutes celles mises en usage jusqu'à présent, et nous dirons au praticien : *Ab uno disce omnes.*

OBSERVATIONS PRATIQUES

SUR LA DÉVIATION DE LA TAILLE

ET

LA DÉFORMATION DES MEMBRES.

On attribue, avec raison, le ramollissement des os, ainsi que la déformation des membres et la courbure ou flexion contre nature de la colonne vertébrale, à un vice lymphatique constitutionnel. Cette cause organique est, il est vrai, le plus souvent principale, mais sous le rapport des courbures et des déviations elle n'est jamais unique ; il en existe une autre dont l'action, toute physique et incessante, imprime la direction vicieuse aux membres comme à la colonne vertébrale ; je veux parler du poids des organes dont les os sont les appuis, et de la contraction des muscles qui s'attachent aux diverses parties de la charpente humaine.

Mon intention n'est pas de disserter sur les causes et la nature des déviations et déformations de la colonne vertébrale et des os, ce ne serait pas ici le lieu ; je tiens seulement à justifier, par le raisonnement, une méthode curative de ces affections, qui satisfait à toutes les conditions recherchées sans avoir les inconvéniens des procédés orthopédiques, mal à propos vantés comme omnipotens, tandis qu'ils ne peuvent être employés que dans des cas tout-à-fait spéciaux et seulement comme agens auxiliaires.

La diathèse lymphatique et scrofuleuse doit être considérée comme une prédisposition particulière aux déviations de la taille et à la déformation des membres, connue sous la dénomination générique de *rachitisme*, *nouures*, *ostéo-malaxie*, *tumeurs blanches;* mais la plupart des inclinaisons vicieuses de la colonne épinière et des membres, sont alors déterminées par le tiraillement des organes fixés à cet axe du corps, et surtout par l'inégale répartition de la contractilité dans les muscles destinés à mouvoir les membres sur le tronc et le tronc sur lui-même.

Si les fibres musculaires d'un côté sont dans un état de laxité plus grande que celle du côté opposé, la colonne vertébrale, par exemple, sera entraînée par les muscles les plus forts dans la direction opposée aux muscles qui manquent de vitalité, d'où la déviation de la taille.

C'est pour contre-balancer à ce défaut d'équilibre dans la contractilité musculaire, qui n'a pas échappé à l'observation des praticiens, que l'on a conseillé, pour remédier aux déviations commençantes de la colonne vertébrale, l'emploi de la *gymnastique;* mais ce moyen, adopté et préconisé avec un enthousiasme irréfléchi, ne pouvait avoir aucune action utile, au contraire.

La gymnastique n'a pour objet que de favoriser l'action des organes de la locomotion, d'en rendre l'usage plus précis, plus prompt, plus adroit; mais elle ne développe leur force naturelle qu'à un très faible degré et alors seulement qu'ils se trouvent dans un état de santé parfaite, enfin dans toutes les conditions favorables à leur exercice. La gymnastique est très préjudiciable lorsqu'on l'impose à des organes essentiellement débiles ou qui ne reçoivent pas les élémens de réparation nécessaires à l'accroissement des forces qu'on cherche à y appeler. Et lors même que les muscles ne seraient pas dans des circonstances contraires à leur exercice, il faudrait encore que la gymnastique fût seulement appliquée aux muscles faibles; car si les moyens propres à favoriser l'accroissement de la contractilité ont une action égale sur les muscles forts et sur les muscles faibles, ces organes se trouveront toujours dans le même rapport et l'on ne remédiera aucunement à la cause déterminante de la déviation.

Quand il convient d'agir sur les membres, certes on peut exercer le plus faible en condamnant le plus fort au repos ; mais au *torse*, il n'y a pas moyen de se conduire ainsi ; bien que les muscles y soient doubles ou symétriques, on ne peut les faire mouvoir séparément. En général ils sont destinés à fonctionner de concert, et par la gymnastique on ne peut arriver à un résultat satisfaisant, cela est évident.

On a proposé l'action simultanée de la gymnastique et des machines orthopédiques ; mais presque dans tous les cas, l'emploi des moyens mécaniques les mieux combinés entraîne à sa suite des inconvéniens fort graves, car ces machines torturent les organes et paralysent les forces vitales ; aussi ne peuvent-ils être appliqués que dans quelques cas exceptionnels comme agens auxiliaires et non comme curatifs. Une plante fanée ne sera jamais redressée parce que le jardinier aura fixé sa tige autour d'une perche en négligeant de rétablir, par la culture et les soins convenables, la circulation et la vie dans les organes du végétal. Il en est de même pour le redressement des os du corps humain ; les machines seules sont toujours impuissantes et souvent meurtrières ; et comme il arrive encore qu'un arbrisseau flétri par la sécheresse, la trop grande humidité ou la privation de la lumière, relève majestueusement sa tête sans autre secours qu'un arrosement opportun, ou son exposition au grand air ou aux rayons solaires ; de même, sans l'intervention des moyens mécaniques, on parvient le plus souvent, par une médication bien entendue, à redonner aux organes souffrans l'aliment de réparation nécessaire à leur développement et à leur consolidation.

De ces courtes observations, il faut tirer tout de suite cette conséquence qui résume toute notre théorie ; c'est que l'on

ne peut obtenir une modification favorable de la contractilité du tissu des muscles, que par une action directe sur ces
organes et qu'il faut en même temps modifier la constitution
organique générale viciée, en donnant aux humeurs des
qualités dont elles sont privées, dans tous les cas où l'on
voudra traiter rationnellement et avec toutes les chances de
succès possibles, les déviations de la taille comme toutes les
courbures des os.

Je démontrerai que la vaporisation, les frictions et massages balsamiques, qui constituent la médication principale que
je préconise, remplissent toutes les conditions requises pour
combattre les déviations et déformations de la colonne vertébrale et des membres : 1° en neutralisant la cause organique (la diathèse lymphatique) ; 2° en écartant la cause physique (la contractilité inégale des muscles), sans aucun secours mécanique ; 3° enfin en favorisant les efforts salutaires
de la nature (l'action vitale), si puissans pendant la période
de croissance des corps organisés vivans.

Mais il y a des moyens qui doivent être mis en usage pour
favoriser l'action du traitement spécial ; ces moyens peuvent
être considérés comme faisant partie du régime alimentaire,
car aucun des médicamens que nous prescrivons n'est pris
parmi les substances dont l'action énergique peut, dans quelque cas, n'être pas sans inconvéniens. Ainsi nous nous bor-
nons à ordonner, selon les circonstances, l'usage habituel
d'une boisson amère (décoction de douce-amère, infusion de
houblon) que l'on prend même aux repas, avec du vin vieux
de Bordeaux, si les organes digestifs ne fournissent aucune
contre-indication. Nous donnons à doses progressives les
sirops et électuaires ou conserves toniques, au cachou, au
quinquina, ainsi que les préparations ferrugineuses. Selon
les circonstances, les teintures cordiales, amères ou martiales
sont employées. Enfin, sous ce titre de *médication auxiliaire*, tout ce qui nous est connu comme propre à modifier
l'organisme d'une manière favorable en agissant sur les tissus

et sur les humeurs en général, est successivement conseillé aux malades pendant le cours du traitement spécial.

Rien n'est plus mauvais que d'astreindre les malades à un régime exclusivement végétal ou animal ; au contraire, en composant les repas d'alimens végétaux et animaux, l'on met l'estomac dans les conditions les plus favorables à l'accomplissement de sa fonction, et les organes nutritifs trouvent dans la masse alimentaire tous les matériaux nécessaires à la réparation des pertes que l'économie a éprouvées (1).

Il faut considérer, comme faisant partie intégrante du régime, l'exercice méthodique et calculé qu'il faut recommander aux malades avec les précautions convenables, comme un remède auxiliaire très utile, mais dont il ne faut pas abuser. Si l'exercice est mal réglé, ou poussé jusqu'à la fatigue, il produit un effet contraire à celui que l'on en doit retirer ; c'est pour cela que nous bannissons l'emploi de la gymnastique.

Il est utile de signaler l'importance que l'on doit mettre dans le choix de l'habitation, la nécessité d'une chambre à coucher vaste, bien aérée et exposée au midi.

---

(1) Dans les affections lymphatiques en général, on exclut rigoureusement du régime alimentaire l'usage des végétaux herbacés, des fruits aqueux ou acides, et surtout du laitage. Cependant cette exclusion ne peut être absolue ; il a des circonstances dans lesquelles on reconnaît l'indication spéciale de ces sortes d'alimens, et où l'on obtient de leur prescription des avantages notables. Mais le médecin peut seul apprécier les cas où ils sont favorables et qui forment, pour ainsi dire, une exception à la règle.

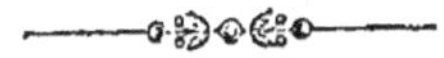

REMARQUES ET OBSERVATIONS PRATIQUES.

La cure que je vais d'abord rapporter est tellement remarquable, elle caractérise si exactement la puissance de ma Méthode, elle est appuyée de documens dont l'autorité et l'authenticité sont tellement incontestables, que je dois donner à cette observation tous les développemens dont elle est susceptible, pour établir d'une manière rigoureuse l'état désespéré dans lequel se trouvait la jeune malade qui en est le sujet, et faire apprécier les effets, pour ainsi dire miraculeux, qui ont été déterminés en raison de la gravité de l'affection lymphatique générale, des accidens qui la compliquaient et menaçaient à chaque instant l'existence.

Le dimanche 28 février 1836, on remet chez moi le petit billet suivant :

« Monsieur le docteur Comet est prié de venir, demain lundi, voir un enfant malade, rue Bellefond, n. 22, chez madame Ricard. Il est prié aussi de vouloir bien indiquer l'heure à laquelle il pourra faire sa visite, le résultat de sa consultation devant être expédié pour l'heure de la poste au père de l'enfant, le colonel commandant la place de Calais. »

Le lendemain, je me rendis auprès de la malade. Je la trouvai dans la situation la plus déplorable, couchée sur un très grand lit mécanique destiné à faciliter l'administration des soins qu'il était nécessaire de lui donner, sans l'exposer à un mouvement brusque qui aurait pu devenir pour elle le coup de la mort, en déterminant la luxation des vertèbres cervicales, déjà fortement déviées par la pesanteur de la tête, fléchie sur la poitrine à tel point que le menton reposait sur la clavicule du côté gauche. La débilité était d'ailleurs si grande, que mademoiselle Ricard, pour satisfaire ses besoins excréteurs, n'aurait pu se placer sur un vase ; l'ouverture pratiquée au milieu du lit mécanique obviait à cet inconvénient.

Après ce rapide examen, je demandai quelques détails sur la manière dont le mal s'était déclaré et développé, et sur les soins dont la malade avait été l'objet jusqu'alors. Madame Ricard me dit que sa fille était à la maison royale de la Légiond'Honneur de Saint-Denis lorsque les premiers accidens se manifestèrent ; qu'elle fut aussitôt traitée par les médecins distingués attachés à cet établissement ; mais les moyens qu'ils conseillèrent ne purent entraver le développement des phénomènes morbides, qui bientôt se montrèrent des plus alarmans. C'est alors que madame Ricard s'étant rendue de Calais, où elle habite ordinairement avec son mari, auprès de sa fille, l'avait retirée de la maison d'éducation pour lui donner elle-même les soins minutieux que son état exigeait. Aussitôt une consultation avait eu lieu entre trois médecins. Voici la teneur de cette consultation :

CONSULTATION DE MM. ANDRAL, LAUGIER ET CARRIER.

« Mademoiselle Ricard, âgée de treize ans, d'une constitution lymphatique très prononcée, et chez laquelle, nous le craignons, une disposition scrofuleuse existe déjà, nous a paru affectée d'une *tumeur blanche des vertèbres cervicales*. Le côté gauche des deuxième et troisième vertèbres de cette région nous a semblé principalement atteint. Les parties molles qui les recouvrent sont gonflées, les ligamens qui les unissent offrent aussi de l'engorgement, et nous avons lieu de craindre, d'après l'inclinaison latérale du col et la flexion de la tête sur la poitrine, que le corps d'une vertèbre, et peut-être de deux, ne soit ramolli et affaissé (1). Probablement, c'est à la présence de tubercules dans l'épaisseur même de l'os qu'est due la destruction d'une partie de son tissu.

» Nous n'avons d'ailleurs observé aucun abcès par congestion. Cependant le pronostic n'en est pas moins grave, et la jeune malade est en proie à la *maladie de Pott* ; l'état général exprime d'ailleurs la faiblesse ; l'enfant est pâle, amaigrie, le pouls est petit et

____

(1) Bien que le ramollissement et l'affaissement du tissu osseux vertébral soit indiqué ici sous la forme du doute, il y avait certitude de l'existence de cet état maladif, que l'on voulait seulement déguiser aux parens qui n'en ignoraient pas le danger.   (*Note du docteur Comet.*)

très fréquent. Il n'y a point néanmoins d'affection de poitrine ou du ventre bien caractérisée actuellement (6 février), quoiqu'on puisse redouter pour l'avenir le développement de tubercules dans l'une et l'autre de ces cavités.

» Les moyens utiles aujourd'hui sont :

» 1° L'application de deux cautères à la potasse sur les côtés de la tumeur blanche du cou ;

» 2° Un régime aussi substantiel que les forces digestives pourront le supporter, et consistant surtout en viandes rôties ;

» 3° Un repos absolu, car les mouvemens répétés pourraient hâter le développement de l'affection des vertèbres, et peut-être occasionneraient *une terminaison brusque et fatale ;*

» 4° Il faut choisir une habitation exposée au midi ou au levant, dans un quartier bien aéré.

» Paris, le 6 février 1856.

» Signé ANDRAL, LAUGIER, CARRIER. »

On voit, par la date de la consultation ci-dessus, qu'elle fut donnée vingt-trois jours avant qu'on m'ait appelé pour avoir mon avis. Les moyens qu'elle prescrit avait été mis en usage sans succès ; c'est en désespoir de cause qu'on s'adressait à moi. Je refusai d'abord de faire connaître mon opinion avant d'être mis en rapport avec les médecins ordinaires ; mais on me sollicita vivement de donner immédiatement mon avis, pour qu'il pût être adressé par le courrier du même jour au père de mademoiselle Ricard, commandant la place de Calais, qui exigeait qu'il lui fût transmis sans délai. Je crus devoir céder à la prière qui m'était faite ; j'examinai scrupuleusement la malade, et je rédigeai une consultation dont voici l'extrait :

« Le docteur Comet partage entièrement l'opinion de ses confrères, MM. Andral, Laugier et Carrier, sur la nature, les causes et le siége de l'affection dont mademoiselle Ricard est atteinte. Cependant, tout en reconnaissant comme eux la gravité du mal, il ne le croit pas entièrement au dessus des ressources de l'art ; et il insiste, au contraire, pour qu'on recherche, par une médication rationnelle, mais active et dirigée selon les indications, à modifier la diathèse scrofuleuse, ce qui ne lui semble pas possible d'obtenir par les seuls efforts de la nature et le régime alimentaire.

» Il faudra en même temps favoriser graduellement le redressement du cou, sans pour cela employer des moyens mécaniques d'une action très prononcée ; mais si on abandonne la tête à son propre poids, comme en ce moment, on laissera subsister un grand obstacle à la consolidation des parties osseuses, actuellement ramollies, comprimées et déviées d'une manière fâcheuse.

» Le médecin ordinaire de la malade jugera de l'opportunité des moyens, tant externes qu'internes, qu'il conviendra d'employer ; mais il y a certitude que, sans le concours des uns et des autres, on se privera des chances de guérison qui certainement existent.

» Ce n'est pas ici le cas d'énumérer les agens thérapeutiques que l'on devra mettre en usage ; ils devront être choisis parmi ceux dont l'expérience a constaté les bons effets au fur et à mesure des indications.

» Il ne faudrait pas arguer de ce que la guérison peut encore être opérée, que le cas ne soit pas fort grave, au contraire ; cependant, n'y eût-il qu'une chance de succès contre dix, il ne faut rien négliger pour se la rendre favorable par un traitement actif ; il n'y en a pas une à attendre sur cent, en se confiant aux seules ressources de la nature ou d'une médication simplement hygiénique.

» 29 Février 1836.

» Le docteur COMET. »

On peut remarquer que dans cette consultation je me prononçai avec une grande circonspection, remettant à l'appréciation du médecin ordinaire l'opportunité des moyens à employer, que je n'indiquais même pas, et dont je faisais seulement pressentir la nécessité. Cependant mon intervention inattendue parut offenser le médecin ordinaire de la malade, M....., qui refusa de continuer ses soins ; aussi fus-je très étonné de recevoir, le 6 mars, le billet suivant :

« Madame Ricard prie M. le docteur Comet d'avoir la bonté de venir demain chez elle, pour y voir sa fille, pour laquelle il y vint en consultation ces jours derniers ; il l'obligera infiniment. »

Sans savoir de quoi il s'agissait, je m'empressai de me rendre à l'invitation qui m'était faite. A mon arrivée, madame Ricard en pleurs me pria de donner des soins réguliers à sa fille, ne pouvant plus, disait-elle, compter sur un autre médecin que moi ; telle d'ailleurs était la volonté de son mari, par suite d'une discussion qu'il avait eue avec le docteur.... Vu l'urgence, à mon grand déplaisir, je consentis à satisfaire le désir de M. et madame Ricard.

Ma conviction était, et l'événement a justifié mes prévisions, qu'il y avait nécessité de déterminer, dans la circulation capillaire générale intra et sous-cutanée, une activité nouvelle qui pût réagir sur tout l'organisme, et disposer les tissus à recevoir, par voie d'absorption, des agens médicamenteux jouissant de propriétés spéciales.

Les procédés mis en usage furent ceux qui constituent ma Méthode curative externe : ils consistèrent dans l'application immédiate, sur la peau des membres et du tronc, de flanelle préparée, pour servir à pratiquer la vaporisation suivie des frictions balsamiques.

On dirigea la médication autant que possible de chaque côté de la colonne vertébrale, depuis le bas des reins jusqu'au cou. J'explorai à plusieurs reprises cette région, qui était le siége des accidens les plus formidables.

L'un des deux cautères qui avaient été établis sur les parties latérales de la tumeur était entièrement fermé ; l'autre ne pouvait plus contenir le pois destiné à l'entretenir ; prêt à s'oblitérer, et ne déterminant qu'une démangeaison fort incommode, je l'ai abandonné à lui-même, en le faisant panser simplement. Mon intention était de conserver intacte la peau qui recouvrait la région malade. D'ailleurs je regarde comme une erreur de doctrine l'usage où l'on est d'ouvrir des exutoires dans les environs des tumeurs lymphatiques ; ces agens y entretiennent un centre de fluxion tout-à-fait contraire au but que l'on se propose.

Si des émonctoires me paraissent utiles, je les fais établir à une assez grande distance de la partie la plus déclive de la tumeur, afin qu'ils agissent comme dérivatifs, et que par événement ils ne puissent pas occasionner une communication directe avec l'intérieur des parties affectées, ce qui serait très préjudiciable au succès et souvent funeste au malade.

Je régularisai le traitement externe selon les circonstances; celui interne fut subordonné aux indications ; pendant quelques jours il consista seulement dans l'administration de

quelques cuillerées de sirop de kina préparé et d'un mélange
de vin de gentiane et de rhubarbe. L'alimentation fut or-
donnée en raison de la disposition générale de la malade et
de l'état des voies digestives.

L'ensemble de ces moyens fut mis en usage avec une régularité et une persévérance que la tendresse d'une mère
pouvait seule garantir. Enfin, malgré la persistance d'une
toux assez opiniâtre et qui était doublement redoutable, à
cause des lésions dont elle pouvait annoncer le développement dans la poitrine, et des secousses qu'elle imprimait à
la région cervicale si profondément endommagée, une amélioration sensible se manifesta sous l'influence des moyens
activement employés. Cependant la résignation de la malade
paraissait à bout, et elle commençait à s'abandonner aux
plus tristes pensées ; cette disposition d'esprit pouvait arrêter les bons effets de la médication.

J'avais entrepris le traitement le 6 mars ; dix jours s'é-
taient à peine écoulés que mademoiselle Ricard pouvait se
remuer facilement ; bientôt elle se leva pour laisser faire son
lit ; ses forces revenaient à vue d'œil, et elle se livrait à quelques tours de promenades dans la chambre. Le lit mécanique, inutile et embarrassant, fut démonté. L'appétit était
devenu excellent ; les fonctions digestives et excrétoires
s'exerçaient sans difficulté. Alors je me crus suffisamment
autorisé à hasarder une promesse propre à relever l'espérance de la malheureuse enfant, qui se désolait d'être depuis
plusieurs mois éloignée de son père, qu'elle craignait de ne
plus revoir : j'annonçai qu'on pouvait se préparer à partir pour
Calais. Cette nouvelle excita utilement le moral de la malade et produisit l'effet que j'en attendais, la docilité à mes
exigences relatives à la médication externe, dont on se las-
sait et dont parfois on repoussait le bienfait. Enfin, après
vingt-deux jours de traitement, je pus réaliser ma promesse :
le 29 mars, mademoiselle Ricard partit en poste pour Calais,
placée dans un hamac qui avait été convenablement disposé

dans une voiture. La veille j'avais invité M. le docteur Duval, habile médecin orthopédiste des hôpitaux, à examiner l'inclinaison de la tête, qui était encore assez considérable, malgré le soin que j'avais pris de la faire relever constamment à l'aide de petits coussins placés sous le menton, et graduellement augmentés de volume. Il prit la mesure d'une mécanique, qu'il devait au besoin faire confectionner, pour obtenir la plus grande rectitude possible de la tête et du cou ; mais cet instrument n'a pas été jugé nécessaire, et voici les nouvelles que j'ai reçues du père de la malade, le 25 avril, un mois après son départ de Paris :

A M. le Docteur Comet.

« Calais, le 25 avril 1836.

» Je suis on ne peut plus reconnaissant, Monsieur, de l'envoi que vous avez eu la bonté de me faire, ainsi que du billet que vous avez daigné y joindre, bien qu'il exprime un reproche de ce que vous n'avez pas encore reçu des nouvelles de notre petite malade ; je n'y ai vu que le tendre intérêt que vous voulez bien lui conserver.

» J'avais chargé un de mes amis de Paris de vous donner des nouvelles de notre Elise ; je regrette infiniment qu'il ait oublié mon invitation, qui m'a fait accuser de manque d'égards. Je vais le suppléer et vous rendre compte succinctement du changement opéré dans la santé de cette enfant.

» Depuis environ un mois qu'elle est à Calais, on a continué le même traitement, les frictions et une bonne nourriture ; sa tête se replace insensiblement tous les jours, et, comparativement à ce qu'elle était lors de son arrivée ici, il y a un mieux sensible. Son sommeil est parfait ; elle ne se réveille presque jamais, et elle dort généralement dix heures sans la moindre interruption ; ses forces sont aussi très bien revenues, et nous faisons ensemble des visites, dans le milieu de la journée, qui durent plusieurs heures, sans qu'elle rentre fatiguée : au résumé, le bien est général, et tout nous porte à croire que nous parviendrons à une guérison radicale.

» Aussi chantons-nous journellement vos louanges. Daignez, monsieur le Docteur, agréer la sincère expression de toute notre reconnaissance, et nous conserver une part dans votre souvenir.

» A mon premier voyage à Paris, j'aurai l'honneur de vous voir pour vous exprimer de vive voix, mieux que je ne puis le faire par écrit, combien je me reconnais votre redevable.

» J'ai l'honneur, etc.

» Le colonel commandant la place de Calais,

» RICARD. »

J'ai été informé depuis, par diverses personnes, que la santé de mademoiselle Ricard était actuellement très satisfaisante.

Il devrait suffire, pour établir l'heureuse efficacité de la médication que je propose, dans les affections qui entravent le développement régulier de la colonne vertébrale, de présenter l'observation de la guérison de mademoiselle Ricard ; cependant je rapporterai encore quelques faits d'affections ayant pour cause principale une prédisposition lymphatique constitutionnelle et une faiblesse concomitante du tissu musculaire ; mais j'ai à regretter de n'avoir pas été autorisé à citer des guérisons d'une haute importance.

Quand même la vaporisation et les frictions qui constituent le traitement principal n'auraient point de propriétés thérapeutiques spéciales contre les altérations lymphatiques ou scrofuleuses, ce qui au contraire est très positif, l'action combinée de ces agens physiques serait encore éminemment utile. Des moyens analogues sont tous les jours employés par les praticiens, en vue d'activer la circulation capillaire et d'exalter la tonicité fibrillaire ; il faut reconnaître que, sous ce rapport, rien ne peut être mis en parallèle avec la vaporisation et les frictions pratiquées de la manière qui a été indiquée. Mais la médication externe jouit encore d'une vertu éminente pour rendre aux fluides blancs les propriétés que la maladie leur a fait perdre. La promptitude des résultats obtenus dans les affections lymphatiques les plus graves, confirme cette assertion.

Les enfans dont la peau est lisse, fine et blanche, qui ont les yeux bleus, les cheveux blonds, ont ordinairement une croissance assez difficile, due à la prédominance du système lymphatique et nerveux. Chez la plupart de ceux que j'ai rencontrés dans ces dispositions peu favorables, j'ai toujours prescrit, avec le plus grand avantage, l'emploi de la vaporisation et des frictions balsamiques. Sur quatre enfans de la même famille j'ai fait disparaître naguère, dans l'espace de quelques semaines, un cortége d'accidens scrofuleux qui affligeaient vivement leurs parens.

— Le fils de M. le prince de Schonburg, âgé de onze à douze ans, avait été, pendant quelque temps, confié aux soins d'un médecin orthopédiste, pour remédier à une faiblesse réelle de la colonne épinière, au bas de laquelle on remarquait une légère gibbosité et une déviation dont on avait beaucoup exagéré la gravité, puisqu'on avait prophétisé la formation d'un dépôt par congestion dans l'aine. Néanmoins, comme le médecin orthopédiste se bornait à livrer le malade à des exercices gymnastiques qui parurent, avec raison, peu en rapport avec le but que l'on se proposait, on retira le jeune prince de ses mains, et on s'adressa à un autre médecin orthopédiste, qui se borna à prescrire l'emploi d'une ceinture propre à maintenir le torse. A cette époque je fus consulté par le prince de Schonburg ; j'examinai avec soin les accidens qui existaient dans la région vertébrale, et je m'empressai de rassurer sa tendresse paternelle contre les craintes qu'elle exprimait sur la nature du mal. Je me bornai à conseiller l'emploi de ma Méthode curative externe, et je pratiquai moi-même la vaporisation et quelques frictions qui furent immédiatement suivies d'un accroissement notable des forces dont le jeune prince manifesta le sentiment dès les premières applications. J'engageai à continuer régulièrement chaque jour les mêmes moyens et à persévérer dans leur emploi ; ce qui a eu lieu. J'ai revu plusieurs fois le jeune prince, et j'ai eu la satisfaction de reconnaître l'exactitude de mon diagnostic. Il ne s'est manifesté aucun des accidens fâcheux qui avaient été annoncés, et j'ai la certitude que le développement des organes se fera sans encombre sous l'influence de la thérapeutique dont j'ai conseillé l'usage habituel comme précaution hygiénique.

SCROFULES. — TUBERCULES VISCÉRAUX. — ENGORGEMENS
GLANDULEUX.

Parmi les affections qui résultent d'une altération des fluides lymphatiques, et contre lesquelles l'emploi prolongé de la Méthode curative externe serait d'une grande efficacité, il faut mentionner les tumeurs blanches, les dégénérescences tuberculeuses ou scrofuleuses, et les engorgemens des glandes du sein, du cou, des aisselles, de l'aine et du mésentère (carreau chez les enfans); cependant, comme dans ces maladies il faut indispensablement un traitement interne, pour modifier la diathèse générale, je ne voudrais pas attribuer à la médication externe d'autre mérite que celui d'être un auxiliaire très puissant. L'observation établira sans doute bientôt qu'elle peut jouer le principal rôle dans la thérapeutique de ces graves affections ; mais, pour le moment, l'expérience n'autorise pas suffisamment à la préférer exclusivement aux médications internes. Quoi qu'il en soit, je vais citer des faits très remarquables et fort bien décrits, extraits de la correspondance d'une tendre mère, sœur d'un habile médecin de la province, et à laquelle les connaissances physiologiques et même pathologiques ne sont pas étrangères, comme on pourra le voir. Bien que cette observation ne soit pas l'expression d'un succès probant, comme le résultat obtenu sur mademoiselle Ricard (*voy. p.* 290 *et suiv.*), elle peut néanmoins beaucoup servir à faire apprécier l'influence qu'a eue, dans une affection scrofuleuse des plus graves, la médication externe, et l'avantage qu'on devrait en retirer dans le traitement des maladies de même nature, mais moins profondes, et surtout moins avancées vers une terminaison devenue en quelque sorte nécessairement funeste.

A M. le Docteur Comet.

« Noyant, près Moulins (Allier), le 29 mai 1836.

» Je regretterai toujours de n'avoir retiré de l'avantage que j'ai eu d'entendre souvent et beaucoup parler médecine, que ceux bien tristes de connaître une nombreuse partie des maux qui affligent notre pauvre espèce, et d'en déduire matière à m'alarmer au moindre symptôme que je crois remarquer, des uns ou des autres, chez les êtres que je chéris, sans pouvoir puiser dans mes trop imparfaites et funestes connaissances, le remède curatif, ou seulement le moyen de diminuer des maux que j'endure mille fois en les leur voyant souffrir.

» Telle est depuis long-temps la position où me réduit l'état continuellement maladif de ma seconde fille, âgée de quatorze ans.

» Cette enfant, que j'ai allaitée pendant deux ans, était née faible et grèle ; mais, grâce à des soins de mère, elle était bien portante, *lorsqu'il y a environ huit ans* elle fut prise, à l'automne, d'une fièvre qui ne fut pas d'abord bien réglée, mais devint tierce et résista à l'usage de la quinine. Il y eut bien, à différentes reprises, quelques alternatives de mieux ; mais au bout de quelque temps la fièvre reparaissait et fut suivie d'obstructions et de l'engorgement des glandes du mésentère et des vaisseaux lymphatiques.

» Divers traitemens ont été successivement employés, mais n'ont produit aucuns bons résultats. En ce moment ma fille est en proie à une fièvre lente ; la plupart des glandes dont elle avait le cou bordé, ainsi que d'un collier, ont abcédé ; d'autres sont toujours roulantes, mais auront probablement le même sort. Ce qui m'inquiète plus encore, c'est l'enflure de la jambe et de la cuisse gauches, la bouffissure excessive du visage et l'amaigrissement des parties qui ne sont pas infiltrées d'eau.

» C'est sur cet état de choses que je désirerais appeler l'attention d'un médecin qui, plus que ceux de notre province, s'occupe de la maladie que je viens d'essayer de décrire. »

Cette note fut suivie de renseignemens détaillés d'après le modèle des feuilles d'interrogations que j'emploie dans mes consultations ; ils me firent prévoir une terminaison fatale ; cependant je proposai d'essayer encore une médication active, particulièrement par l'emploi des moyens qui constituent ma Méthode curative externe. Les indications à remplir étaient à peu près les mêmes que celles qui firent la base du traitement de mademoiselle Ricard, si heureusement rendue à la vie (*voy. plus haut*) ; mais l'altération constitutionnelle était plus ancienne, plus profonde, et les ravages qu'elle avait portés dans toutes les parties de l'économie étaient au dessus des ressources de l'art.

Cependant trois semaines ne s'étaient pas encore écoulées depuis que le traitement que j'avais prescrit était commencé, que je reçus la lettre suivante :

« Noyant, le 28 juin 1836.

» Monsieur le Docteur,

» Le premier jour les frictions, quoique faites pendant trois quarts d'heure sur la colonne vertébrale et trois quarts d'heure sur le ventre, n'ont pas pu colorer la peau, tant elle était inerte ! mais elles ont procuré à la malade une chaleur douce et inaccoutumée, et même un sommeil réparateur de deux heures après l'opération. Ce sommeil a été accompagné d'une abondante transpiration ; cependant ma fille, apparemment fatiguée par les frictions, a été plus faible et plus souffrante que de coutume le reste de la journée, et notamment vers le soir, moment où la fièvre, dont elle est débarrassée maintenant les trois quarts du jour, reprend un peu. Néanmoins, malgré l'insuccès du premier essai, nous ne nous sommes découragées ni l'une ni l'autre, et tous les matins nous avons effectué les frictions aussi ponctuellement que la première fois. Aujourd'hui j'en ai prolongé la durée d'une demi-heure de plus, c'est à dire que j'y ai employé deux heures, et je me suis en outre décidée, malgré la fatigue qui pouvait en résulter pour ma fille, à frictionner aussi la cuisse et la jambe gauches toujours très enflées. Je continuerai ainsi, Monsieur, jusqu'à nouvel ordre de votre part. Je n'ai point interrompu le traitement interne ; il est rigoureusement borné à la boisson de bouillon gras dégraissé, sans sel ni légumes, édulcoré avec le sirop de quinquina, et aux vins de quinquina, de rhubarbe et gentiane mélangés, administrés par cuillerée de trois en trois heures.

» J'ai dû, pour suivre une marche aussi méthodique et rationnelle que je le puis, vous exposer d'abord, monsieur le Docteur la manière dont j'exécute vos prescriptions ; cela me conduit naturellement à vous entretenir du changement que tout le monde s'accorde ici à reconnaître en ma petite malade, et que mieux que personne je puis apprécier, moi, qui en juge *dans le secret de l'application des remèdes.*

» C'est ainsi que je puis vous dire que la colonne vertébrale est maintenant dégagée jusqu'à la région des lombes, qui demeure infiltrée ; l'enflure la couvrait presque entièrement. La peau a repris de la sensibilité, ce que je connais à la sensation que cause à la malade la chaleur des boules, qui ne sont pourtant chauffées que conformément à l'ordonnance, et pas davantage que le premier jour où elle en trouvait la chaleur douce et bienfaisante. Je remarque aussi que la peau, qui sur les reins était d'un blanc mat, commence à prendre une légère teinte marbrée, comme celle de la chair des petits enfans ; quelques très petits boutons se montrent entre les épaules et jusqu'à la nuque, mais ils ne me semblent pas assez irrités ni en assez grand nombre pour faire redouter l'érosion.

» Un changement non moins sensible se laisse apercevoir à l'aspect de l'abdomen, devenu très mou dans toutes ses parties ; les hypocondres sont moins engorgés, l'état œdémateux des grandes lèvres a presque cédé ; la cuisse et la jambe gauches, ainsi que les pieds, restent très enflés.

» Ainsi que je vous l'ai dit, la fièvre prend maintenant ma petite malade seulement le soir ; mais un mal qui persiste davantage, c'est la douleur de tête qui est toujours aussi intense, quoique la figure et les yeux soient bien moins bouffis, ce qui me semblerait indiquer que les vaporisations produisent de l'effet sur toute l'économie.

» Je désirerais, monsieur le Docteur, que vous trouvassiez dans ce compte-rendu de l'état de ma fille autant de clarté, de précision, que je me plais à en reconnaître dans votre correspondance. Je désirerais surtout que l'obligation où je me trouve d'employer dans mes lettres des expressions techniques, ne me donnât pas à vos yeux le ridicule de la pédanterie, si éloigné de mon caractère, mais que ma tendresse pour ma fille me fait encourir et braver.

» Agréez, monsieur le Docteur, etc.

» F^e Pélisson, née Lecointre. »

« Noyant, le 7 juillet 1836.

» Monsieur le Docteur,

» Les détails que j'ai à vous donner sur notre petite malade ne sont pas aussi satisfaisans aujourd'hui que ceux que vous portait ma dernière lettre du 28 juin. Privée pendant deux jours d'eau réactive, j'ai eu le chagrin de cesser les vaporisations durant ce temps, et l'enflure alors a recommencé à envahir tout ce qu'elle avait occupé de la colonne vertébrale. Le ventre seul n'a point subi cette fâcheuse influence de la privation des frictions ; mais le retour de l'enflure sur la partie qui en avait été délivrée comme par miracle m'a sensiblement affectée, et j'ai eu peine à le cacher à ma pauvre Stéphanie. Au reste, la fièvre n'a point augmenté, on dirait même qu'il n'y en a plus guère que d'un jour à l'autre. Le mal de tête diminuait déjà le jour où j'ai reçu votre lettre, et sans doute, maintenant qu'il a presque disparu, n'existerait-il plus du tout sans l'extrême engorgement des glandes du cou, dont une, notamment très grosse, offre un point rouge, mais encore sans fluctuation, quoiqu'elle procure beaucoup d'élancemens à la patiente. Le dessous du menton est engorgé ; aussi les joues sont-elles redevenues bouffies, et les paupières supérieures sont tellement infiltrées, que chacune représente une gousse de baguenaudier ; je ne puis mieux les comparer.

» Malgré tant de souffrances, endurées avec autant de courage que de douceur, l'état moral de la bien-aimée s'améliore visiblement : à l'apathie qui avait fait d'une enfant sémillante et gaie une véritable chrysalide, a succédé un léger retour à la gaîté, un désir de lire et de s'occuper qu'elle n'avait pas encore témoigné depuis plusieurs mois. Aujourd'hui même, malgré l'enflure des reins, de la jambe et de la cuisse gauches, elle marche avec plaisir, et il faut que je le lui défende pour l'empêcher de se promener.

» Vendredi, 8 juillet.

» Interrompue en cet endroit, je ne puis qu'aujourd'hui, Monsieur, me remettre à ma lettre commencée. Je ne suis pas fâchée d'ailleurs que son départ ait été retardé ; car hier j'étais bien tristement impressionnée, et ce matin l'inspection des parties infiltrées me remet au cœur un peu plus de tranquillité. En effet, il y a une diminution sensible ; tout le corps est très bien, eu égard à ce qu'il était hier. Il n'y a que la figure qui ait conservé son enflure, si disgracieuse surtout en cette partie. (Ne serait-il donc pas possible d'employer les frictions pour la rendre à son état normal ?) Les paupières supérieures sont toujours œdémateuses au dernier point. La glande située au côté gauche du cou, immédiatement au dessous du lobule de l'oreille, a encore augmenté de grosseur. Le foyer d'irritation s'agrandit ; il présente aujourd'hui l'étendue d'une pièce d'un franc. Les élancemens sont plus fréquens et plus poignans, et une surdité de l'oreille gauche est venue apporter une nouvelle incommodité à ma pauvre infirme.

» J'avais, dans ma précédente, oublié de vous parler du régime alimentaire de ma fille ; je vais réparer cette omission.

» L'appétit revient véritablement, et l'augmentation de nourriture n'a produit aucun fâcheux résultat, ce qui témoignerait de l'accroissement des forces digestives. La petite malade préfère à tous autres alimens la soupe grasse, le poulet, le pigeon, le veau. C'est là à peu près, avec quelques biscuits, son unique nourriture. Du reste, les digestions se font bien, et les selles, quoique ramollies, sont quotidiennes. Le sommeil est bon.

» Pardon, mille pardons, Monsieur, de vous entretenir de ces choses, mais peut-être ces indications ne sont-elles pas inutiles.

» Agréez, etc.

» F^e PÉLISSON, née LECOINTRE. »

Le 27 juillet, je reçois une lettre dans laquelle madame Pélisson fait preuve d'un rare esprit d'observation ; les faits qu'elle relate donnent de précieux renseignemens sur les effets puissans de la Méthode curative externe ; toutefois le désir seul autorise à espérer un succès. Il est trop tard : l'économie est profondément vulnérée ; la réaction vitale est

impossible dans les viscères intimement désorganisés. Voyons
cependant les résultats extraordinaires que l'art de guérir,
luttant avec énergie contre des causes multipliées de destruction, fait surgir encore chez un être si débile : la mort
semble ne pas oser frapper à fond sa victime en présence du
médecin, qui sans cesse repousse ses coups et favorise jusqu'au dernier moment le développement des phénomènes
vitaux.

« Noyant, 27 juillet 1836.

» Depuis ma dernière lettre, nous avons eu, Monsieur, bien des
alternatives de mal et de mieux ; grâce aux vaporisations d'eau
réactive et de baume, faites, on peut le dire, de la tête aux pieds,
et très longuement (cinq heures), j'ai obtenu le dégonflement
presque entier des yeux, des joues ; le cou et la grosse glande ont
aussi beaucoup diminué ; cette dernière surtout de manière à me
faire espérer sa résolution. Les reins sont presque dans leur état
naturel, l'enflure n'occupe pas plus de deux vertèbres des lombes.
Le ventre est moins bien ; il m'a semblé hier et aujourd'hui un peu
tendu. Les cuisses sont beaucoup moins enflées ; les genoux sont
très bien, ainsi que les jambes ; le dessus des pieds reste seul fort
œdémateux, principalement le soir. Plus du tout de mal de gorge,
presque pas de mal de tête, toujours un peu de surdité. Du reste,
même force morale, toujours l'esprit vif, l'humeur douce et égale,
et le courage soutenu par l'espérance.

» Je vais encore vous soumettre, Monsieur, quelques observations. Je n'ose presque pas vous dire, dans la crainte que vous ne
me croyiez pas, que, depuis les vaporisations balsamiques, j'évalue
que notre malade a grandi d'un demi-pouce. J'ai remarqué aussi
que ses sourcils, qui n'étaient naturellement qu'à peine tracés, se
fournissent ; enfin dans ce moment elle souffre par suite de la venue des deux dernières dents molaires qui percent... Il se fait donc
un travail !

» Stéphanie a conçu l'espoir d'aller à Paris. Je lui ai promis de
l'y conduire très certainement, si sa position s'améliore, dans la
dernière quinzaine d'août. »

Dans une lettre, en date du château de Noyant, le 11
août, madame Pélisson me marque que, cédant au vif désir
qu'éprouve sa fille de faire un voyage qu'elle regarde comme
un pèlerinage à Epidaure, elle s'occupait sérieusement des
préparatifs... Décevante espérance ! inutiles efforts de la nature, de l'amour maternel et de l'art ! vains projets ! L'intéressante Stéphanie va bientôt succomber.

Je pourrais augmenter cet opuscule de la relation d'un grand nombre de faits qui démontreraient la confiance que l'on doit accorder à la médication que je préconise dans les diverses affections résultant d'une altération de la circulation lymphatique ; mais ces faits sortiraient de la spécialité du sujet que j'ai voulu seulement aborder dans ce supplément, et je terminerai par l'observation suivante qui présente des circonstances assez curieuses.

J'ai dit que les vaporisations, les frictions sèches et les massages balsamiques, remplissaient les indications requises pour combattre les déviations de la colonne vertébrale, en neutralisant les causes de débilitation générale qui les ont toujours occasionnées dans le début, et qui les entretiennent nécessairement par leur persistance. L'exemple de mademoiselle Ricard, rapporté plus haut, ne laisse aucun doute à cet égard. Voici un autre fait qui démontre que, même dans les cas de déformation des membres, ces moyens ne sont pas moins efficaces, car s'ils ne remplissent pas aussi évidemment que dans les déviations de la taille, l'indication souvent fondamentale, qui est de diviser les tendons dont la contracture entretient la difformité, ils assouplissent ces tendons, préparent les voies de la guérison par l'opération de la *section*, et favorisent la nutrition en accélérant la circulation lymphatique. Il s'agit d'un enfant de onze ans, qui, à la suite d'une immersion imprudente dans l'eau froide, et d'une grave maladie qui en a été la fatale conséquence, a éprouvé une complète perclusion et une horrible difformation des membres inférieurs.

Voici l'historique de la maladie de cet enfant, tel que me l'a transmis madame la marquise de Ruffo la Fare, à laquelle j'avais donné des soins pour une affection nerveuse et qui, par les seules inspirations de son cœur bienfaisant, a été conduite à tenter l'essai de ma Méthode pour la guérison de cet enfant :

« Pothiers, près Châtillon-sur-Seine (Côte-d'Or).

» Je pense, Docteur, qu'il vous paraîtra convenable et intéressant que je vous rende un compte exact de l'emploi que j'ai fait du dernier envoi que vous m'avez fait adresser. J'ai l'espoir que vous voudrez bien m'aider de vos conseils pour achever la bonne œuvre que j'ai entreprise.

» Un enfant du pays, qui a maintenant près de onze ans, a eu la rougeole à vingt-deux mois; il était extraordinairement fort, courait seul; jouant avec un autre enfant, celui-ci le fit entrer dans l'eau. Il a été à l'instant saisi par une fièvre violente, qui a été suivie d'une perclusion presque générale. On l'a couvert de vésicatoires, ce qui n'a pas empêché qu'il ait été long-temps sans pouvoir faire usage de ses jambes. Les eaux de Bourbonne, en bains et en douches, prises deux années de suite, ont amené une amélioration, la seule qu'on pût en espérer; la jambe gauche et le pied, fort mal conformés, ont pu supporter le corps; mais le pied droit, totalement déjeté en dehors, et la jambe du même côté, que l'on pouvait plier à volonté comme un chiffon, ont été contenus dans un appareil de fer d'un poids énorme, adapté par des vis à un brodequin renfermant le moignon. Ainsi tenu, l'enfant s'est habitué à marcher par un mouvement de la hanche et des reins, aidé d'une canne en forme de béquille. Comme il est d'une constitution superbe et forte, il a parfaitement grandi, etc.

» Ayant fait usage avec succès, pour mon compte, de votre Méthode (1), j'ai dû penser à ce pauvre enfant. J'ai en conséquence prié mon médecin, M. Dubois de Mussy, de l'examiner avec soin et de me dire s'il y aurait de l'inconvénient à essayer cette Méthode. Il m'a répondu que, bien qu'il ne croyait pas possible de le guérir, il fallait néanmoins non seulement l'entreprendre, mais qu'on serait coupable de ne pas le faire. Dès la troisième et la quatrième séance de vaporisations, faites depuis la nuque jusqu'aux pieds, pendant une heure et demie ou deux heures, et suivies de repos dans un lit chaud, l'enfant a déclaré sentir sa jambe plus forte. L'effet a même été tellement sensible qu'il a pu s'appuyer dessus. Nous avons alors commencé à trouver une résistance aux mouvemens qu'une main étrangère lui imprimait. Le nerf principal est devenu très apparent au jarret, ainsi que le tendon d'Achille. L'enfant le distingue parfaitement et fait avec sa jambe des mouvemens qu'il ne pouvait faire qu'à l'aide de sa main. Après une douzaine de séances, il a marché facilement, toujours avec son appareil, mais sans canne. Il s'est même soutenu seul sur cette jambe droite et a pu faire quelques pas sans appareil avec une béquille.

» Tous ces succès étaient pour moi et pour ses parens un tel motif de satisfaction, que j'ai cru devoir continuer sans interruption; j'ai redoublé les moyens au pied, ce qui lui a occasionné des douleurs. Ce pied se redresse sous la main d'une manière parfaite,

____

(1) Voir l'observation rapportée page 222.

mais les douleurs sont fortes à tous les orteils. Le massage, pratiqué avec trop d'assiduité dans les dernières séances, aura trop fatigué l'enfant, ce qui cependant ne tourmente pas ses parens, auxquels il a été facile de faire comprendre que cela tient au travail qui, je le pense, s'opère sur toute cette partie. J'ajouterai. Docteur, que ce qui m'inspire cette confiance, me vient de ma propre expérience. Mes douleurs nerveuses ou rhumatismales, que j'avais aux bras, ont aussi augmenté sous l'action des vaporisations; mais en un mois elles ont toujours été en décroissant, et maintenant je tourne mon bras dans tous les sens sans souffrir. J'espère donc qu'il en sera de même pour mon pauvre petit garçon, qui est plein de courage, de force, de santé, d'intelligence, et qu'il serait si triste de voir rester dans ce déplorable état.

» Je n'ajouterai rien à ma lettre que l'expression de mes sentimens les plus sincères et les plus distingués.

» La marquise de Ruffo la Fare. »

Désirant m'associer à la bonne œuvre de cette dame aussi charitable qu'éclairée, et ne pas laisser encourir à ma Méthode la responsabilité d'une cure qui ne pouvait être complète, je m'empressai d'adresser à madame la marquise de Ruffo la Fare la lettre suivante :

« Madame,

» Vous avez entrepris une œuvre non seulement charitable, mais tout-à-fait rationnelle, médicalement parlant. J'ai, dans mes observations, signalé les avantages de la médication externe qui m'est propre pour combattre les déviations de la taille et la déformation des membres ; mais je suis obligé de mettre de la réserve pour préconiser ce moyen, que l'on prendrait pour une selle à tous chevaux, faute de se rendre compte de son mode d'action.

» Pour votre petit malade, je ne pense pas que vous parveniez, Madame, à lui redresser le pied. Les muscles sont rétractés et les tendons raccourcis trop fortement pour cela; mais je me plais à espérer que vous le mettrez dans un état assez favorable pour qu'il puisse être soumis à la section sous cutanée des tendons, ce qui permettra de redresser le pied. Quant à la machine orthopédique, je crois qu'elle fait plus de mal que de bien. Veuillez, Madame, en parler à votre médecin, en lui soumettant mon opinion.

» Ainsi, Madame, vous pouvez avec avantage continuer à soigner votre malade; seulement ne brusquez rien ; il faut, dans ces cas, se hâter lentement. La sensibilité qui s'est manifestée prouve qu'il se fait un travail par suite de la médication; mais il ne faut pas le rendre trop promptement actif. Patience et persévérance est ma devise pour arriver au succès.

» J'ai l'honneur d'être, Madame, etc. »

Je m'arrête ici, en remettant à une autre époque un travail destiné à rassembler et à comparer les faits analogues et à les classer par groupes, en raison de leurs causes, des phénomènes qui les précèdent et les accompagnent, ainsi que des symptômes servant à porter un diagnostic certain sur la nature des lésions les plus obscures. Je crois avoir relaté un assez grand nombre d'observations d'affections diversement caractérisées, pour pouvoir m'abstenir de continuer la publication d'autres cas qui feraient double emploi, puisque, bien que recueillis sur des malades différens, ils ne seraient que la répétition de ceux déjà exposés. D'ailleurs il faudrait augmenter d'une manière démesurée la grosseur de ce volume et fatiguer le lecteur, qui ne doit y chercher que des preuves concluantes de l'efficacité de la Méthode curative que je préconise. J'espère avoir atteint ce but, et la tâche que je me suis imposée est remplie.

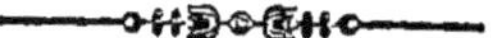

DIACHIRISMOS

DE MÉDICAMENS SIMPLES

POUR LE

TRAITEMENT DES MALADIES.

C'est avec des Médicamens simples *et toujours identiques, tels que l'analyse a seule le pouvoir de les fournir, que les observations thérapeutiques peuvent être rigoureuses.*

Les effets d'une substance ne peuvent être constans que lorsque la substance est employée sans mélange et en quantité bien déterminée.

Nous empruntons les deux propositions que nous venons de citer à des opinions tout-à-fait opposées et en guerre ouverte quant aux effets des médicamens ; mais on voit qu'elles sont entièrement d'accord sur ce principe fondamental : que l'action des remèdes appliqués à la guérison des maladies, ne peut être constamment la même et appréciable, que lorsque les substances qui les composent sont administrées isolément et dans des proportions toujours égales (1).

---

(1) La première proposition appartient aux médecins en général, quelle que soit la doctrine qui les guide dans l'observation et le traitement des maladies. Ces médecins se servent de médicamens de tous genres, simples ou composés, dont les effets produisent des phénomènes *contraires* à ceux qui se manifestent dans les maladies.

La deuxième proposition est émise, comme un argument péremptoire,

Cependant, dans l'état actuel de l'art de formuler, c'est à dire de préparer et d'administrer les médicamens, il n'y a aucun praticien qui n'ait souvent vu ses prescriptions, les mieux combinées selon les règles de la pharmacologie, produire un effet contraire à celui qu'il en attendait. Le moindre défaut des préparations complexes, est d'être impuissantes pour combattre les phénomènes morbides contre lesquels on les dirige. Puis elles ne sont jamais exécutées d'une manière uniforme, non seulement chez divers pharmaciens, mais souvent chez le même : elles diffèrent quelquefois de goût, d'odeur et de couleur. Cette variation fâcheuse n'échappe pas plus aux malades qu'aux médecins; si ces derniers peuvent à la rigueur se l'expliquer, il n'en est pas de même pour les malades dont la confiance est ébranlée, et qui ne consentent pas, sans répugnance, à continuer l'usage de médicamens qu'ils ne croient pas, avec quelque raison, pouvoir produire un effet toujours également favorable.

Les calculs les plus sages, l'observance la plus minutieuse des préceptes que la science de la matière médicale a rassemblés, ne peuvent surtout mettre à l'abri des inconvéniens inhérens à l'usage habituel de fractionner des doses des médicamens.

D'un autre côté, les préparations les moins composées sont, malgré la pratique rigoureuse des indications qui sont fournies par la chimie, toujours dénaturées dans un espace de temps plus ou moins rapproché, par suite de l'action des diverses substances les unes sur les autres; chaque ingré-

par les médecins qui suivent les préceptes de la méthode homœopathique. Ils n'emploient, pour combattre les causes morbifiques, que des remèdes dont l'action produit sur l'organisme des effets *semblables* à ceux que la maladie développe.

Tout-à-fait désintéressé dans cette controverse sur l'action des médicamens, nous nous bornerons à constater un principe admis *unanimement*, sans nous prononcer sur une question qui ne peut être résolue actuellement.

dient perd de ses propriétés en en acquérant de nouvelles, parfois entièrement opposées à celles qui avaient déterminé son choix.

Tout cela est bien connu ; mais, comme il paraissait difficile d'administrer isolément la plupart des médicamens actifs, on les a toujours combinés avec des substances qu'on se plaisait à considérer comme *neutres*, bien qu'elles diminuassent sensiblement la vertu du remède, et rendissent l'appréciation de ses effets, sinon impossible, au moins fort incertaine. Puis la routine a prévalu malgré l'abus qui en résultait.

Nous n'apporterons que quelques preuves à l'appui de ce que nous avons avancé, relativement à l'adultération des médicamens composés, résultant de l'action réciproque des diverses substances : nous prendrons nos exemples parmi ceux qui se manifestent le plus fréquemment même aux yeux les moins clairvoyans.

Personne n'ignore que l'influence de la lumière dénature certaines substances minérales, et que ce n'est qu'en les soustrayant à l'action inappréciable de ce fluide qu'on parvient à leur conserver les propriétés qui les caractérisent.

On sait généralement que les sels solubles de mercure exigent, dans leur administration, des précautions extrêmement minutieuses pour que leurs qualités ne soient pas altérées ; l'eau pure de rivière ou de source, si elle n'est pas distillée, a une action très nuisible sur la plupart d'entr'eux.

Les substances organiques, végétales ou animales, beaucoup plus impressionnables, s'il est permis de s'exprimer ainsi, n'éprouveront-elles pas des changemens notables dans leurs principes immédiats, par le contact d'élémens hétérogènes ? La nomenclature des substances incompatibles entr'elles formerait un immense volume, et encore serait-elle incomplète.

Quelques liquides sont profondément modifiés par l'influence des vases dans lesquels on les renferme ; la couleur

d'une infusion de violettes se conserve mieux dans un réci-
pient d'étain que de verre,ou de porcelaine. Le lait s'altère
plus ou moins promptement, selon la nature des vaisseaux
dans lesquels on le recueille ; en trois ou quatre jours il se
coagule dans la faïence, le verre ou le plomb : toutes choses
égales d'ailleurs, il pourra se conserver à l'état liquide pendant sept ou huit jours dans le ferblanc ou le cuivre. Voilà
des faits qu'il est facile de vérifier et qui peuvent donner la
mesure de la puissance de l'affinité chimique.

Comment n'attacherait-on pas un vif intérêt à la préparation des médicamens, puisque les moindres circonstances
peuvent en modifier les propriétés? Et c'est une œuvre que
nous nous glorifions d'avoir entreprise, que de rappeler l'attention des médecins sur la surveillance qu'ils doivent apporter, tant à la préparation qu'à la dispensation des médicamens,
partie si importante de l'art de guérir, que, lorsqu'ils la négligent, ils ne peuvent procéder qu'au hasard, et sans avoir
droit d'être distingués de ces empiriques qui préconisent des
remèdes qui ne leur sont pas plus connus que les maladies
qu'ils ont la prétention de guérir.

Nous n'avons aucunement la volonté de nous ériger en
réformateur, en proposant à nos confrères une méthode plus
simple et plus sûre d'administrer les médicamens. FOUR-
CROY a dit avant nous : « Tant qu'on fera usage des remè-
» des composés on ne pourra jamais rien savoir sur leurs
» véritables propriétés. L'ancienne école d'Hippocrate em-
» ployait des remèdes simples ; elle ne présentait aux mala-
» des qu'un seul médicament, et ne les administrait que l'un
» après l'autre, lorsque des circonstances exigeaient qu'on
» en changeât la nature... L'état stationnaire de l'art de gué-
» rir est dû en partie à la *polypharmacie*. On est toujours
» dans l'usage de prescrire plusieurs substances à la fois dans
» les moindres formules ; et, lorsqu'un médicament composé
» a produit un bon effet, il est impossible de décider à quelle
» substance, parmi celles qui entrent dans sa composition,

» est dû cet effet. Il est donc nécessaire de n'employer qu'une
» seule substance à la fois, de la donner d'abord à petites
» doses, *pour en connaître l'action*, d'augmenter peu à peu
» la quantité, et de la porter jusqu'à celle qui est néces-
» saire. »

Mais le célèbre chimiste n'a pas même été écouté ; n'étant
pas médecin, il n'a pu d'ailleurs mettre en pratique les sages
préceptes qu'il avait tracés. Quant à nous, voici en peu de
mots le résumé de la tâche que nous avons entreprise, et
quel sera le but constant de nos efforts :

*Réduire l'art de formuler à sa plus simple expression, en
le dépouillant des abus que des motifs bien futiles, la crédulité ou le charlatanisme, ont introduits dans son exercice.*

Nous conservons dans notre pharmacopée tous les agëns
dont les propriétés et les effets sont bien constatés ; nous re-
jetons seulement les substances insignifiantes dites *adjuvan-
tes, intermèdes, correctives*, etc., et qui ne servent qu'à
compliquer les formules et à en augmenter le prix.

Les médicamens simples, dont l'expérience a sanctionné
la puissance, sont concentrés dans un excipient liquide tout-
à-fait neutre, et n'ayant d'autre propriété qu'une action dis-
solvante et conservatrice ; de sorte qu'une goutte d'une solution quelconque, immédiatement étendue dans une dose
de boisson appropriée, peut équivaloir à une cuillerée du
même remède prescrit selon les formules en usage : étant
d'ailleurs constamment identiques et inaltérables, leur administration sera toujours en rapport avec la prescription qui
en aura été faite.

En conséquence de cette concentration des agens médicamenteux et de leur active efficacité sous un petit volume,
il nous a fallu rechercher un procédé qui, sans le secours
d'une main exercée et sans qu'on ait à redouter les erreurs
ou les fautes de la négligence, mît à même de fractionner
spontanément, et d'une manière toujours égale, les médicamens spéciaux, au moment de leur ingestion dans l'éco-

nomie ; sous ce rapport, nos tentatives ont été couronnées du plus heureux succès, comme on le verra bientôt.

DIACHIRISMOS signifie préparation, administration et dis-
.pensation de médicamens. (*Lib.* II, *Epidem.* — M. Orfila, *Nouv. Dic. de méd.*) Nous avons choisi cette dénomination pour désigner un procédé qui a pour objet, non seulement de réduire l'emploi des médicamens à ce qu'il a réellement d'utile, mais de favoriser la cure des maladies les plus rebelles et les plus obscures.

L'efficacité des médicamens est en quelque sorte appréciée à vue d'œil, car l'administration du remède employé peut être graduée à volonté, même par les personnes étrangères à l'art de guérir, au moyen de la disposition du flacon dans lequel il est délivré aux malades. Ainsi se trouvent en outre écartés les accidens qui sont souvent la suite de l'introduction dans l'économie de proportions inégales, ou dans des conditions plus ou moins actives, des substances médica-
menteuses.

Les avantages accessoires du *Diachirismos* sont d'annuler les dégoûts qui résultent de l'usage des préparations pharmaceutiques ordinaires, et de réduire à fort peu de chose les embarras et les frais de traitement des maladies. Les per-
sonnes atteintes d'affections qui ne les mettront pas dans une impuissance absolue d'agir, après avoir pris les avis d'un homme de l'art, qui seul peut indiquer le choix des médica-
mens utiles et des modifications qui devront avoir lieu dans certaines circonstances, pourront se traiter elles-mêmes sans le moindre inconvénient, et n'auront besoin de consulter leur médecin que pour obtenir les renseignemens nécessaires afin d'arriver à un résultat complet.

Mais, ainsi que nous l'avons déjà fait remarquer, il était indispensable que le moyen d'administrer les doses des médicamens fût simple, commode, à la portée des intelligences les plus grossières, et surtout qu'il fût un régulateur invariable, propre à opérer d'une manière absolue la division par

fractions constamment égales, des substances médicamenteuses, et qu'il mît en même temps à l'abri des erreurs résultant de l'inattention des malades ou des personnes préposées à leur donner des soins.

Ces avantages ont été incontestablement conquis par le
procédé suivant :

Tous les médicamens sont contenus, séparément, dans des
flacons d'une capacité fort peu considérable, d'une once au
plus; chaque flacon est hermétiquement fermé par un bouchon de verre d'une longueur inusitée, qui plonge dans son
intérieur jusque près de la base. La tige ou prolongement du
bouchon est en cristal poli, d'une forme cylindrique, légèrement conique du collet à son extrémité, qui est tronquée,
ou, comme on dit, coupée en rave ; elle trempe dans la solution médicamenteuse contenue dans le flaçon, ou en est
suffisamment imprégnée au moyen d'une légère agitation
imprimée au flacon. On voit tout d'abord qu'il suffit de déboucher subitement le flacon pour en extraire une quantité
du médicament qu'il renferme, proportionnée au volume
et à la dimension de la tige du bouchon à laquelle le liquide
adhère, dans des proportions calculées et toujours égales
relativement à sa densité (1). Pour étendre la dose de médi-

(1) Après des essais multipliés et comparatifs, nous n'avons adopté
qu'une seule forme de flacon, et les dimensions pour les tiges prolongées
des bouchons ont été fixées d'une manière invariable. Il résulte de cette disposition générale que la quantité de liquide obtenue peut être toujours
égale. Nos expériences ont été faites et vérifiées avec une grande précision,
de sorte qu'il n'est pas possible d'avoir, dans l'extraction de chaque dose,
une variation sensible ; et encore la variation ne peut-elle être qu'en moins,
jamais en plus, ce qui n'occasionne aucun préjudice notable. Cette différence en moins dépendra de la durée du temps que l'on mettra à déboucher
le flacon ; car il est aisé de s'apercevoir que si l'on retire trop lentement le
bouchon, une partie du liquide qui doit s'attacher à la base de la tige se
portera vers l'extrémité, et prendra la place du liquide qui, naturellement,
devait aussi y adhérer.

Pour éviter ce léger inconvénient, il suffira de déboucher, comme nous le
recommandons, *subitement* le flacon au moment où, par son agitation,

cament ainsi obtenue dans la quantité de boisson préalablement prescrite et prête à la recevoir, il n'est besoin que d'y
introduire la tige de verre en opérant un léger mouvement
de circumduction et de va et vient, qui détermine le mélange du remède avec le véhicule destiné à le porter dans
l'économie. Aussitôt cette petite opération terminée, on es-
suiera exactement la tige du bouchon, et on le replacera
immédiatement pour fermer le flacon, ou pour servir de
nouveau à extraire et à transporter, s'il y a lieu, une autre
dose de médicament.

On conçoit facilement la nécessité de la recommandation
que nous venons de faire, d'essuyer avec soin la tige du bouchon lorsqu'on la retire du véhicule dans lequel elle a servi
à étendre le médicament. Si l'on omettait cette précaution,
on reporterait dans le flacon une certaine quantité du liquide
dans lequel on l'aurait introduite, et l'on altèrerait la vertu
du médicament en raison de l'action plus ou moins forte que
les substances avec lesquelles on le mettrait en contact
auraient pour en opérer la décomposition. Malgré son
importance, cette précaution à observer est si simple,
qu'elle ne peut être considérée comme une difficulté sérieuse.

Le *Diachirismos* ne serait point applicable à la préparation
des remèdes qui n'agissent qu'à l'extérieur du corps, ou qui
ne sont introduits que momentanément dans des voies naturelles ou accidentelles, tels que les gargarismes, les lotions,
les fomentations, les injections, les collyres, les lavemens,
s'il n'entrait jamais dans la composition de ces agens thérapeutiques aucune substance énergique, ayant à petite dose
une action spéciale bien déterminée. Mais il en est tout

on aura suffisamment mis en contact le liquide avec la tige prolongée du
bouchon.

Cette observation devrait être considérée comme puérile, si elle n'avait
pour but de réduire à sa juste valeur une objection qu'on aurait pu faire
contre la régularité de notre mode de fractionner les doses de médicamens.

autrement, et il arrive fort souvent, dans le traitement de certaines maladies, de voir administrer, au moyen des injections, des lotions, des lavemens, etc. , des médicamens destinés à opérer une profonde modification des propriétés vitales.

Si le médecin a prescrit un lavement avec addition de quelques gouttes d'une solution d'opium : quand on sait, ce que malheureusement on ignore assez généralement, que l'action de l'opium s'exerce avec plus de force lorsqu'il est administré par la voie des intestins que par la bouche, et qu'une dose de ce remède qui serait introduite sans inconvéniens dans l'estomac, peut occasionner des accidens graves et même l'empoisonnement, prise en lavement, certes on reconnaîtra de quelle importance il sera de n'étendre la solution d'opium, dans le véhicule prescrit, qu'au moyen des procédés qui constituent le *Diachirismos*.

Si l'on veut préparer un liquide destiné à être introduit dans la circulation veineuse, ou simplement injecté dans des cavités naturelles, ou à pratiquer des lotions à la surface d'une plaie, ou bien encore à composer un gargarisme, un collyre, faut-il mettre en usage la méthode *endermique?* Si le remède doit puiser sa vertu dans l'action d'une substance éminemment énergique, par exemple, le sublimé, l'acétate de morphine, le nitrate d'argent, etc., et qui n'y peut entrer que dans des proportions infiniment petites, n'est-il pas manifeste que la seule manière de doser le médicament avec toute la précision et les garanties désirables, est de mettre en pratique les préceptes du *Diachirismos?*

Il ne nous semble pas nécessaire d'insister davantage : l'importance de nos remarques doit suffire pour établir l'utilité d'avoir recours à un moyen aussi simple que sûr, de fractionner les doses des médicamens qui doivent entrer dans la composition de certains remèdes qui, bien qu'ils ne soient pas directement introduits dans l'économie, s'il se glissait la moindre erreur dans les quantités qu'il convient d'employer, pourraient avoir les conséquences les plus graves et les plus funestes.

On peut déjà apercevoir, d'après ce que nous venons de dire, que si le *Diachirismos* a pour objet spécial la préparation, l'administration et la dispensation de médicamens *simples*, et que si sa pharmacopée ne doit renfermer que des formules de remèdes spéciaux ou spécifiques, il n'en résulte pas une proscription absolue de toutes les préparations pharmaceutiques composées. Au contraire, nous reconnaissons que quelques unes d'entre elles peuvent avantageusement servir de véhicule à des substances héroïques, dont elles faciliteront non seulement l'administration, mais les bons effets. Toutefois il résultera, de l'adoption du *Diachirismos* pour la préparation de tous les médicamens spéciaux, cette différence si importante : que le médicament actif qui, dans les préparations usuelles, était de prime-abord uni avec les diverses substances qui entraient dans leur composition, pourra n'y être introduit, dans les proportions voulues et selon les indications, qu'au moment de l'administrer aux malades ; et qu'ainsi ce médicament ne sera pas sujet à subir des modifications dans ses propriétés, comme cela avait nécessairement lieu, en raison de son contact permanent et prolongé avec des substances qui lui étaient étrangères, par la manière ordinaire de prescrire et de préparer les médicamens magistraux.

Sous un autre rapport, nous devons déclarer que, si l'on doit sévèrement rejeter toutes les préparations composées dont les effets n'ont été constatés que par la crédulité, il faut bien se garder de prohiber celles dont les vertus ont reçu la sanction de l'expérience, et dont on retire de si grands avantages dans le cours des maladies aiguës, pour combattre des accidens passagers. De ce nombre sont : les looks et juleps pectoraux ; les émulsions et les potions calmantes et adoucissantes ; les apozèmes et sucs de plantes, amers, sudorifiques ou dépuratifs ; les mixtures purgatives, stomachiques, balsamiques ; les électuaires toniques, astringens ou vermifuges ; les sirops et vins médicinaux, etc., qui n'agissent qu'à des doses assez fortes, et dont l'administration, même intempestive, n'entraîne jamais de suites redoutables.

Nous n'avons pas l'intention, quant à présent, d'énumérer plus au long les avantages que l'on a droit d'attendre du nouveau mode de préparation et d'administration des médicamens que nous avons adopté ; sa propagation ne pourra trouver d'obstacle que de la part des personnes intéressées à ne pas s'écarter des habitudes routinières actuellement existantes ; mais les médecins qui ne consulteront que le bien de l'humanité, et dont le principal mobile est l'amour de l'art, applaudiront, nous ne pouvons en douter, à notre heureuse innovation.

EXPOSÉ D'UNE NOUVELLE MÉTHODE D'EXAMEN DES MALADES.

Si le *Diachirismos* peut, particulièrement dans les maladies de long cours, aplanir les difficultés qui résultent de la préparation, de l'administration et de la dispensation des médicamens, il reste encore à substituer au mode vicieux et arbitraire en usage pour l'examen des malades, une méthode simple et régulière de recueillir tous les documens qui doivent servir au médecin pour établir un diagnostic raisonné.

On conçoit que, quelles que soient la perspicacité et la faculté de mémoire qu'un médecin puisse posséder, il n'est pas impossible que, distrait, même par l'application qu'il met dans ses investigations, il oublie d'interroger son malade sur des circonstances qui porteraient les plus grandes lumières sur la nature de l'affection dont ce dernier est atteint ; d'ailleurs, quelques unes des réponses du malade ne peuvent-elles pas échapper au souvenir du médecin ?

Au contraire, en procédant à la recherche des causes et des effets des maladies, dans l'ordre établi sur la *feuille d'interrogations* dont nous donnons ci-après un modèle et que nous adressons aux malades qui nous en font la demande, il est facile de ne rien omettre d'essentiel. En ayant le soin d'annoter, au fur et à mesure des réponses, les indications qu'on en tirera, on aura un tableau précis de tous les phénomènes propres à fixer les idées et le jugement d'une manière solide et éclairée.

C'est une remarque que tout le monde a faite, que les malades, émus par la présence du médecin, oublient presque toujours ce qu'ils s'étaient bien promis de lui dire : il est donc très important d'aider leur mémoire troublée par des questions bien ordonnées. Puis, dans le silence du cabinet, quel parti ne peut-on pas tirer des faits rassemblés, pour étudier les formes insidieuses d'une altération obscure.

Le malade, guidé par les demandes, consignera lui-même avec calme et réflexion, ou fera noter ses réponses à la suite de chacune d'elles : ainsi le médecin possèdera des documens exacts et circonstanciés, au moyen desquels il formera son opinion sur le caractère de la maladie et l'espèce de traitement qui doit lui être opposé.

Depuis long-temps nous nous servons avec avantage de notre méthode d'interrogations : elle est indispensable, il faut le dire, pour réunir, grouper et comparer les indications si fugitives des affections nerveuses, et les nombreuses métamorphoses des signes des maladies chroniques et organiques. Avec son aide, nous nous sommes toujours trouvé à même de répondre d'une manière satisfaisante aux consultations qui nous ont été demandées par des malades fort éloignés de la capitale.

Nous avons l'habitude de conserver les feuilles d'interrogations, sur la dernière page desquelles nous résumons le traitement que nous avons prescrit et son résultat. Quelque-

fois, au bout de plusieurs années, on y trouve d'utiles renseignemens, si l'on est de nouveau appelé à donner des soins
ou un avis aux mêmes personnes.

Si quelques praticiens trouvent minutieux les détails dans
lesquels nous entrons pour parvenir à l'appréciation rationnelle des causes et du traitement des maladies, nous convien-
drons de la vérité de leur remarque; mais lorsqu'il s'agit de
remplir un ministère aussi sacré que celui du médecin,
on ne peut encourir de reproche plus grave que celui
d'être léger, téméraire, ou trop confiant dans ses propres
forces.

D'ailleurs tous les médecins, quels que soient leurs talens,
ne sont pas également aptes à obtenir des succès dans le
traitement des *maladies chroniques, organiques et nerveuses*;
il faut être doué d'une véritable passion de guérir ou de soulager ses semblables, pour se décider à subir les inconvéniens d'une telle spécialité. Ce n'est que par une grande
persévérance, un tact que l'expérience seule procure, et une
méthode rigoureuse d'examen, que l'on peut parvenir à interroger et à interpréter utilement des souffrances dont le
cri se fait mal entendre, et que généralement l'on ne com-
prend pas. Mais aussi que sont, pour le praticien heureux,
les reproches et les doutes du vulgaire? Il est bien récom-
pensé lorsqu'après des recherches, *minutieuses* si l'on veut,
il parvient à arracher à une lente agonie des malades pour
lesquels il est un nouveau créateur, et qui, dans les cas au
dessus des ressources de l'art, ont au moins éprouvé les bien-
faisantes influences de l'espérance et des soins consolans
d'une douce humanité.

MODÈLE D'UNE FEUILLE D'INTERROGATIONS.

—

Nº

Consultation pour M.

profession de   *âgé de*   *né à*

—

NOTA. Le malade répondra aux diverses interrogations qui suivent ; les blancs seront successivement remplis selon qu'il y aura lieu, en ménageant l'espace pour que l'on puisse y ajouter les nouvelles indications qui pourraient survenir. Ce document important sera soigneusement conservé par le médecin consulté, pour fournir les renseignemens qui pourraient être nécessaires par la suite.

MALADIES ANTÉRIEURES.

MOYENS EMPLOYÉS ; RÉSULTAT.

(On doit indiquer, sous ce titre, toutes les affections dont le malade a été atteint, en donnant des détails aussi circonstanciés que possible. Si l'espace manque, on y suppléera par une note additionnelle.)

INDICATIONS GÉNÉRALES ET PARTICULIÈRES.

Constitution.

Tempérament.

Dispositions innées.

Habitudes.

État du pouls.

Forces physiques.

État moral.

Sommeil.

Rêves.

Réveil.

(Indiquer si l'on éprouve quelque inconvénient à se coucher dans telle ou telle position.)

Remarques diverses.

(Indiquer, entr'autres choses, si l'on est marié ou non, et si l'on a des enfans jouissant d'une bonne santé ; sinon, quelles affections les ont particulièrement atteints. Faire connaître si les parens dont on est issu vivent encore ou sont morts dans un âge avancé, et s'ils étaient sujets à des infirmités anciennes.)

SENS ET ORGANES DES SENS.

Yeux.

Ouïe.

Odorat.

Goût.

Tact.

TÊTE.

Douleurs.

Étourdissemens.

Fonctions intellectuelles.

Facies.

(Indiquer le teint habituel ou maladif et l'expression des traits.)

BOUCHE.

Lèvres.

Gencives.

Dents.

Langue.

Haleine.

Salivation.

POITRINE.

Respiration.

Toux.

Expectoration.

Nature des crachats.

Douleurs.

Percussion.

(Un médecin exercé peut seul indiquer les résultats de la percussion.)

Auscultation.

(Sera pratiquée, autant que possible, par un médecin ; mais une personne intelligente et attentive pourrait toujours fournir des renseignemens utiles, en mentionnant avec exactitude la sensation que lui auront fait éprouver l'acte de la respiration et les mouvemens du cœur, en appliquant exactement son oreille sur les diverses régions de la poitrine et du cœur.)

Battemens du cœur.

Palpitations.

Anxiétés.

Lypothimies (faiblesses).

Syncopes.

Remarques particulières.

ABDOMEN, RÉGIONS DIVERSES.

Hypocondres (régions latérales du ventre).

Région épigastrique (creux de l'estomac).

Région ombilicale.

(Indiquer s'il y a du gonflement, de la tension et de la douleur par la pression dans ces régions.)

Appétit.

Soif.

Digestion.

Vomissemens.

Nausées.

Flatuosités et bruit des intestins.

Déjections.

Urines.

Organes sexuels.

Remarques particulières.

PEAU.

Couleur.

Température.

Sensibilité.

Exanthèmes (éruptions).

MEMBRES.

Supérieurs (épaules, bras, avant-bras et mains).

Inférieurs (cuisses, jambes et pieds).

Articulations.

CHEZ LES FEMMES.

Sein.

Utérus.

Règles.

Couches.

Suites des couches.

Remarques particulières.

(Indiquer principalement si l'on est en état de mariage ou non.)

DIAGNOSTIC.

DATES DES CONSULTATIONS ET PRESCRIPTIONS.

(Le caractère de la maladie, le traitement que le médecin aura mis en usage et son résultat, seront ici successivement consignés par lui.)

L'utilité et l'importance pratique du *Diachirismos* et de notre méthode d'examen des malades sont aujourd'hui reconnues et confirmées par l'assentiment unanime des hommes placés à la tête du corps médical. Les principaux journaux de médecine français et belges ont applaudi à nos travaux dans des termes qui nous ont d'autant plus flatté que ces recueils de la science se distinguent par la sobriété de leurs éloges toujours motivés. Notre ouvrage, très répandu en Allemagne, a été traduit à Leipsick et a eu deux éditions. Nous devons donc faire tous nos efforts pour voir s'accomplir une réforme qui touche à de si grands intérêts ; aussi nous ferons-nous un devoir et un plaisir de transmettre à nos confrères éloignés de la capitale tous les renseignemens pratiques qu'ils pourraient désirer.

Pour justifier les espérances que nous exprimons, qu'il

nous soit permis de publier ici les opinions qui nous ont été manifestées par écrit, et qui ont été spécialement motivées par d'illustres praticiens. Elles feront d'ailleurs connaître dans quels rapports d'estime nous nous trouvons placé parmi nos confrères les plus distingués, et nous serviront de réponse aux insinuations malveillantes de quelques praticiens vulgaires.

A M. le Docteur Comet.

« Paris, 20 janvier 1836.

» Monsieur,

» Vous avez raison, en principe : il serait bon d'administrer toujours les médicamens dans leur état de simplicité, pour mieux juger de leurs effets et pour éviter l'altération qui résulte des mélanges.

» Quant à la concentration que vous proposez de faire subir aux médicamens, pour pouvoir compter sur une action plus grande et plus constante, je suis entièrement de votre avis; et en précisant mieux qu'on ne l'a fait, jusqu'à la quantité des parties actives, vous donnez certainement à la thérapeutique une base plus solide.

» Au surplus, je désire, Monsieur, que vos vues soient écoutées par les hommes capables de les juger et de les apprécier, et qu'elles soient adoptées dans la pratique pour la plus grande gloire de la médecine.

» Agréez, je vous prie, l'assurance de la considération très distinguée que vous m'avez inspirée.

» FOUQUIER,
» Professeur à la Faculté de Médecine,
» premier médecin du Roi. »

« Mon cher Confrère,

» Le travail que vous venez de publier sous le titre de *Diachirismos*, me paraît d'une grande utilité pour rendre plus facile l'art de préparer et de doser les médicamens simples; je l'ai lu avec plaisir et intérêt, et il m'en est resté cette conviction, que vous offrez un moyen sûr de remplir exactement les formules dans lesquelles entrent des substances très actives qu'on ne prescrit que par fractions, en même temps que vous mettez les praticiens des petites villes, et surtout des campagnes, où des pharmaciens instruits ne sont pas toujours établis, à portée de préparer eux-mêmes et de doser avec certitude les médicamens qu'il peut être pressant de prescrire.

» Je ne doute pas que les médecins qui auront connaissance des procédés que vous indiquez, ne s'empressent d'en faire sentir les avantages pour toutes les compositions où la précision des doses est de rigueur.

» Le modèle de consultation qui termine votre publication mérite également d'être connu, et s'il n'est pas toujours nécessaire de faire aux malades un aussi grand nombre de questions que vous le proposez, la plupart d'entr'elles ont néanmoins de l'importance pour bien établir un diagnostic.

» Agréez, mon cher Confrère, l'expression de tous les sentimens les plus affectueux avec lesquels j'ai l'honneur de vous saluer très parfaitement.

» GAMA,
» Premier professeur, chirurgien en chef de l'hôpital
» d'instruction du Val-de-Grâce. »

« 15 Février 1836.

» Monsieur et très honoré Confrère.

» J'ai lu avec beaucoup d'attention la notice que vous m'avez adressée sur un nouveau mode de préparation, d'administration et de dispensation des médicamens spéciaux.

» Il est hors de doute qu'un procédé qui réduirait l'art de formuler à sa plus simple expression, en le dépouillant des abus que des motifs futiles ou la routine ont introduits dans son exercice, serait un grand service rendu à la science et à l'humanité.

» Sous ce double rapport, je ne puis qu'applaudir aux intentions exprimées dans votre notice, et désirer que vos efforts soient couronnés du succès que mérite le but louable que vous vous êtes proposé.

» J'ai l'honneur d'être avec considération, Monsieur et très honoré Confrère, votre très humble et très dévoué serviteur.

» HUSSON,
» Médecin de l'Hôtel-Dieu. »

« 2 Décembre 1835.

» Monsieur,

» J'ai lu avec intérêt la notice que vous m'avez remise : je regarde comme de la plus grande vérité et de la plus haute importance les deux aphorismes dont vous partez pour établir la méthode que vous proposez pour doser les médicamens énergiques. Etendre les principes purs des végétaux ou même les médicamens composés très actifs, les étendre ou les dissoudre dans un véhicule qui ne les altère point, de telle sorte qu'on puisse facilement fractionner les doses, est un grand point ; mais substituer les mesures aux poids n'est pas un moins grand avantage. Comment peser un dixième de grain de sublimé, moins encore si le médicament exige une moindre dose? Il faudrait donc que chaque pharmacien eût des balances d'essai, de ces balances qui coûtent 3 à 400 fr. et qu'on ne peut conserver que sous verre.

» Introduire le médicament dans une poudre, et la partager à vue d'œil en 20, 30, 40, etc., doses, pour diviser ainsi le médicament actif en fractions représentées par ces divisions, est l'ancienne méthode ; mais quels inconvéniens ne présente-t-elle pas? Vous l'avez senti avec tous les bons esprits, et vous avez cherché un procédé plus rationnel et plus facile : en cela, vous avez rendu service à l'humanité...

» Persuadé que l'idée seule d'être utile vous anime, et que ce que vous voulez avant tout, c'est le bien général,

» Je suis, avec une parfaite considération, Monsieur, votre dévoué collègue.

» J. PELLETIER,
» Docteur ès-sciences, sous-directeur et
professeur de l'Ecole de pharmacie. »

« Mon cher Confrère,

» Je suis en tous points de votre avis, relativement à ce que vous dites du mode d'administration des médicamens. Je suis en mon particulier si malheureux de ne savoir jamais ce que je donne, que je vous aurais une véritable obligation de nous tirer de cet embarras. Du reste, la réforme est en bonne main, et j'espère que vous ne vous en tiendrez pas là.

» Tout à vous, votre bien dévoué,

» VELPEAU,
» Professeur à la Faculté de Médecine. »

« 1er Décembre 1835.

» Mon cher Confrère ,

» J'ai lu avec attention les feuilles que vous avez bien voulu m'envoyer. Le procédé que vous y annoncez est ingénieux ; il a son point de départ dans une bonne idée, celle d'administrer les médicamens au plus grand état de pureté possible... S'il vous convient d'en causer avec moi, etc.

» Recevez, mon cher Confrère, l'expression de toute mon estime.

» ANDRAL,
» Professeur à la Faculté de Médecine. »

« Mon cher Comet,

» J'approuve entièrement votre travail, et je viens de l'envoyer à un de mes anciens élèves qui s'est fixé en province. Venez donc me voir.

» Votre ami dévoué ,

» Le baron ANT. DUBOIS,
» Professeur honoraire à la Faculté de Médecine. »

« Monsieur et très honoré Collègue,

» J'ai différé à avoir l'honneur de vous répondre, parce que je voulais auparavant m'entendre avec M. Orfila, que vous avez pareillement consulté. Au surplus, mon très honoré Collègue, vous n'avez aucun besoin de mon témoignage, je vous l'assure; ce que vous avez dit dans la brochure que vous avez bien voulu m'adresser est suffisant.

» Votre dévoué .

» Baron ALIBERT,
» Professeur à la Faculté de Médecine. »

Billet écrit de la main de M. Orfila, doyen de la Faculté de Médecine :

« Paris, le 28 novembre 1835.

» M. Orfila présente ses complimens à M. le docteur Comet, et lui renvoie, *avec quelques observations* (1), le Mémoire qu'il lui avait fait parvenir. Il approuve le fond de ce travail, qu'il croit utile.

« 27 Novembre 1835.

» Monsieur et honoré Collègue,

» L'ouvrage que vous vous proposez de publier ne peut manquer d'obtenir un grand succès. Il introduira plus de précision et de méthode dans l'application de la thérapeutique. Il contribuera, je l'espère, à répandre d'une manière plus générale cette médecine rigoureuse et logique qui est le but des praticiens de bonne foi. Je ne saurais donc qu'applaudir à votre projet, et il me serait impossible de me permettre la moindre addition à des pages si bien remplies.

» J'ai l'honneur d'être, Monsieur et honoré Confrère, avec les sentimens les plus distingués,

» Votre très humble serviteur,

» L. BIETT,
» Médecin de l'Hôpital Saint-Louis. »

ACADÉMIE ROYALE DE MÉDECINE.

« Paris, le 22 décembre 1835.

« Monsieur,

» L'Académie a reçu avec beaucoup d'intérêt l'ouvrage que vous venez de publier sous le titre de *Diachirismos*, etc. Elle en a or-

---

(1) Ces observations ont été intercalées dans le corps de l'ouvrage.

donné le dépôt dans sa bibliothèque, et m'a expressément recommandé de vous écrire pour vous transmettre ses remercîmens.

   » J'ai l'honneur d'être, avec la plus parfaite considération ,
      » Monsieur et très honoré Confrère,
         » Votre très humble et très obéissant serviteur,
                » PARISET,
          » Secrétaire perpétuel de l'Académie Royale
          » de Médecine. »

Une preuve incontestable que les médecins, en général,
ont bien compris et apprécié les vues théoriques et pratiques que j'ai émises sur la nature et le traitement des lésions nerveuses que j'ai, le premier, appelées *viscéralgies*,
c'est que la plupart des praticiens ont adopté non seulement la dénomination caractéristique que j'ai donnée à ces
affections, mais surtout la *médication spéciale externe* que
j'ai préconisée pour les combattre avec succès.

Dix ans se sont à peine écoulés depuis que j'ai publié la
première édition de mes *Considérations sur les viscéralgies*,
eh bien ! le monde médical disserte sur les viscéralgies
comme sur une classe de maladies ayant pris rang dans la
science de temps immémorial. Le professeur Landouzy, de
Rheims, en rendant compte, dans la *Gazette médicale de
Paris* du 27 novembre 1841, d'un nouveau Traité sur les
névralgies, s'exprime ainsi : « L'auteur écarte de son cadre
» ces douleurs des viscères dans lesquelles les fonctions
» sont plus ou moins altérées, sans lésion organique appa-
» rente, *et que l'on connait* sous le nom générique de *viscé-
» ralgies*. En effet, le siége de la *douleur viscéralgique* oc-
» cupant, dans tous les sens, une étendue considérable de
» l'organe, la *viscéralgie* consiste bien plus dans les trou-
» bles fonctionnels de l'organe malade que dans la douleur
» des nerfs qui s'y rendent... »

Du reste, je ne me plains pas de ce que, sans me citer,
l'on publie de tous côtés, soit dans les livres, soit dans les
journaux, des opinions théoriques et pratiques puisées dans

mon ouvrage. Dans ce siècle de camaraderie, n'est-ce pas la meilleure justice que l'on puisse rendre à mes travaux que de les mettre à contribution pour leur valeur intrinsèque et sans aucun motif de sympathie pour l'auteur? Je me trouve heureux de la part anonyme que me font mes contemporains dans les progrès de l'art, car je ne vise à rien autre chose qu'à l'exercice utile de ma profession ; je n'ai aucune ambition personnelle à satisfaire, et si j'avais quelque orgueil, le mot *viscéralgies*, si expressif, est tellement accolé à mon nom, que peut-être je pourrais croire à une sorte de gloire posthume dont je ne suis aucunement impatient de recueillir le bénéfice.

L'année dernière, un médecin érudit m'écrivait ces lignes :

« On vient de me prêter l'ouvrage du docteur J.-L. Valleix; vos » idées y sont largement exploitées; mais, consolez-vous, on ne » vole que les riches, Maître !
» Votre tout dévoué,

» LACHAISE. »

Je pourrais produire, à l'appui des remarques que je viens de faire, la correspondance d'un très grand nombre de confrères français et étrangers, qui m'ont donné des marques spontanées d'estime et d'approbation; mais ayant, dans le cours de cet ouvrage, déjà publié plusieurs fragmens de lettres, je me bornerai maintenant à citer le nom des principaux médecins avec lesquels je me suis trouvé en rapport à l'occasion de ma pratique spéciale. C'est la seule manière qui me paraisse digne d'être employée pour protester contre les vaines déclamations de certaines médiocrités jalouses, et de justifier du concours que m'accordent les praticiens de bonne foi.

MM. Alléon, à Annonay (Ardèche),
Alibert (le baron), à Paris.
Andral (le professeur), à Paris.
Amussat (de l'Ac. de Méd.), à Paris.
Aubinais, à St-Père-en-Retz (L.-Inf.)
Auboin, à Dangeau (Eure-et-Loir).
Aycar, a Toulon (Var).

Barbier (le baron), à Paris.
Baron, à Chalery (Aisne).
Beaussier, à Blois (Loir-et-Cher).
Béchet père, à Nancy (Meurthe).
Bellaud, à Verrières (Vienne).
Belloc, à Fontainebleau (S.-et-M.).
Berger, à Barbezieux (Charente).

Bernard, à Gap (Hautes-Alpes).
Bertet, à St-Bonnet-le-Chât. (Loire).
Bertin, à Colombey (Meurthe).
Biett (le professeur), à Paris.
Bigaré, à Fontainebleau (S.-et-M.).
Billecocq, à Pont-St-Maxence (Oise).
Blanchant, à Lillers (Pas-de-Calais).
Blandin (le professeur), à Paris.
Boé, à Aschères (Loiret).
Bollon, à Ste-Foy (Gironde).
Bonvalot, à Quingey (Doubs).
Bornay, à St-Pol (Pas-de-Calais).
Bottin, à Marchiennes (Nord).
Boullenot, à Chât.-Chinon (Nièvre).
Boulongne, à Coubert (S.-et-M.).
Bounneau (de l'hôp. des enf.), à Paris.
Bourgeois (de la L.-d'H.), à St-Denis.
Bouyer, à Marénnes (Charente-Inf.).
Boyer, à Paris.
Brun, à Angoulême (Charente).
Cabos, à Bazillac (H.-Pyrénées).
Caffin, à Saumur (Maine-et-Loire).
Cambernon, à Paris.
Capron, ch. de l'hôp., à Lille (Nord).
Carette, à Paris.
Cariniani, à *Constantinople*.
Carron du Villards, à Paris.
Catelnier (de la mar.), à Toulon (V.).
Cavellet, à Meslay (Mayenne).
Cavielle, à Paris.
Chalarotte, à Limoges (H.-Vienne).
Cheron, à Argentan (Orne).
Colombat (de l'Isère), à Paris.
Companyo, à Perpignan (Pyr.-Or.).
Compère, à l'Isle-d'Oleron (Ch.-Inf.)
Contamine, à Solre-le-Chât. (Nord).
Cornac (de l'Acad. de Méd.), à Paris.
Corne (18e r. de ligne), à Avesnes (N.)
Coudret, à Paris.
Coulonge, à Albas (Lot).
Cousin, à Paris.
Couttolenc, à Gap (Hautes-Alpes).
Creuseton, à Paris.
Cruveilhier (le professeur), à Paris.
Dabbadie, à Bidache (Landes).
Darquey, à Marmande (Lot-et-Gar.)
Daupley, à l'Aigle (Orne).
Dauvin (de la mar.), à Brest (Finist.).
Delamarre, à Verberic (Oise).
Deleau, à Paris.
Demangeon, à Chamagne (Vosges).
Derbau, à St-Genis (Char. Inf.).
Devergie aîné, à Paris.
Dubois (le baron), à Paris.
Dubois de Mussy, à Châtillon-sur-S.
Ducasse, à Montauban (Tarn-et-G.).
Duffour, à Mâcon (Saône-et-Loire).
Dupleit, à Lens (Pas-de-Calais).
Dupont, à St-Evrault (*Belgique*).

Dupré, à Cascatel (Aude).
Dupuis, à Paris.
Dupuy, à Avignonet (H.-Garonne).
Duval, à Paris.
Duval, à Essay (Orne).
Duvivier, à Paris.
Estienne, à Condé (Meuse).
Euler, à Lausanne (*Suisse*).
Eude, à Paris.
Faille, à Vouziers (Ardennes).
Falaise, à Bayeux (Calvados).
Fantin, à Melun (Seine-et-Marne).
Faulcon, à Preuilly (Indre-et-L.).
Fené, à Beaurieux (Aisne).
Ferrier (du lazaret), à Trompeloup (Gironde).
Fleury, à Paris.
Foissac, à Paris.
Fontaine, à Frévent (P.-de-Calais).
Foré, à Clermont (Oise).
Fortié, à Rocroy (Ardennes).
Fouquier, à Paris.
Fourcadelle, à Paris.
Fourmond, à St-Malo (Ille-et-Vil.).
Frapart, à Paris.
Fricant, à Boulogne-sur-Mer.
Gaillard, à St-Chély (Lozère).
Gama (le professeur), à Paris.
Geoffroy, à Jallancourt (Meurthe).
Germain, à Sancoins (Cher).
Giraud, à Fontenay (Vendée).
Girault, à Lignières (Cher).
Gittard, à Limoges (H.-Vienne).
Godelle (de l'Hôtel-Dieu), à Soissons (Aisne).
Gœury-Duvivier, à Paris.
Gosse, à Peruwelz (*Belgique*).
Goulard-Crespy, à Agen (Lot-et-G.).
Goupil, à Héricy (Seine-et-Marne).
Gounelle, à Chamelet (Rhône).
Gourdon, à Paris.
Gouzay, à Palaiseau (Seine-et-Oise).
Grandmaisons, à la Ferté-Gaucher.
Granier, à St-Pons (Hérault).
Grimaud aîné, à Paris.
Gronnier, à Douai (Nord).
Guénée, à Longjumeau (S.-et-Oise).
Guezille, à Tournon (Ardèche).
Guichard, à St-Claude (Jura).
Guillé, à Paris.
Guyétant, à Paris.
Hannequin, à Reims (Marne).
Hénoque, à Paris.
Henry, à Dieuze (Meurthe).
Hugonis, à Villeneuve-sur-Lot.
Husson (de l'Hôtel-Dieu), à Paris.
Jacquinelle, à Paris.
Jamet, à Paris.
Jobert (de l'hôp. St-Louis), à Paris

Joly, à Pont-l'Evêque (Calvados).
Jouenne-Longchamps, à Eu (S.-Inf.).
Juge, à Paris.
Junius, à Wassenaar (*Hollande*).
Labadie, à Chasselay (Rhône).
Labbé, à Reims (Marne).
Lacabanne, à Villers-Cotter. (Aisne).
Lachaise, à Paris.
Lacoste, à Vitteaux (Côte-d'Or).
Ladmirault fils, à Nantes (L.-Inf).
Lalaurie, à Villeneuve-sur-Lot.
Lalourcey, à Paris.
Lambert, à Blérancourt (Aisne).
Lamothe, à la Réole (Gironde).
Larrey (le baron), à Paris.
Lavernet, à Chagny (Saône-et-L.).
Leblond, à Paris.
Leguay-Chambelland, à Rugles (Eure).
Lelibon, à Paris.
Lemolt, à Bourbon-l'Archambault.
Lenfant, à Marans (Charente-Inf.).
Letourneur, à Hennebon (Morbihan).
Lisfranc (le professeur), à Paris.
Loison, à Fresne (Meuse).
Londe de l'Acad. de Méd.), à Paris.
Louty de la Pommerais, à Neuville-aux-Bois (Loiret).
Macloughlin, à Paris.
Maigrat, à Albert-Ville (*Savoie*).
Maillet, à Montmorillon (Vienne).
Manec (de l'hosp. de la vieill.), à Paris
Marinus, à Bruxelles (*Belgique*).
Marjolin (le professeur), à Paris.
Marx, à Paris.
Mauche, à l'Arbresle (Rhône).
Ménardière, à Lésigny (Vienne).
Meyer, à St-Chamond (Loire).
Mermet, à Morez (Jura).
Merny, à La Roche (Yonne).
Messager, à St-Gilles (Vendée).
Metivier (de l'hôp.), à Nogent-sur-S.
Meurdefroy à Paris.
Michaud, à Paris.
Michaux, à Metz (Moselle).
Mosnier, à Châlons-sur-Marne.
Mourre, à Bordeaux (Gironde).
Nauche, à Paris.
Neullier, à Luçon (Vendée).
Noël, à Ebauge (Moselle).
Noël, à Tinchebray (Orne).
Nolin, à St-Saulge (Nièvre).
Ollivier, à Paris.
Ostermann, à Pont-de-Beauvoisin (Isère).
Paban, à Paris.
Pajot, à Paris.

Pelletier, à Paris.
Perelle, à Mortain (Manche).
Perié, à Fougerolles (Lot-et-Gar.).
Perreymond, à Lorgues (Var).
Perrez, à Bayeux (Calvados).
Perruel, à Moulins (Allier).
Petit, à Paris.
Petit-Jean, à Moutiers (*Savoie*).
Peturet, à Paris.
Peyrelongue, à Beaumont (Oise).
Philibert, à Paris.
Piard, à la Guerche (Ille-et-Vilaine).
Piquand, à Ahun (Creuse).
Poidevin, à Rouen (Seine-Infér.).
Poumier, à Montpellier (Hérault).
Puech, à Rabastens (Tarn).
Puzin, à Paris.
Quinet, à Anzin (Nord).
Quesneville, à Paris.
Renou, à la Flèche (Sarthe).
Richard, à Alignan (Hérault).
Riche, à Obernay (Bas-Rhin).
Richerand (le baron), à Paris.
Rigal, à Paris.
Rigaud, à Camaret (Vaucluse).
Robertet, à Paris.
Robillier (de l'hôpital), à Dunkerque (Nord).
Robinot-St-Cyr, à Dinan (C.-du-N.).
Roche, à Paris.
Roché, à Breteuil (Eure).
Rocher, à Maillezais (Vendée).
Rolland, à St-Renand (Finistère).
Roques. à Paris.
Rossignol, au Sap (Orne).
Roussel-Dussaulchoy, à Bray (Somme).
Rovida, à Novare (*Piémont*).
Royer-Maisoneuve, à Ploudalmezeau (Finistère).
Sabatier, à Castelnau-Magnoac (H.-Pyrénées.
Sarot-Choppart, à Bray (Somme).
Sébastien, à la Chaise-Dieu (H.-L.).
Scellier, à Paris.
Smets, à Maëstricht (*Hollande*).
Soète, à Ghelume (*Belgique*).
Spire, à Thionville (Moselle).
Tant de Lobbe, à Bailleul (Nord).
Teulère, à Bordeaux (Gironde).
Tesserre de St-Marc, à Paris.
Tripier, à Evaut (Creuse).
Van-Mons. à Bruxelles (*Belgique*).
Velpeau (le professeur), à Paris.
Vergne, à St-Denis (Seine).
Véry, à Pont-St-Maxence (S.-et-O.).
Villedieu, à Avallon (Yonne).

NOTA. Des supplémens à cette liste seront successivement publiés.

TABLE DES MATIERES.

DES VISCÉRALGIES CHEZ LES DEUX SEXES.

ralgies, 186. — Des symptômes des viscéralgies, 194. — Traitement des viscéralgies en général, 210.

SUPPLÉMENT A LA MÉTHODE CURATIVE EXTERNE.

FIN DE L'OUVRAGE ET DE LA TABLE DES MATIÈRES.

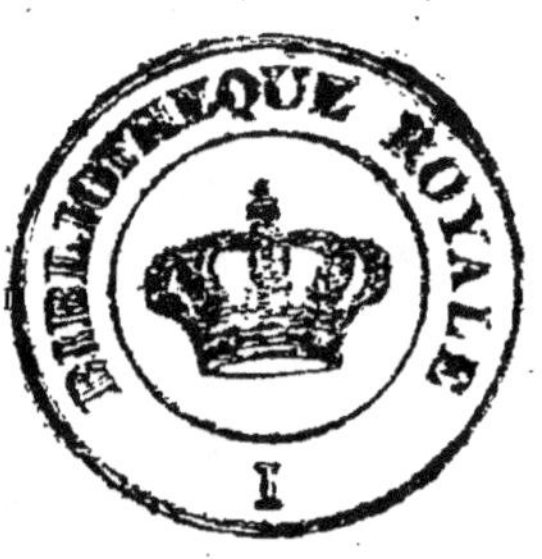